NHKあさイチ

血管若返りで美しく！

「血流」と「代謝」をよくする暮らし

「毎朝、いちばん欲しい情報を！」をモットーに
朝の情報番組としておなじみの、NHK「あさイチ」。
で反響の大きかった
流」と「代謝」に関する放送回を1冊にまとめました。
若返りの簡単ストレッチから、
に10分で冷え症が改善するリラックス法、
知らず体質になるたんぱく質生活など、
血流アップワザが満載。

さらに、加齢や冬に落ちがちな代謝の簡単アップワザも収録。
運動が苦手な人でもできる
「代謝をよくする」暮らしワザをご紹介します。

ほかにも寒い季節にうれしい、
体を芯から温めてくれる極うまポカポカ汁物レシピも掲載。

さぁ、今日から、あさイチ流「温活」生活を
始めてみませんか。

主婦と生活社

第1章

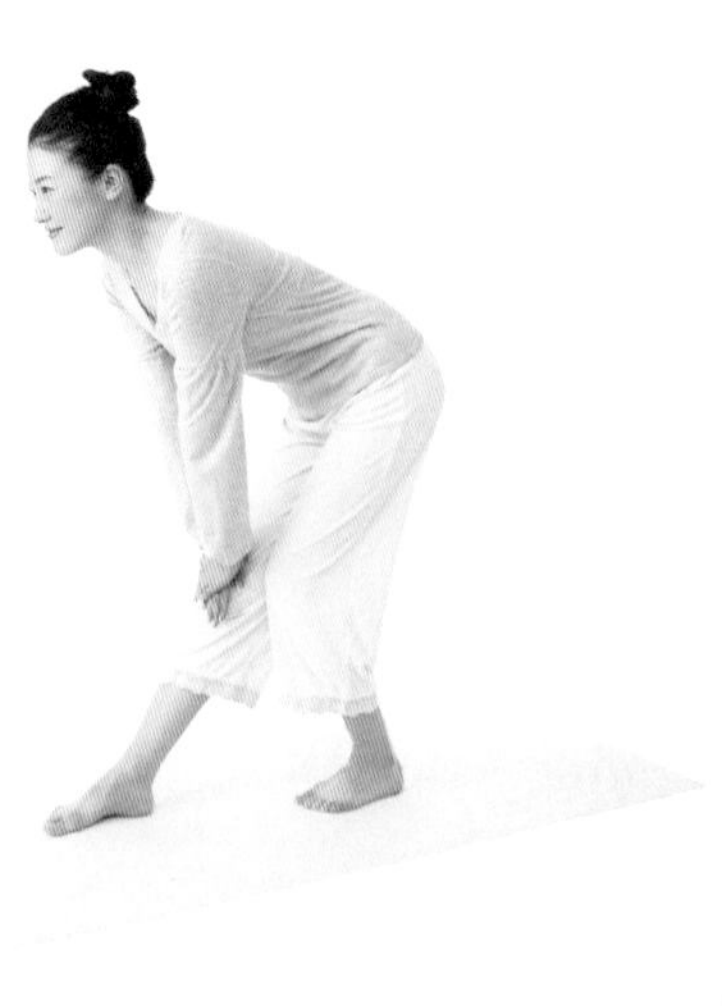

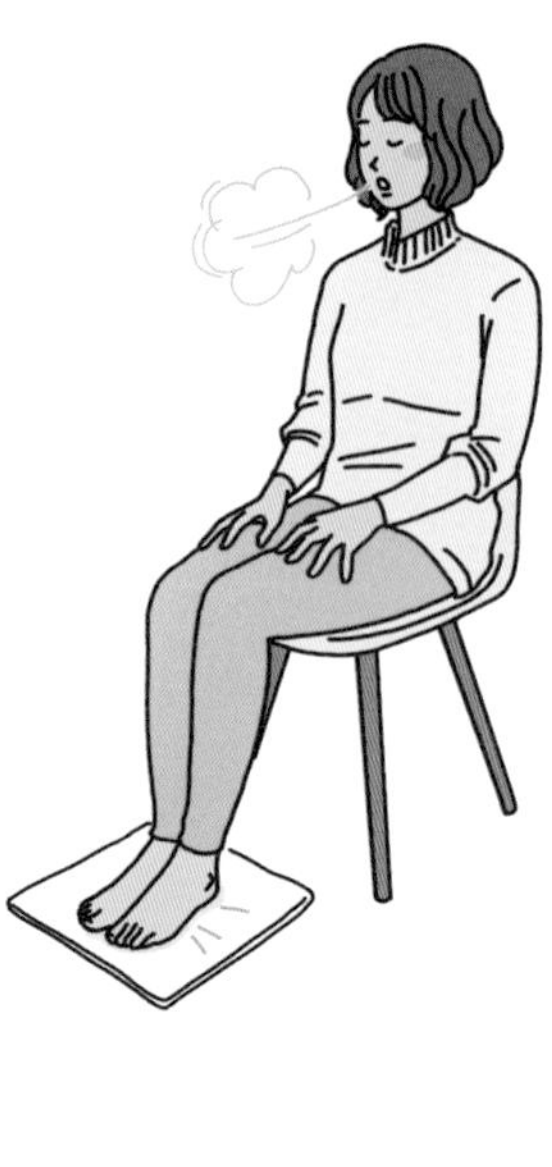

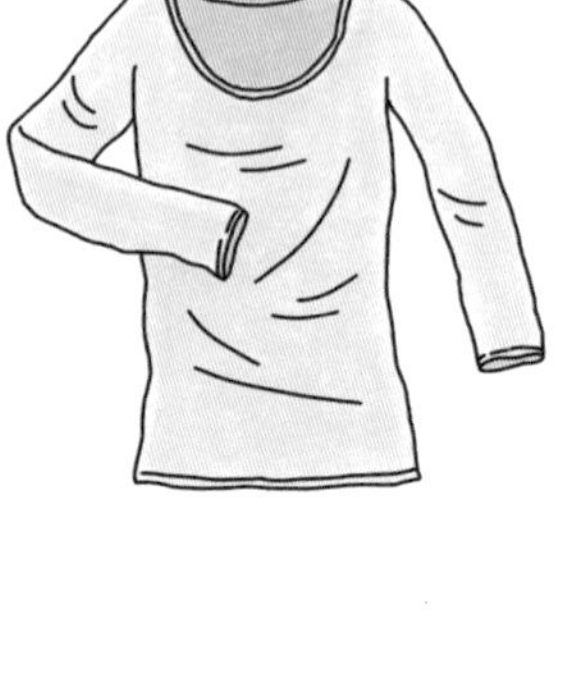

CONTENTS

NHKあさイチ
血管若返りで美しく！「血流」と「代謝」をよくする暮らし

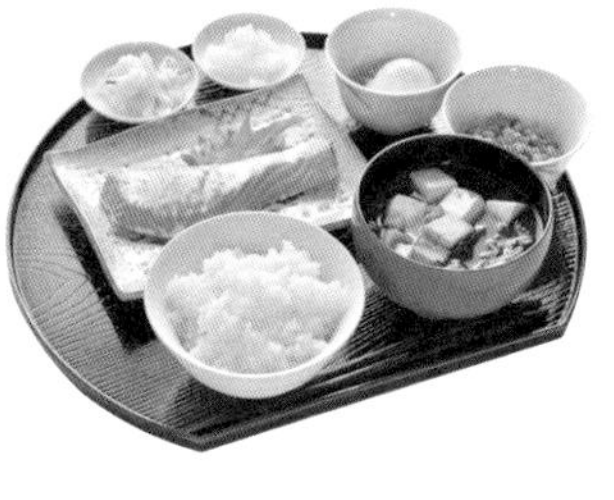

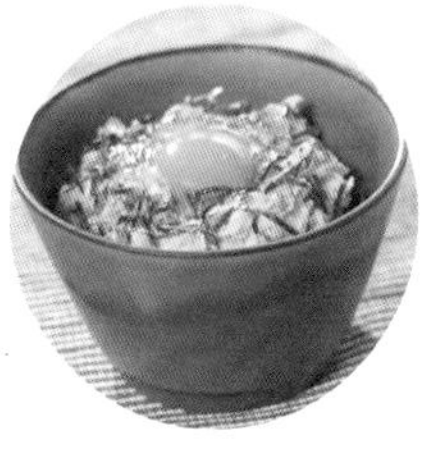

特別収録

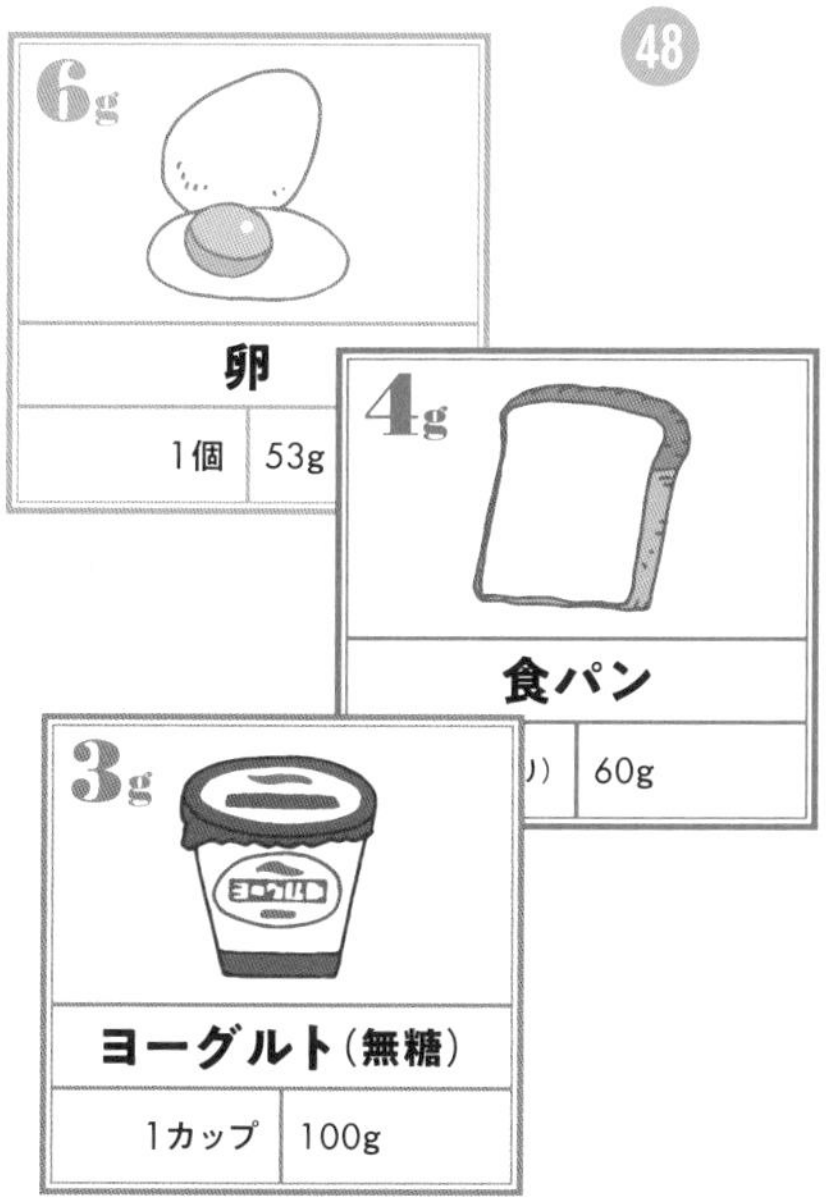

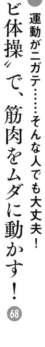

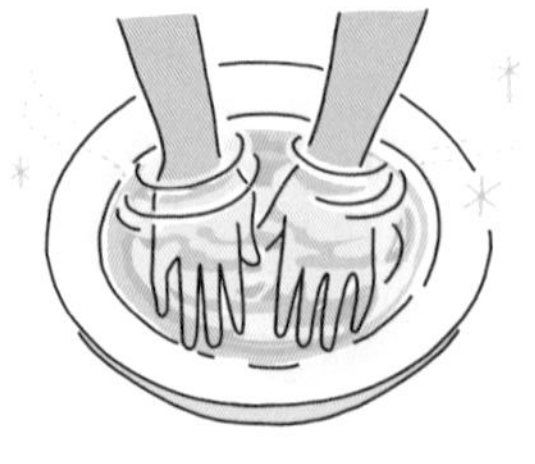

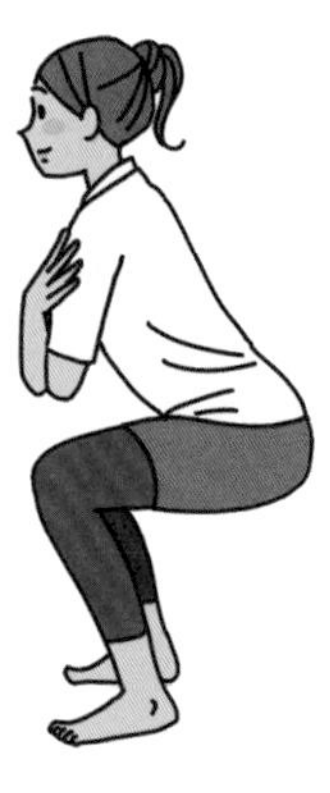

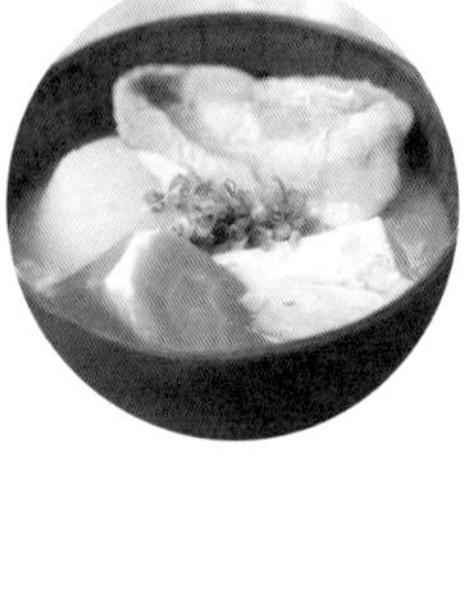

【本書について】
- 本書に掲載している研究データ、画像等の情報は、とくに記載のないかぎり、番組放送当時のものです。
- 本書にご登場いただいた方の情報（年齢、数値等）は、とくに記載のないかぎり、番組放送当時のものです。
- 各レシピに出てくる調理時間や時間経過については、調理器具の大きさ、材質、火力の強さなどで変わってきます。あくまでも目安と考え、適宜、調整してください。

CONTENTS

NHKあさイチ
血管若返りで美しく！「血流」と「代謝」をよくする暮らし

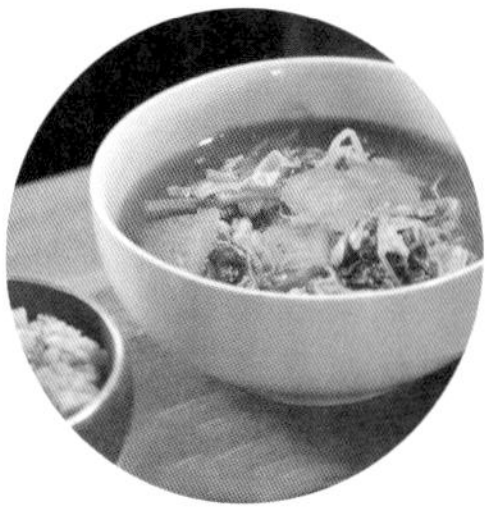

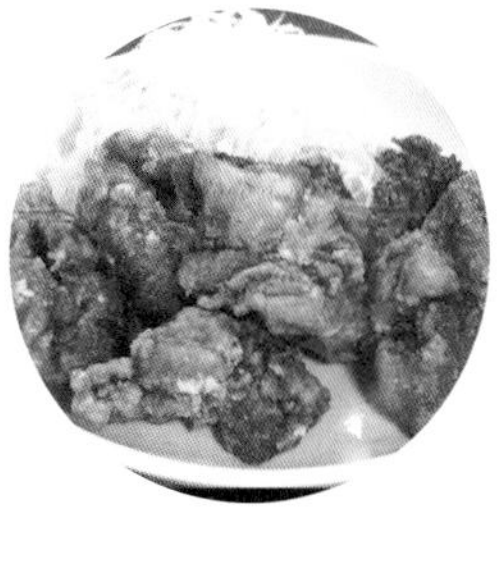

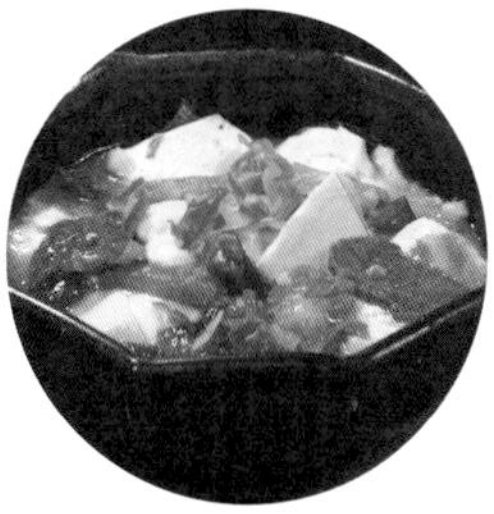

※本書は当社刊行物『NHKあさイチ』に掲載した記事を厳選し、さらに新しい記事・レシピも加え、再編集したものです。
※本書の情報は2023年12月現在までのものです。

第1章

冷え症改善！血管若返り！

血流をよくする暮らし

とくに寒い時期になると、滞りやすいのが血流。
冷え症に悩んでいる女性は多いでしょう。
そこで番組で紹介した

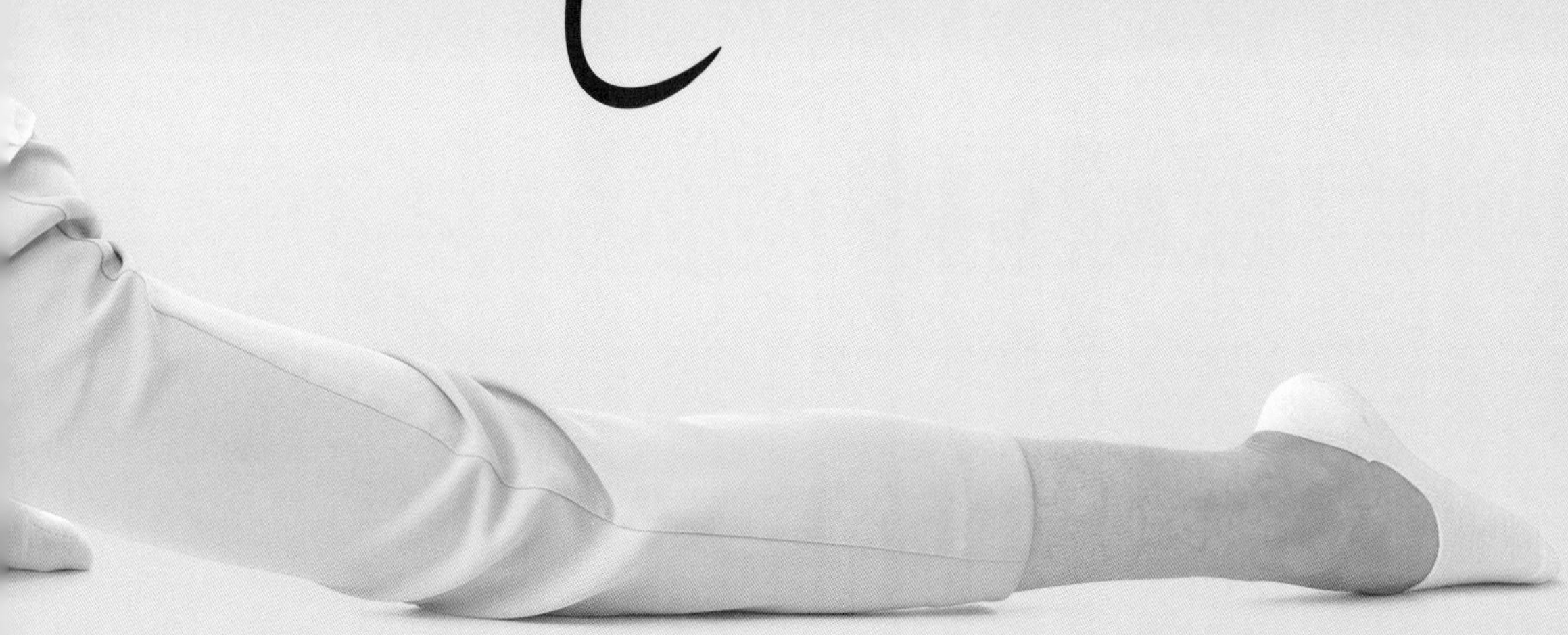

※本章の記事は、番組の放送内容に、当社刊行物『NHKガッテン!』に掲載した記事と編集部独自の取材を加えて構成した、編集部責任編集の記事となります。

冷え症を放置していると、動脈硬化の危険も！

簡単にできる冷え症改善ワザや、
冷えを防ぐコツ、
あったかワザをご紹介いたします。

じつは冷え症に悩んでいる人のなかには、
血管が硬くなって老化が進み、血管障害が起きているケースも。
たかが冷え症と侮らず、血流アップに向けて
取り組んでみてください。

血管年齢が
若返る!

超簡単!
10分座った
ままで
ポカポカに!

冷え知らず!
“ちょこちょこ”
食べ

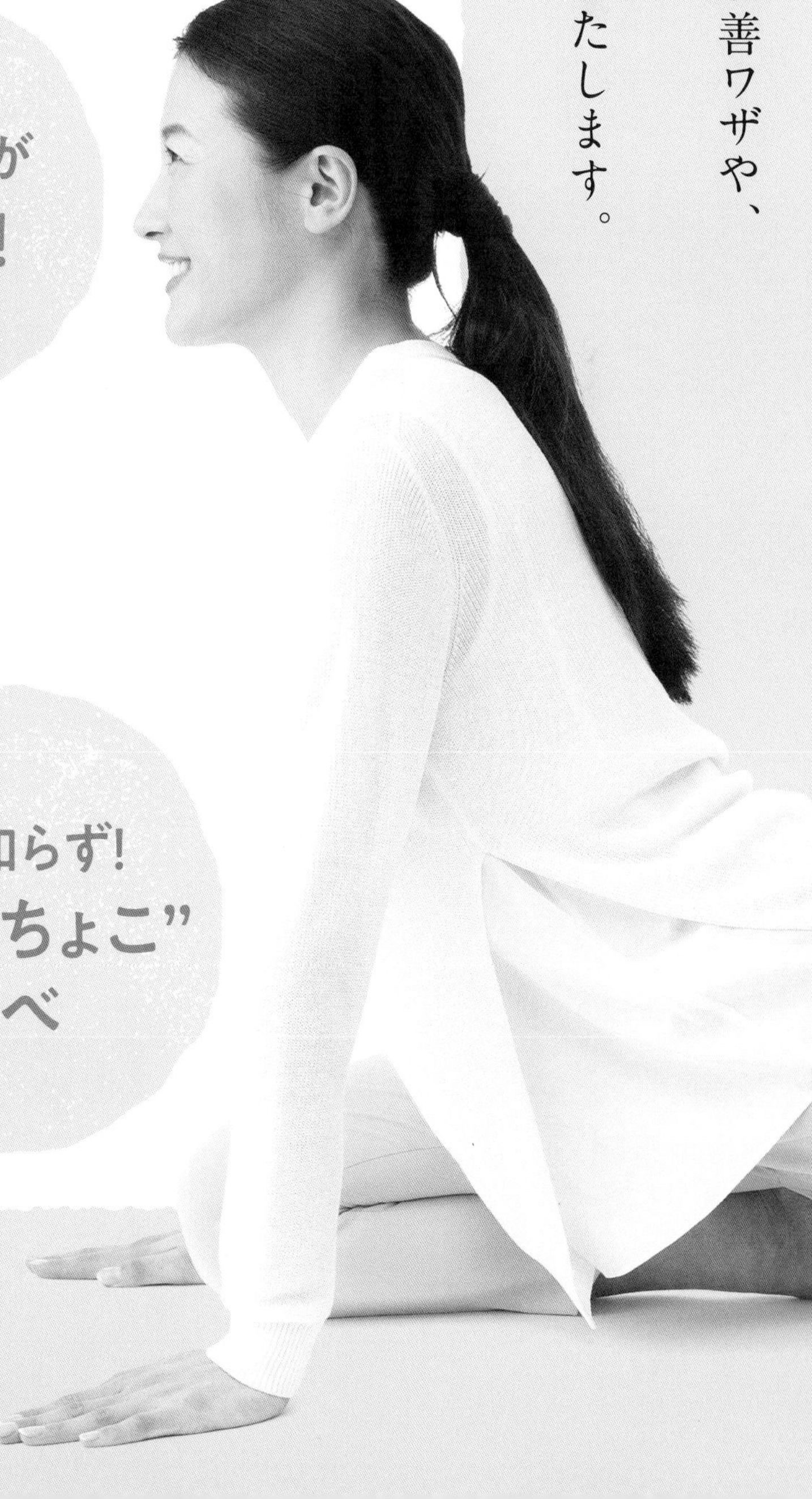

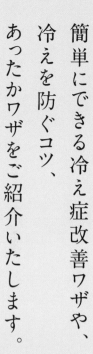

関連放送回
「冷え症改善SP! 座ったままできる! たった10分でポッカポカ」
(2021年2月17日放送)より

撮影◎福島章公、荒井 健　イラスト◎宮崎伸行、ワタナベモトム
モデル◎大橋規子

冷え症の人は、血管が硬くなっている場合が！

冷え症改善！
血管のばしストレッチ

じつは冷え症の人のなかには
血管が硬くなって
老化が進み、
血圧に異常が
出る場合も。
そんな人におすすめなのが
「血管のばしストレッチ」です。
血管を柔らかくして若返らせ、
冷え症を改善してくれます。

冷え症の人は、加齢により
とくに血管が
硬くなりやすい傾向に！

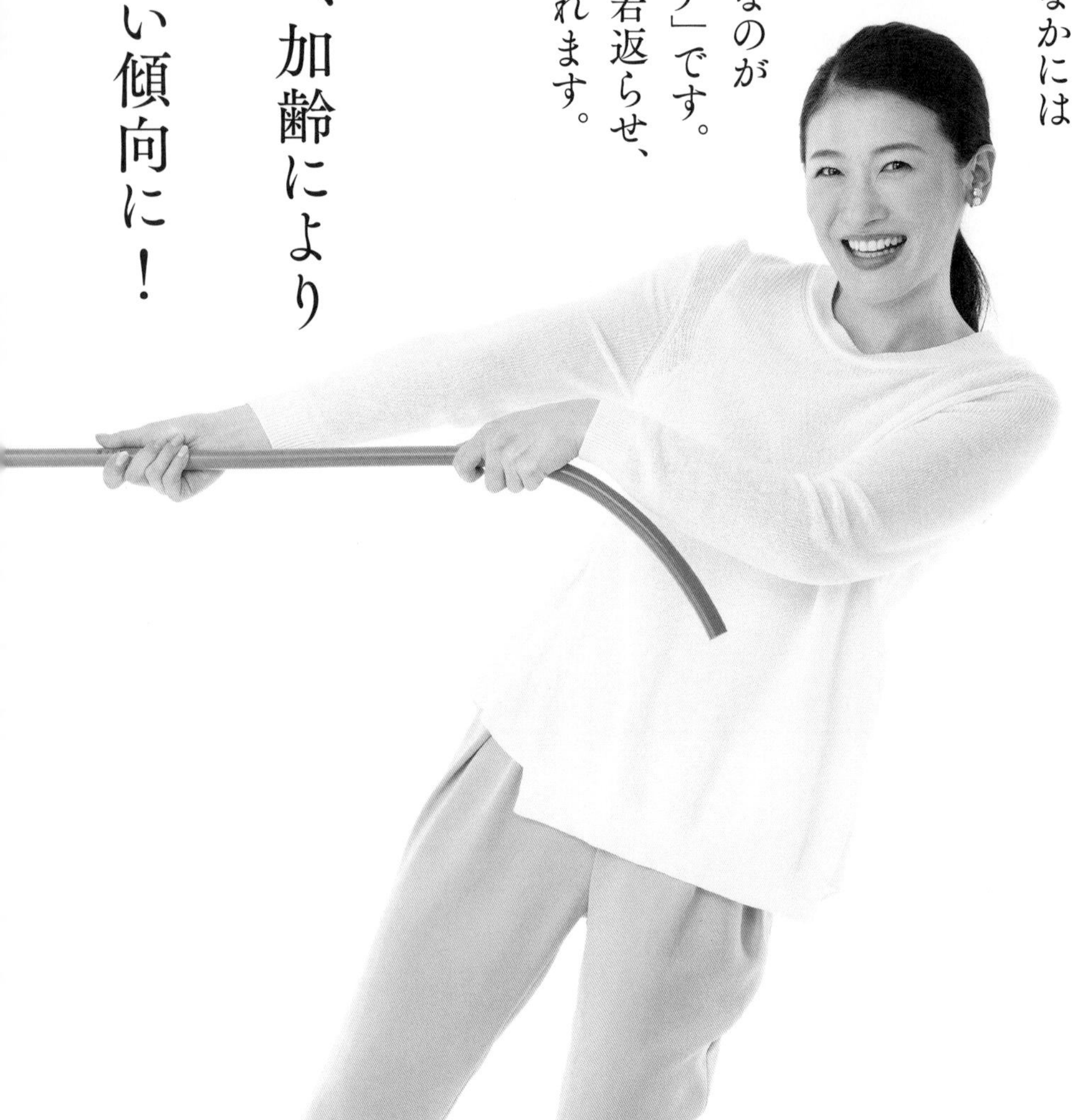

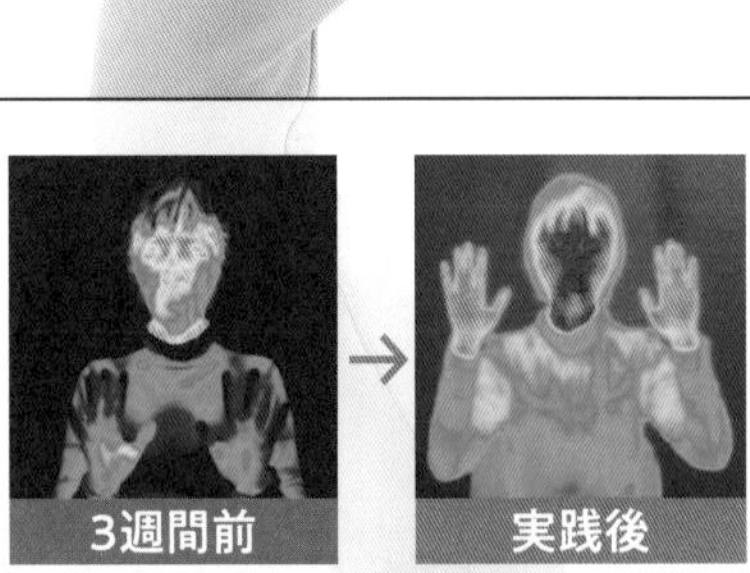

冷え症が改善！

冷え症を自覚する8人が3週間、このストレッチを実践したところ、全員の冷え症が改善し、手の末端までポカポカに。血管年齢も若返りました。

※14 ～ 21 ページのストレッチを3週間、1日に左右各2回ずつ行いました。

教えてくれた人
立命館大学
スポーツ健康科学部
教授
家光素行さん

これまで冷え症と血管の硬さの関連性は科学的に実証されていませんでした。そこで、「血管のばしストレッチ」を考案した運動生理学の専門家である家光さんが所属する研究チームは、冷え症の人とそうでない人との血管年齢（血管の柔軟性）を調べ、比較しました。

その結果、冷え症の人の血管は実年齢より老けていることがわかっています。番組で行った学生を被験者とした実験でも同様の結果が出ました（左囲み参照）。

しかも年齢が高くなるほど、冷え症の人とそうでない人との血管年齢の差が開いていくこともわかっています（左上のグラフ参照）。

「血管年齢が高くなるのは、冷え症や加齢により、血管を柔らかくする物質を作り出す能力が衰えるからです。血管のばしストレッチをすれば、一時的に動脈硬化のリスクを下げる効果も期待できます。末梢の血流が増え、血管を柔らかくする物質が出るためと考えられます」と、家光さん。

ただ、即効性はあるものの、効果はあくまでも一時的なもの。根本的な解決を目指すなら継続することが大切です。

冷え症の人は血管が硬かった！

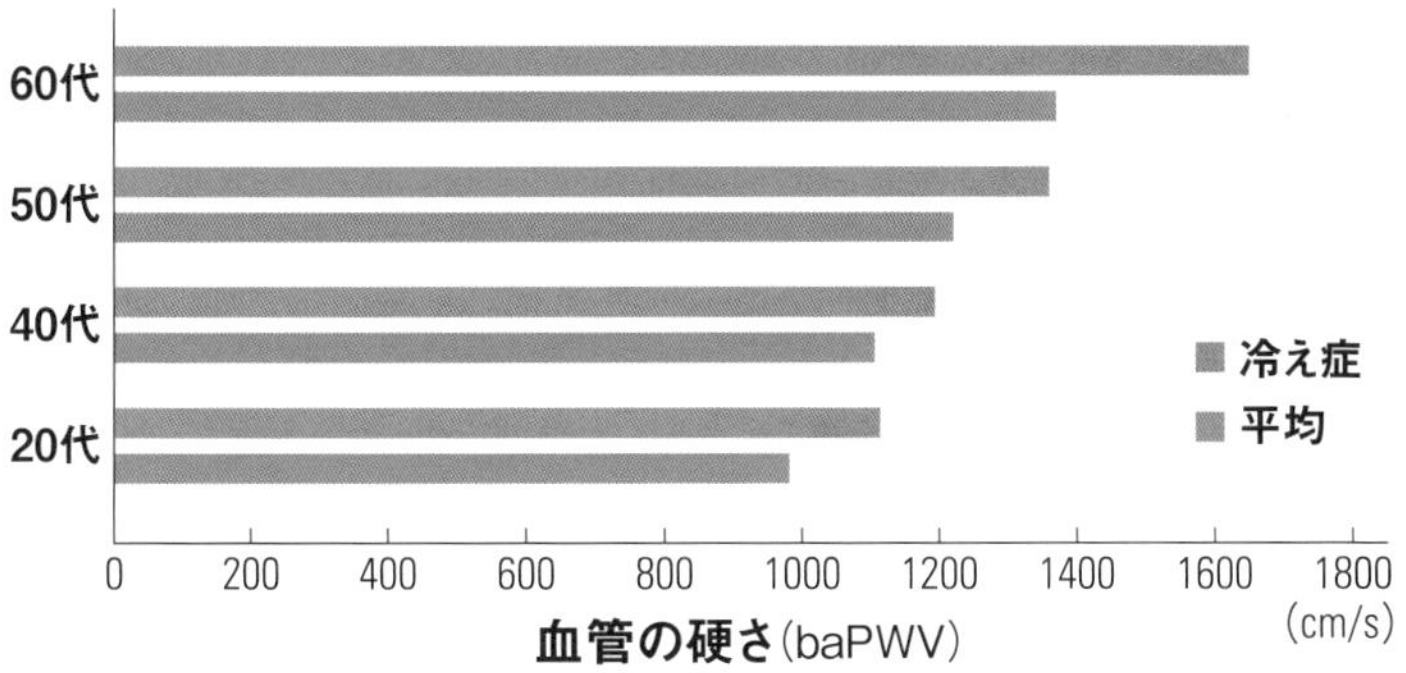

若くても冷え症の人は血管年齢が高い！

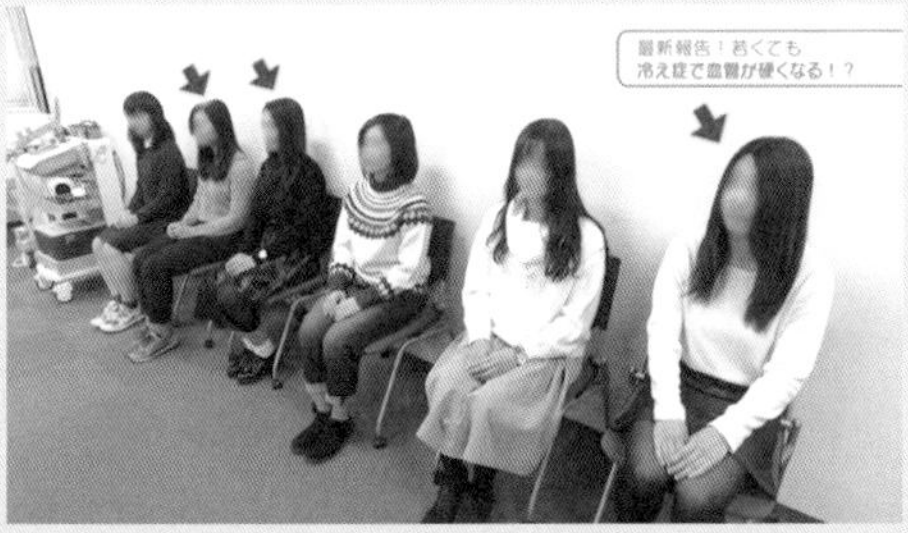

矢印の冷え症の学生3人と、そうでない学生3人の血管を検査。血管の硬さから血管年齢を割り出すと、冷え症の学生は実年齢より最大18歳も上だった。

実践1

血管をのばして「血管を柔らかくする物質」を作り出そう！

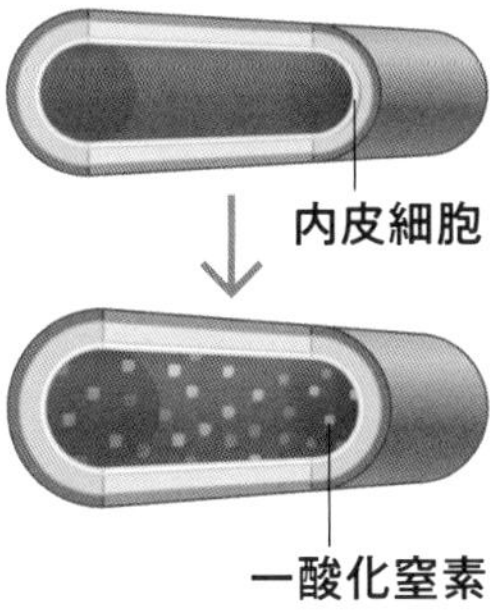

血管がのびる刺激と、改善した血流の刺激が血管の内側にある内皮細胞に伝わると、血管を柔らかくする物質（一酸化窒素）が放出され、硬くなった血管にも柔軟性が戻ります。

実践２

動脈を効果的にのばすことで効率的に血流アップ効果を得よう！

血管をのばすことを目的とした新ストレッチ

血管のばしストレッチは、従来の筋肉ではなく「血管をのばすこと」を目的として行うストレッチです。

「続けやすいように、1日10分程度でできて、下半身の太い血管をのばす5つのストレッチを、14～21ページで紹介しました。下半身の血行がよくなると、全身の血流もよくなります。また、加齢などで硬くなりやすい動脈血管をのばすことで周囲の筋肉や毛細血管も同時に刺激し、手や足の末梢の血流改善効果も期待できます」

ポーズを決めたら30秒間静止するのもポイントです。

「ストレッチのポーズ後、リラックスしたときに血流は増加するので、それを繰り返すことで動脈血管が柔らかくなります。なお動きを止めているときも、呼吸は必ず続けましょう。呼吸を止めてストレッチをすると血圧が上がってしまうので、動脈硬化を改善する効果もなくなってしまいます」

冷え症や動脈硬化の改善ワザとして習慣にしていきたい、血管のばしストレッチ。簡単なので、ぜひ今日からおためしを！

下半身はとくに太い血管が多い！

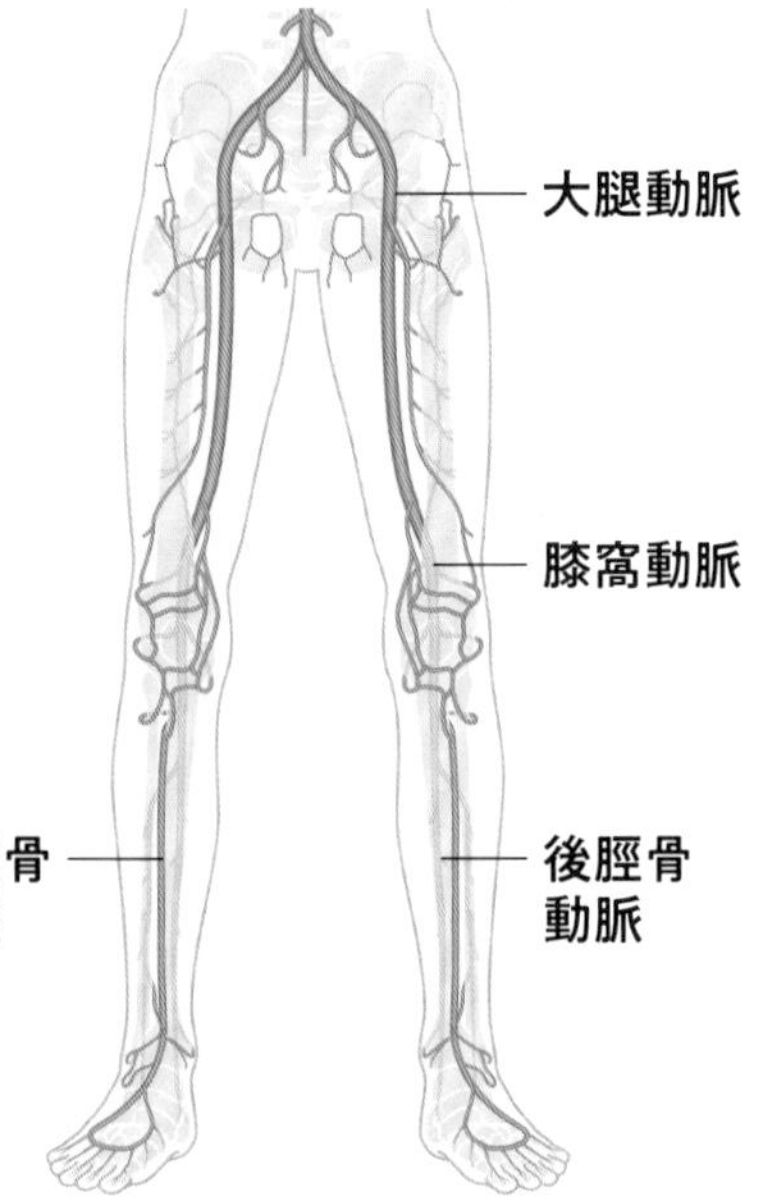

下半身には太い動脈血管や筋肉が集まっており、下半身の血流アップが全身の血流アップにつながる。

血管のばしストレッチの効果アップポイント

ゆっくり呼吸をしながら

呼吸を止めてしまうと、血圧が上がってしまい効果が台なしに。必ずゆっくり呼吸を続けるよう意識しましょう。

血管を長くのばすイメージで

のばすことで、血管を柔らかくする物質が出ます。動脈血管を縦にのばし、より長くするイメージで行いましょう。

足を替えるときに10～20秒あいだをあける

この休憩のあいだにストレッチした部位の血流が増えることがわかっています。

同じポーズを30秒キープする

ポーズを決めたら、30秒キープします。のばす血管を意識しつつ、反動をつけずに行いましょう。

専門医が警告！

危ない「血圧変動タイプ」のチェック法も紹介
50歳以上の冷え症は、「血管障害」の危険性も！

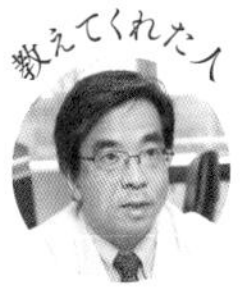

自治医科大学 内科学講座
循環器内科学部門教授
苅尾七臣《かりおかずおみ》さん

- 冷え症の人は、**血管の循環に問題**がある場合がある。血圧が高ければ注意したほうがいい
- 朝に計測した最高血圧の3日間の平均が**135mmHg以上**→医療機関へ

血圧の変動幅が大きい人は要注意！

冷え症の人のなかには、血管の硬さが原因で、手足の血流が悪くなるタイプがいます。しかも血圧に異常が出る場合もあるのです。

「血管は加齢とともに硬くなりますが、50歳以上で冷え症の場合、末梢の循環不全による血管障害が隠れている可能性があります」（自治医科大学　内科学講座　教授　苅尾七臣さん、以下略）

なかでも危険なのが、日常のちょっとした動作でも血圧が大きく上昇する「血圧変動タイプ」だそう。

「正常な人でも1日のなかで血圧の変動はありますが、一定の範囲内で収まっています。ところが、変動幅が大きい人は、自転車に乗ったり、そうじをしたりといった、日常のわずかな動作で血圧が大きく上昇。そのたびに基準値を上回る高血圧を起こしていることがあります。これは血管が硬くなり、血圧を上手に調整できていないため。これが冷え症という形で症状に現れる人もいます」

この血圧変動タイプは、次ページで紹介している2回の血圧測定

血圧変動がある人はちょっとしたことで血圧が上がる

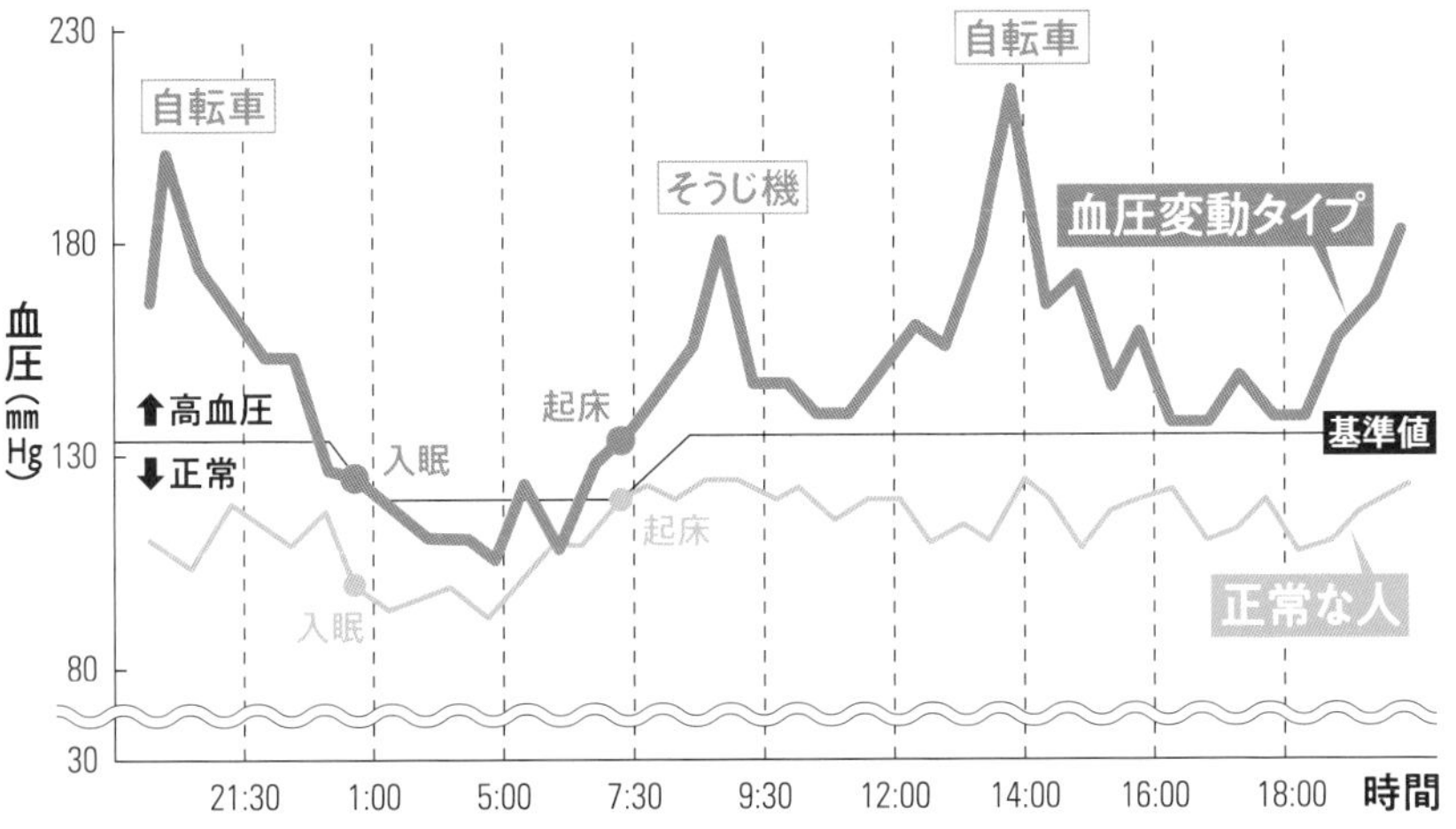

血圧変動がある人の24時間中の血圧の変化を調べたところ、正常な人と比べると、変動の幅が大きいことがわかりました。自転車に乗ったり、そうじ機をかけたときに180mmHgを超えるほど急上昇していたのです。

（※基準値は、『高血圧治療ガイドライン2014』内「異なる測定法における高血圧基準（mmHg）」による）

で見分けることができます。

「2回の測定差が15㎜Hg以上ある人は、一度、循環器内科などの受診をおすすめします。なぜなら最近、血圧変動が脳卒中のリスクを高めると注目されているため。血圧の大きな変動は、血管壁に強い衝撃を与えることになり、極細の血管の場合、その刺激で破れてしまうことがあるのです。ふだんの血圧測定では基準値内に収まっていることもあり、見逃されやすいので、詳しい検査が必要です」

「血圧変動タイプ」は、脳卒中を起こしやすい

急激な血圧変動を繰り返すと、知らずしらずのうちに動脈硬化が進行します。また血圧変動タイプは小さな脳卒中が多発していることが多く、発症する部位にも特徴があります。

「脳の深部には血圧変動の影響を受けやすい0.5㎜ほどの細い血管があります。血液が急に細い血管に入るという特殊な構造から、血流の圧がかかりやすく、血管が破れたり、詰まったりしやすいのです」

予防のためには血管を柔らかくしておくことが大切。そこでおすすめなのが、「血管のばしストレッチ」なのです。血管がのびると、血流もよくなりますが、血管から「血管を柔らかくする物質」が放出され（9ページの「実践1」参照）、血圧も安定。血管年齢の若返りが期待できます。

＼あなたは大丈夫？／

「血圧変動タイプ」のチェック法

「血圧変動タイプ」を見分けるための血圧測定法をご紹介します。数日間測ってみて、15㎜Hg以上の血圧の差が毎回出てしまう場合は要注意。専門医へご相談を。

1と3の血圧の上の値の差が
15mmHg未満の場合…正常
15mmHg以上の場合…「血圧変動タイプ」の疑いが！

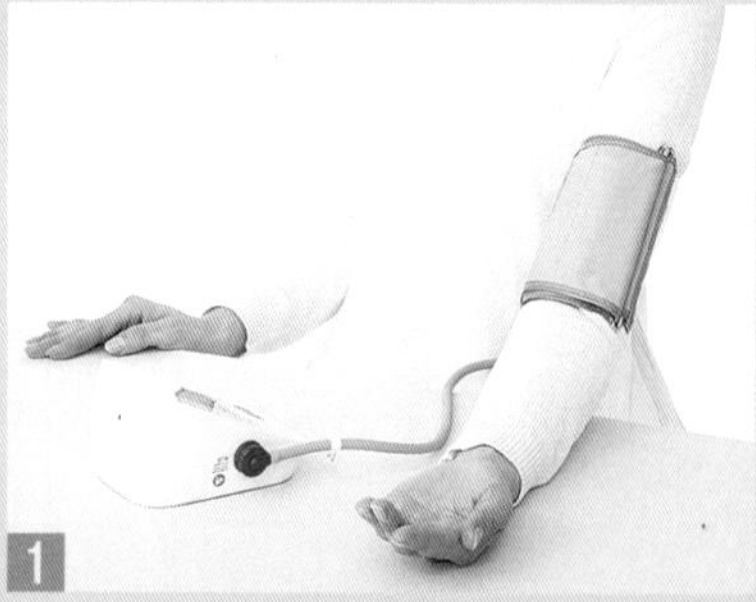

1 イスに座り、上腕と心臓が同じくらいの高さになるようにして血圧を測る。

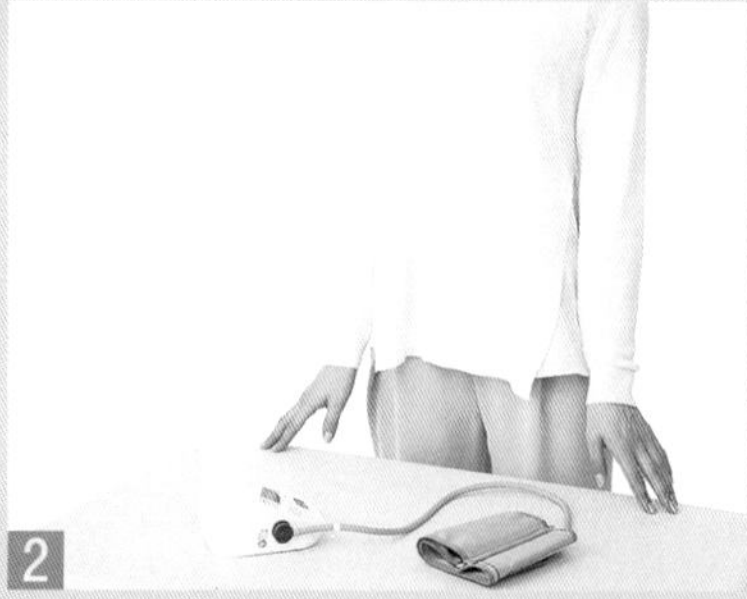

2 血圧計をいったん外し、その場で立ち上がってから再び座る。

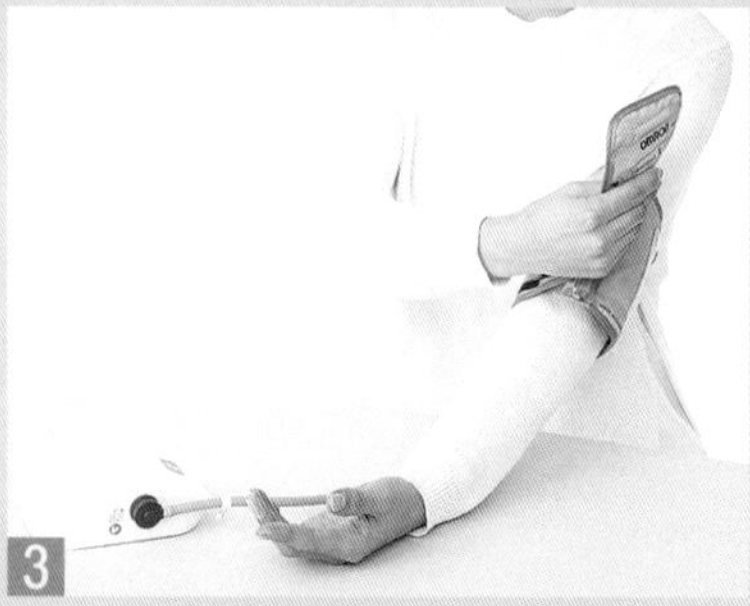

3 再度、圧を測る。1と3の血圧（上の値）の差を計算し、右上の囲みをチェック。

脳卒中のリスク大!

血圧を急上昇させる

寒い時期の〝危険習慣〟に要注意!

寒さで血管が収縮する時期は、一年のなかでも血圧が上昇しやすい季節。
脳卒中や心筋梗塞を防ぐためにも、血圧を上げる危険因子を取り除くことが重要です。

寒い時期に気をつけたい5大〝危険習慣〟

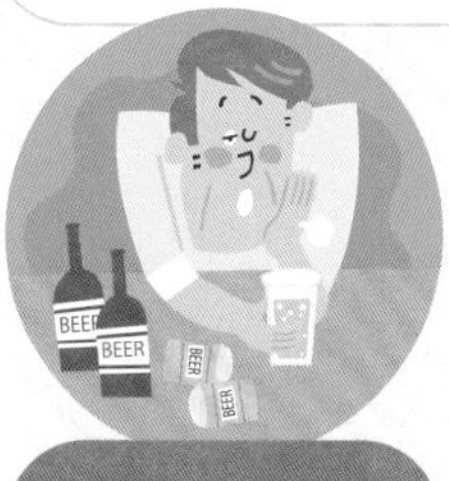

深酒

多量の飲酒は高血圧の要因。飲酒は週2～3回、1日1合(ビールなら500㎖)を目安に。

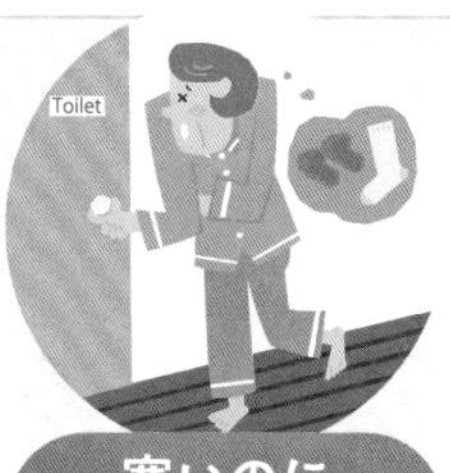

寒いのに裸足でがまん

末端は温度に敏感なので、裸足で冷たい床を歩くと血圧が上昇。靴下かスリッパを履いて。

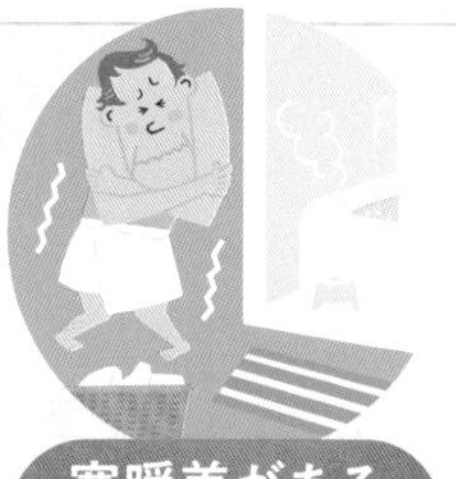

寒暖差があるなかでの入浴

入浴前後の温度変化は最小限に。脱衣所や風呂場が寒い場合はあらかじめ暖めておくこと。

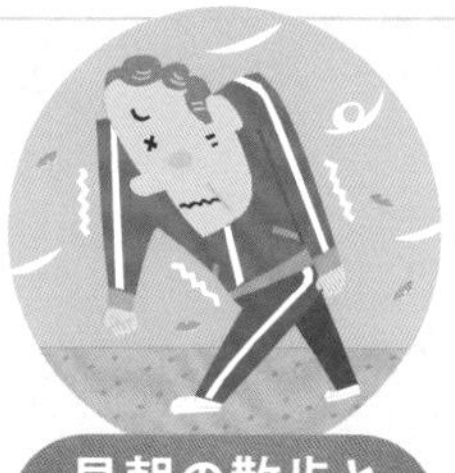

早朝の散歩とマラソン

起きてすぐ寒い屋外に出ると、血圧を急上昇させる危険が。急に激しい運動をするのもNG。

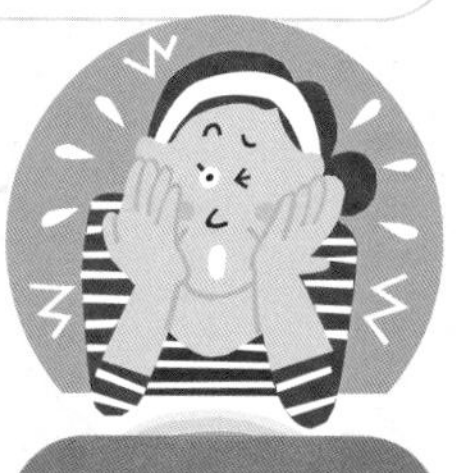

冷水での洗顔

冷水の刺激は血圧を急上昇させるため、洗顔はぬるま湯で。熱いシャワーもやめましょう。

自分の高血圧タイプを把握しておくことが大事

血圧はふだん正常な人でも行動やさまざまなストレスの影響を受けて変動します。代表的なものに朝に高くなる日内変動、老化による変動などがありますが、寒い時期、とくに急上昇させる危険因子が季節変動や気温感受性高血圧です。

「とくに急激な温度差によって血圧が上がりやすいので、上の〝危険習慣〟に注意が必要。また、私どもの共同研究でも手足は温度に敏感で、床から近い足元の冷えが血圧を上昇させるという結果が出ています。足元を冷やさないようにして、血圧の変動を防ぎましょう。」

近頃、いくつかの血圧のピークが重なるとリスクが増大し、脳卒中や心筋梗塞の引き金になりやすいことがわかってきました。危険因子が集積しないよう、たとえば特定の時間帯や気温、塩分などで血圧が上がらないか、自分の血圧のタイプをチェックしておくことも大切です。

また、高血圧対策の基本となる「質の高い睡眠」「減塩」「有酸素運動」を心がけ、血圧の安定につなげていきましょう。

\あなたは大丈夫?/

気温と血圧の関係性をグラフでチェック!

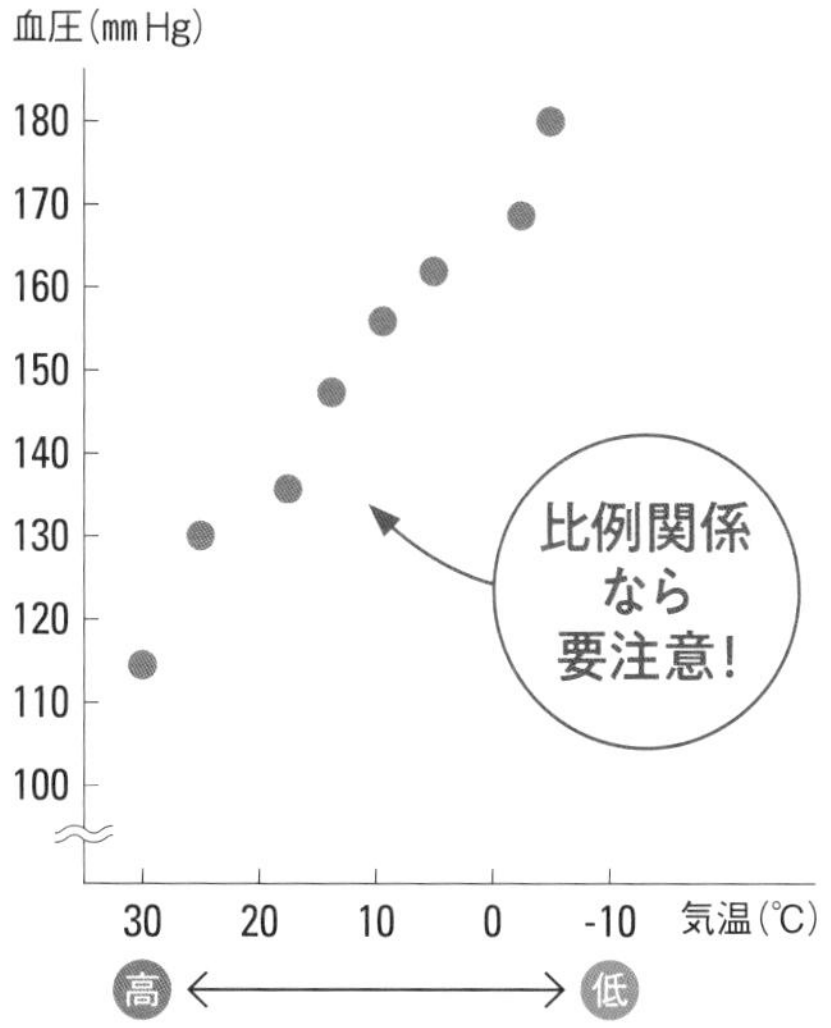

寒くなると血圧が急激に上がる人は、「気温感受性高血圧」の可能性が。上のような表を作り、気温と血圧の関係を毎日グラフに記録してみると、連動性がわかります。

実践

"30秒間のばすだけ"で血管が若返り！

血管のばしストレッチ術

下半身に血液を送る**大腿動脈**を刺激！

太もも血管のばし

もっとも太い大腿動脈を縦にのばせば、効率的に血管をしなやかにできます。太ももではなく、足の付け根ものばすのがポイントです。

1 正座をして両手を前につく

正座をして、軽くおじぎをするように両手を前につく。両手の幅は肩幅程度に広げ、体重をかけすぎないこと。

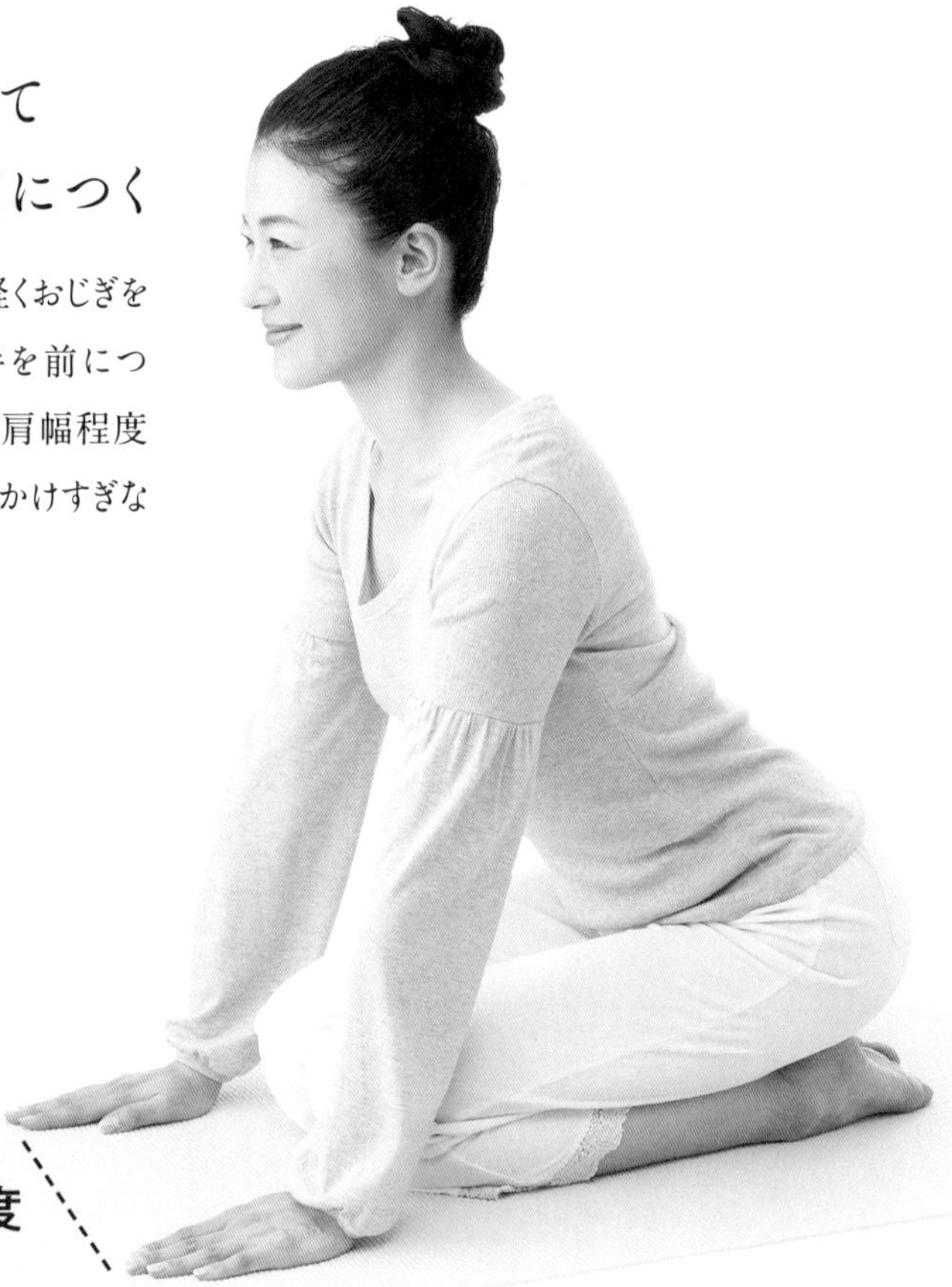

血管のばしストレッチについて

- 朝晩1日2回、毎日続ける。4週間続けると効果的。
  慣れてきたら、それぞれのストレッチを左右各2回に増やす
- どの血管をのばすか、意識して行う
- のばすときは呼吸を止めず、痛キモチイイぐらいまで
- 足を替えるときは10 ～ 20秒あいだをあける

※痛みを感じない程度で行いましょう。ひざや関節などに痛みのある方、持病のある方は医師に相談のうえで行い、痛みが出たらすぐに中止してください。また転倒や滑る恐れがある場所では行わないでください。

無理せず行いましょう

教えてくれた人

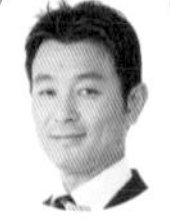

立命館大学
スポーツ健康科学部
教授
家光素行さん

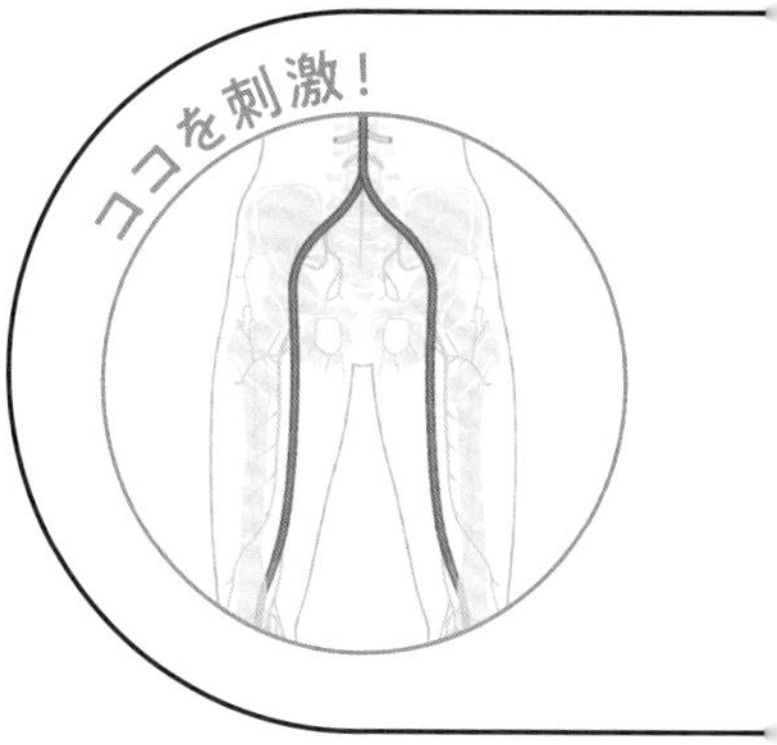

2 片足をのばして足の付け根を刺激

片方の足をのばして後ろに引き、足の甲を床に着ける。顔を上げたまま30秒キープ。これを左右各1回ずつ行う。

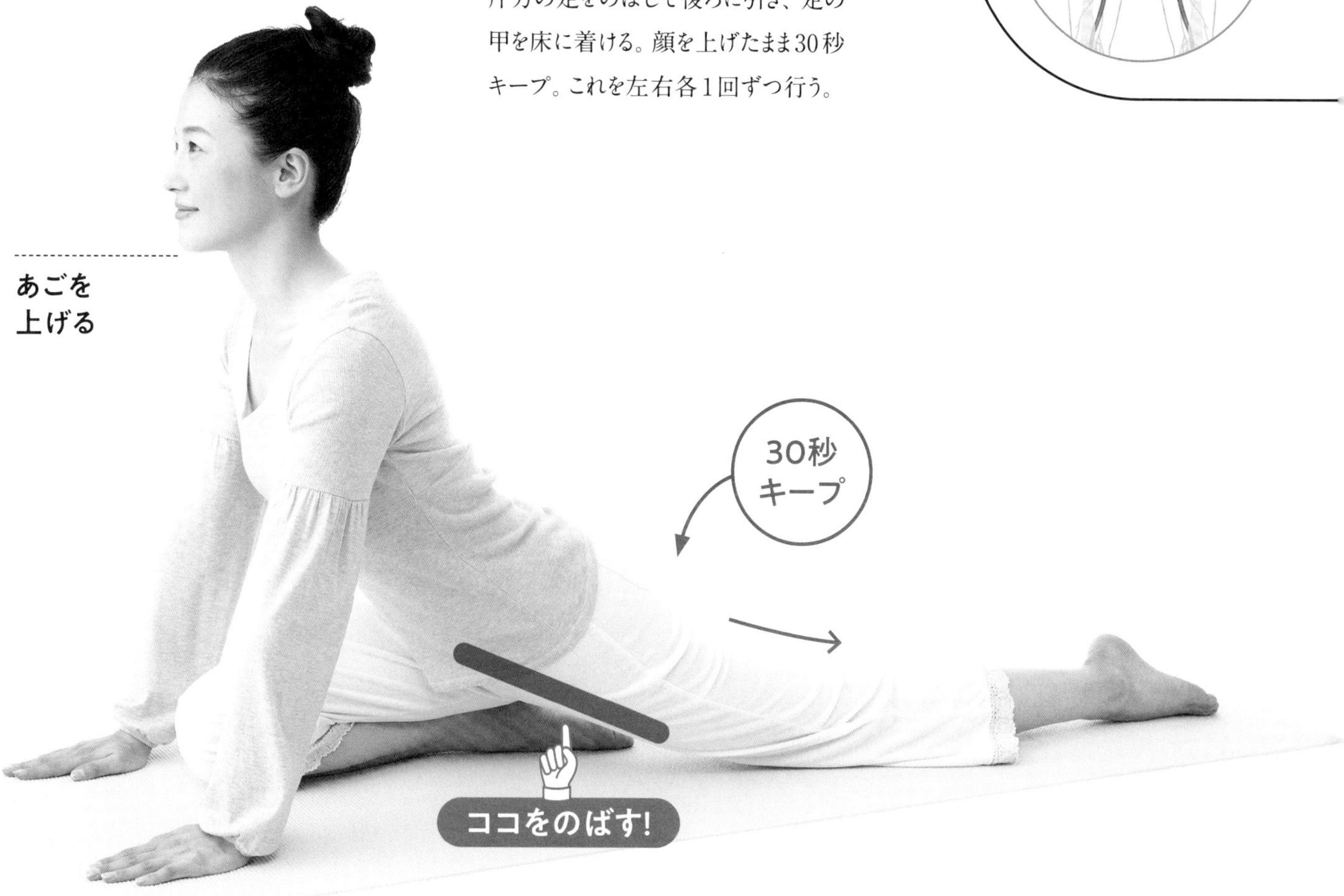

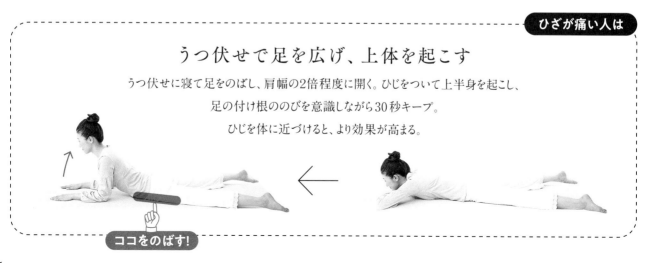

ひざが痛い人は

うつ伏せで足を広げ、上体を起こす

うつ伏せに寝て足をのばし、肩幅の2倍程度に開く。ひじをついて上半身を起こし、足の付け根ののびを意識しながら30秒キープ。

ひじを体に近づけると、より効果が高まる。

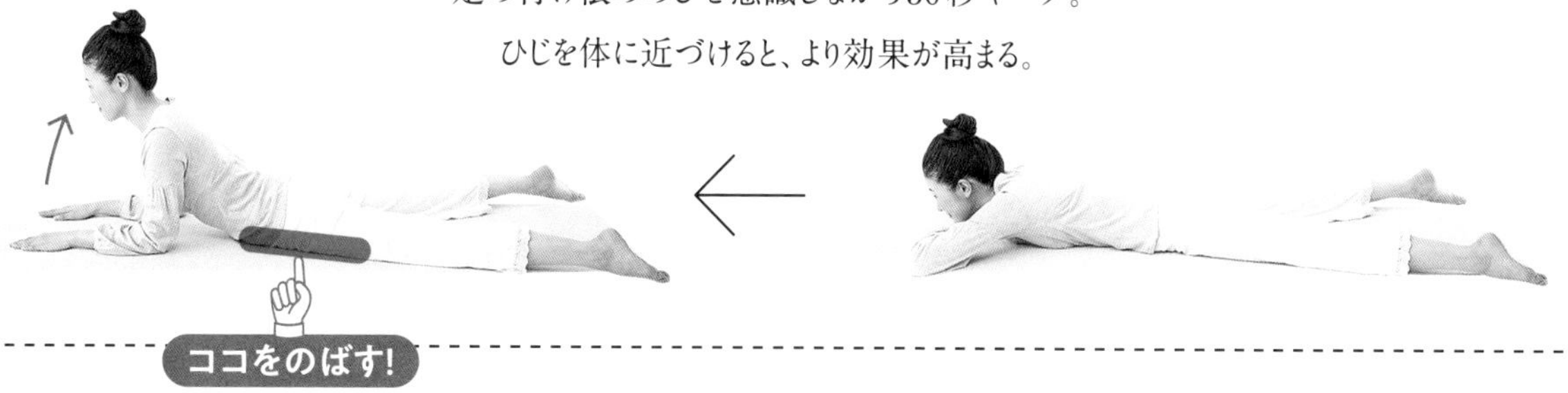

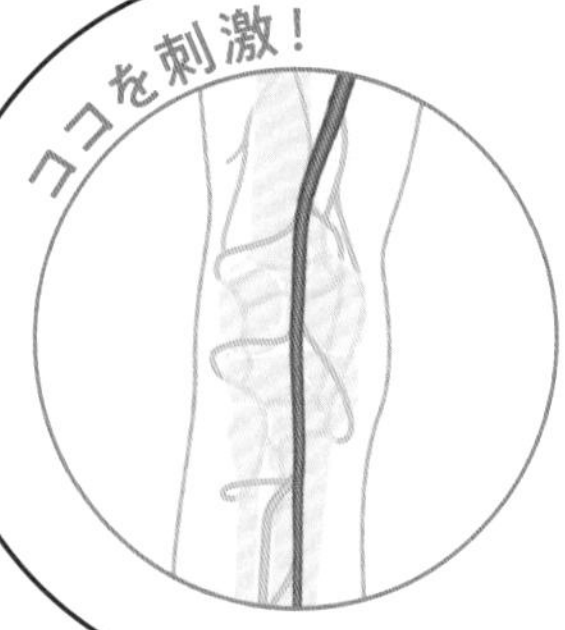

大腿動脈に続く、ひざ裏の**膝《しっ》窩《か》動脈**を刺激！

ひざ裏血管のばし

ひざ裏のくぼみにある膝窩動脈はストレッチの効果を得やすいところです。ひざに痛みのある人は無理せずイスを使って行いましょう。

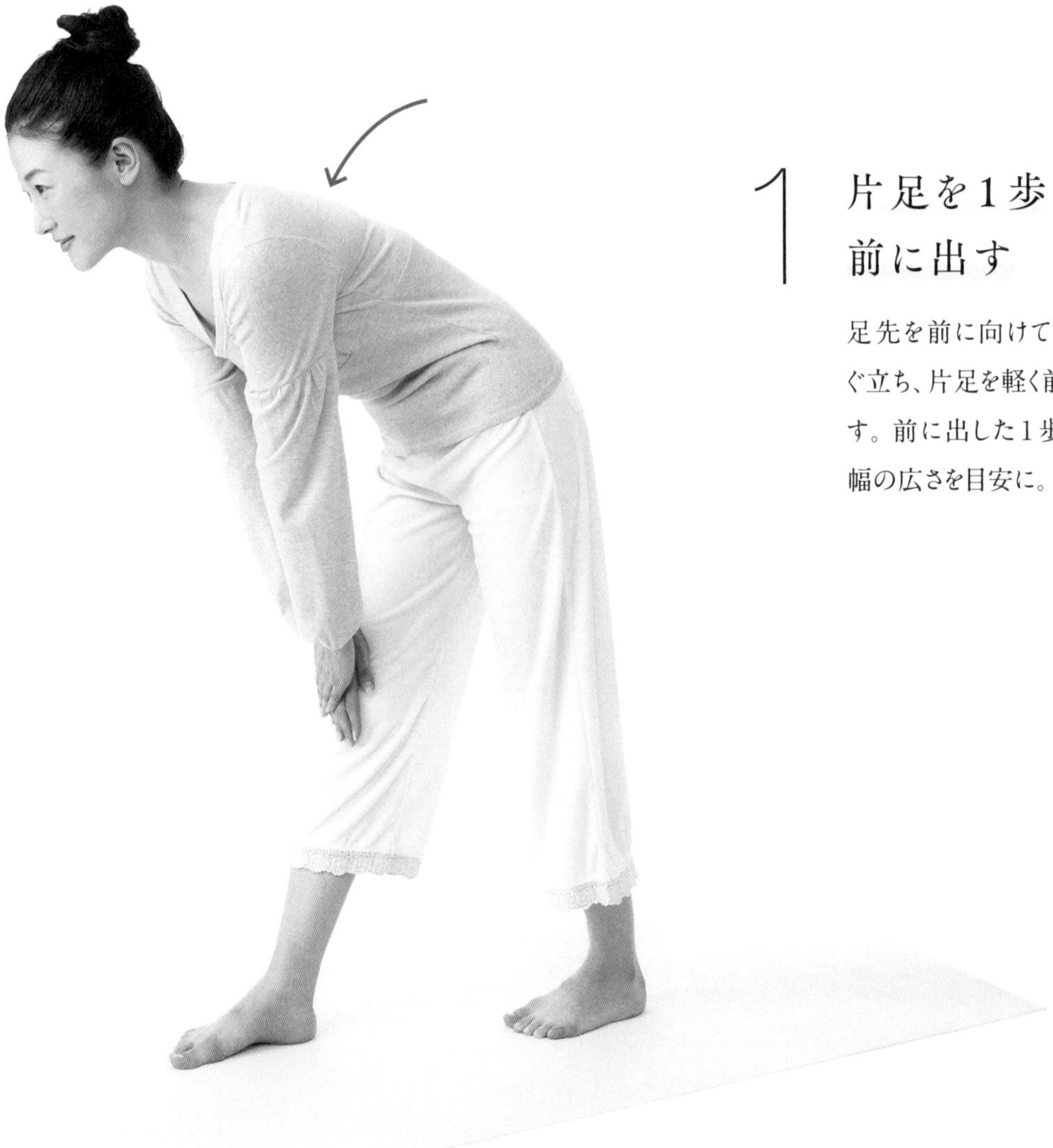

1 片足を1歩前に出す

足先を前に向けてまっすぐ立ち、片足を軽く前へ出す。前に出した1歩は肩幅の広さを目安に。

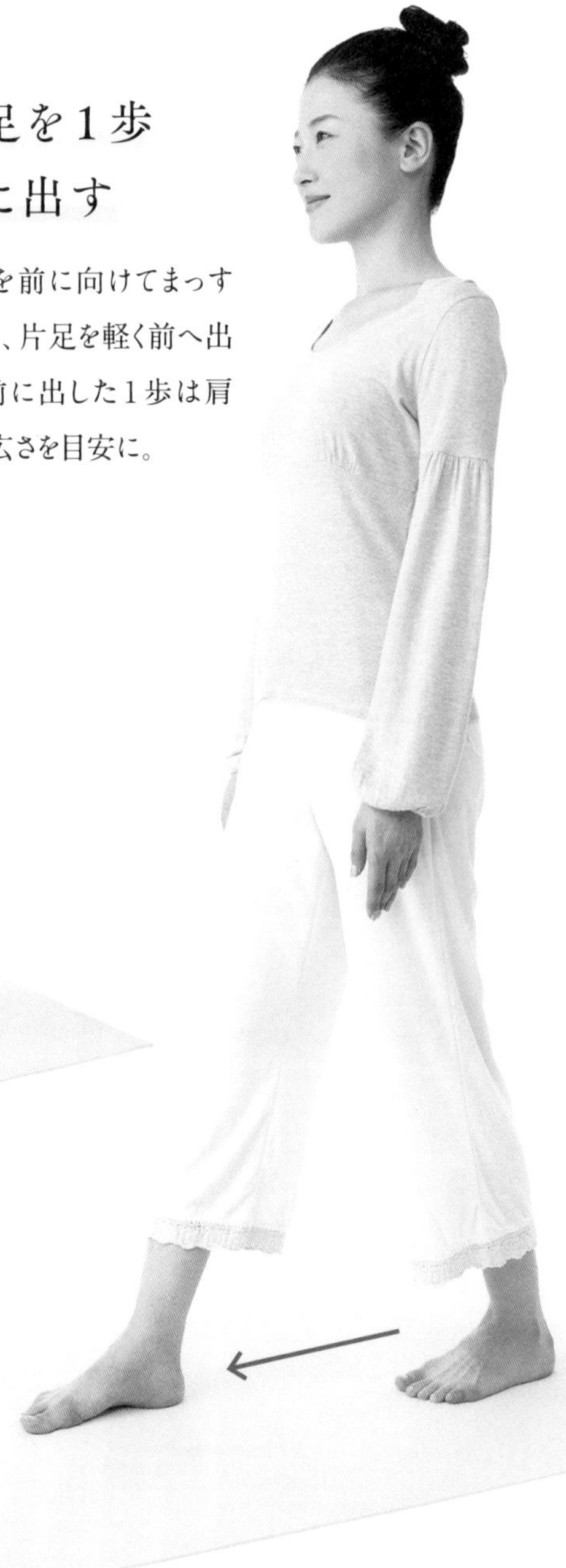

ひざが痛い人は

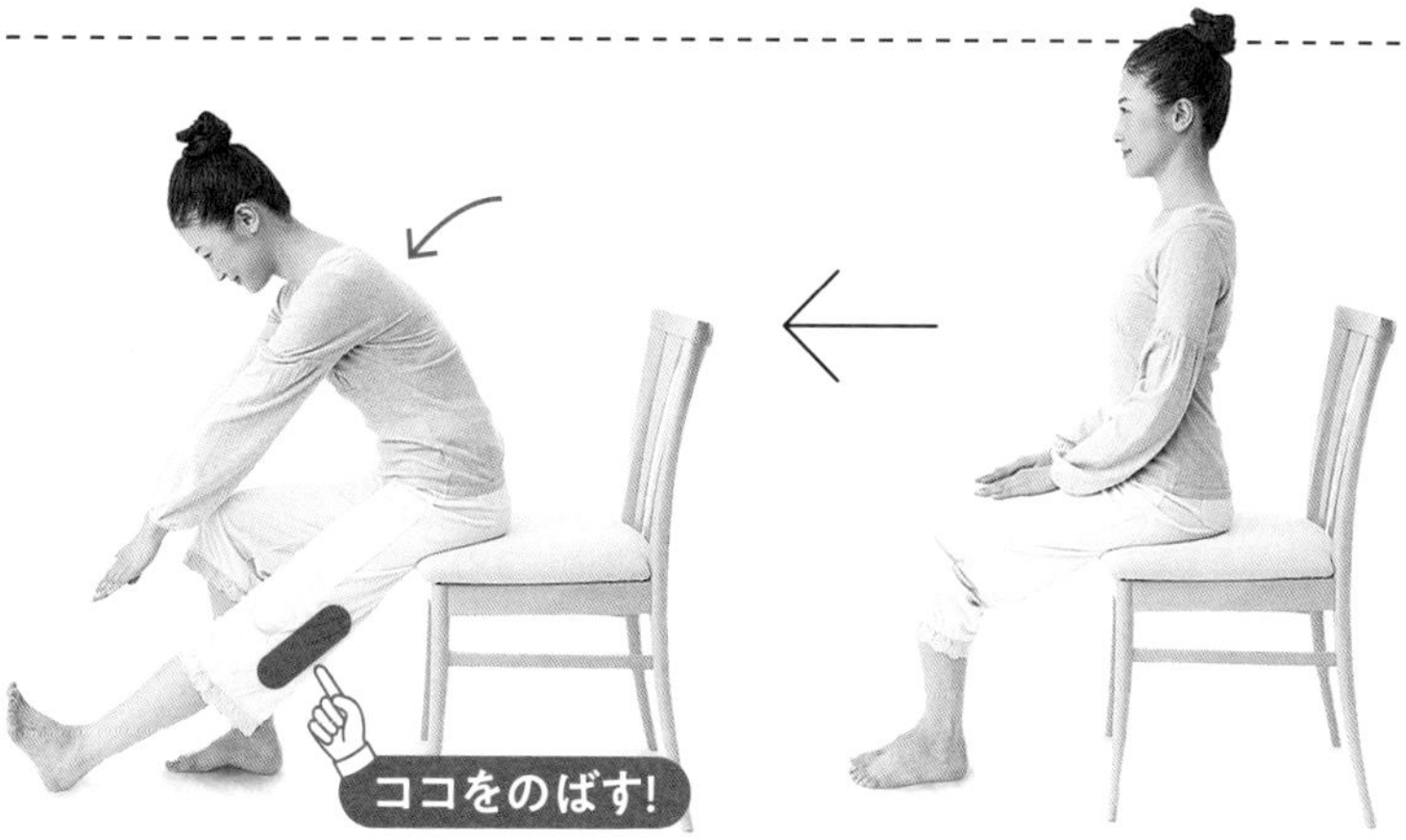

イスに浅く座って、片足を前に出す

イスに浅く座り、両足の裏を床に着ける。
片足のひざをのばし、
上体を前に倒して両手とつま先を近づける。
ひざの裏ののびを意識して行う。
30秒キープし、反対側の足も同様に。

2 前に出した足に両手を置く

上体を倒し、前に出した足のひざに両手を重ねて置く。このとき両ひざは少し曲がっていてもOK。

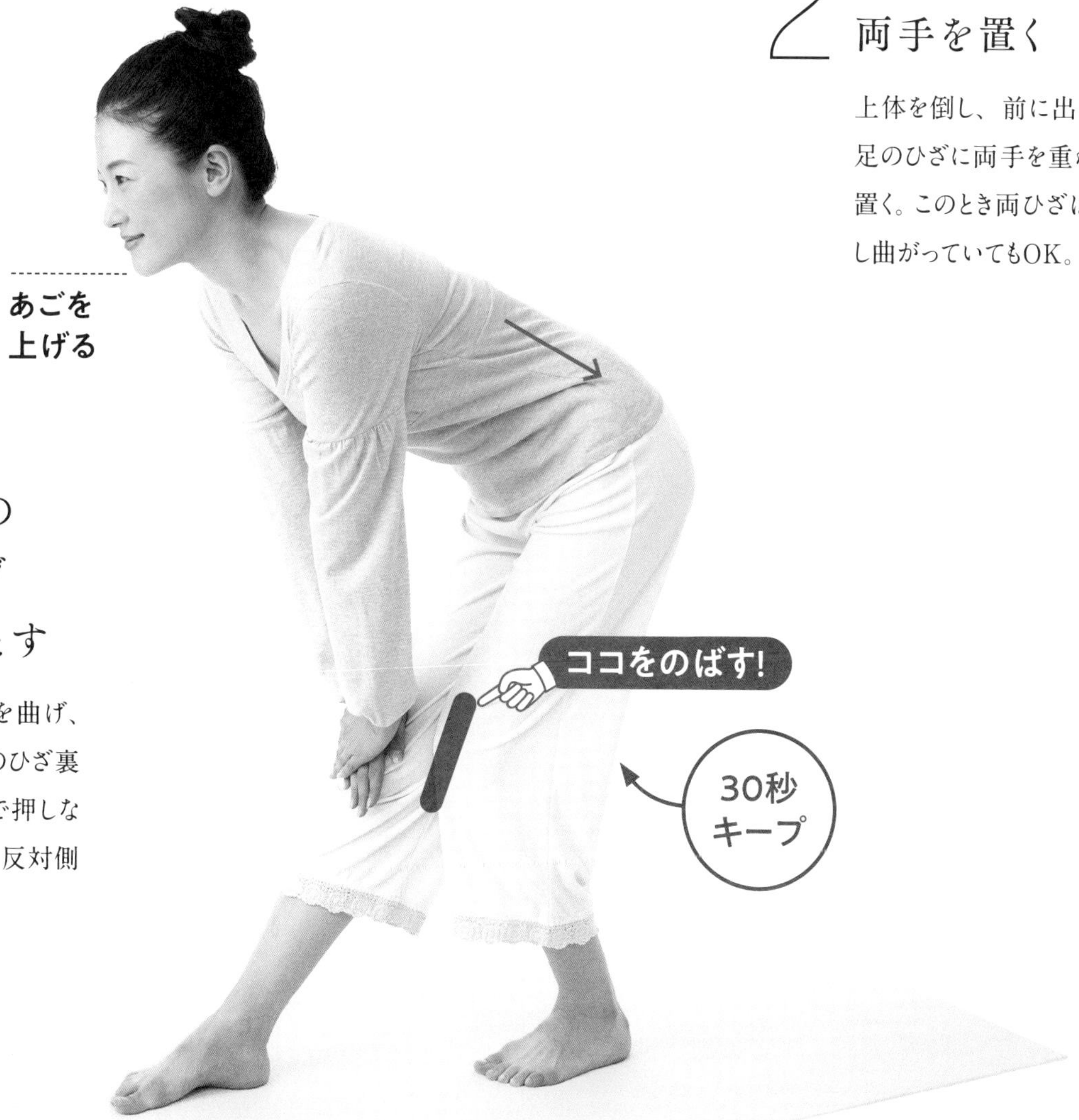

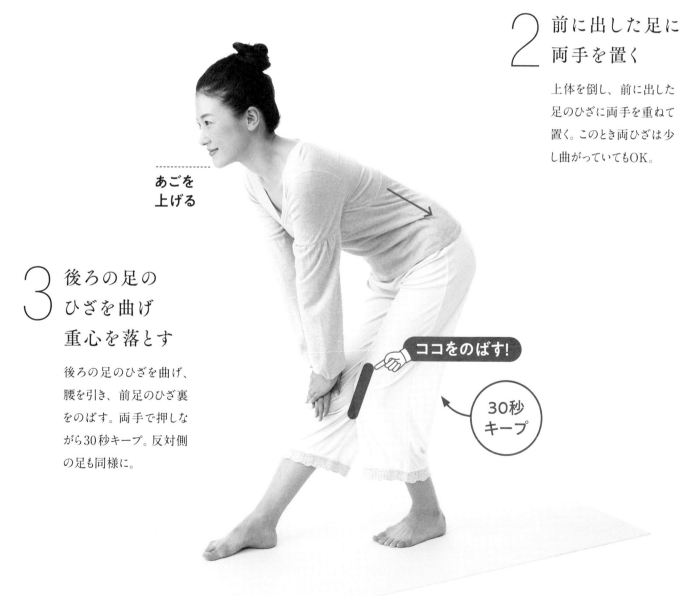

3 後ろの足のひざを曲げ重心を落とす

後ろの足のひざを曲げ、腰を引き、前足のひざ裏をのばす。両手で押しながら30秒キープ。反対側の足も同様に。

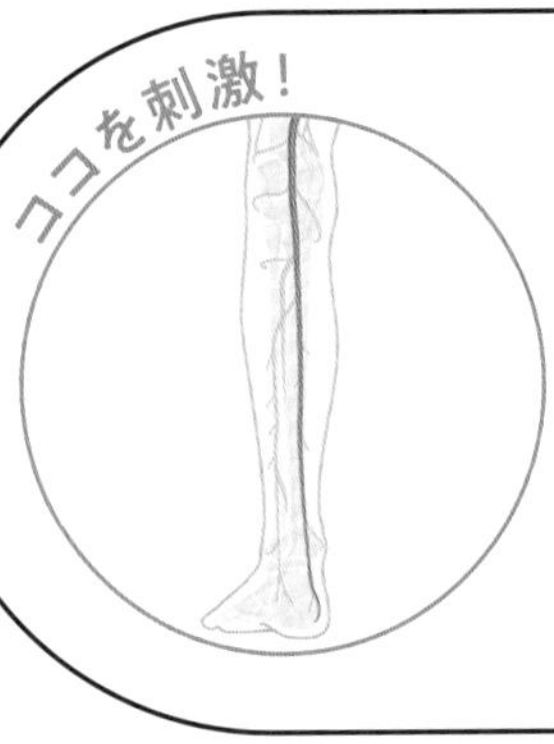

ふくらはぎの筋肉下にある**後脛骨《こうけいこつ》動脈**を刺激！

ふくらはぎ血管のばし

ふくらはぎ上部の腓腹《ひふく》筋や、後脛骨動脈のストレッチ。正面に体を倒すときは足にかかる負荷が大きいので、ゆっくり行いましょう。

1 正座で座る

前のスペースを少し空けて正座をする。正座ができない人は、ひざとひざのあいだを広げて座ったり、**2**のポーズから始めてもよい。

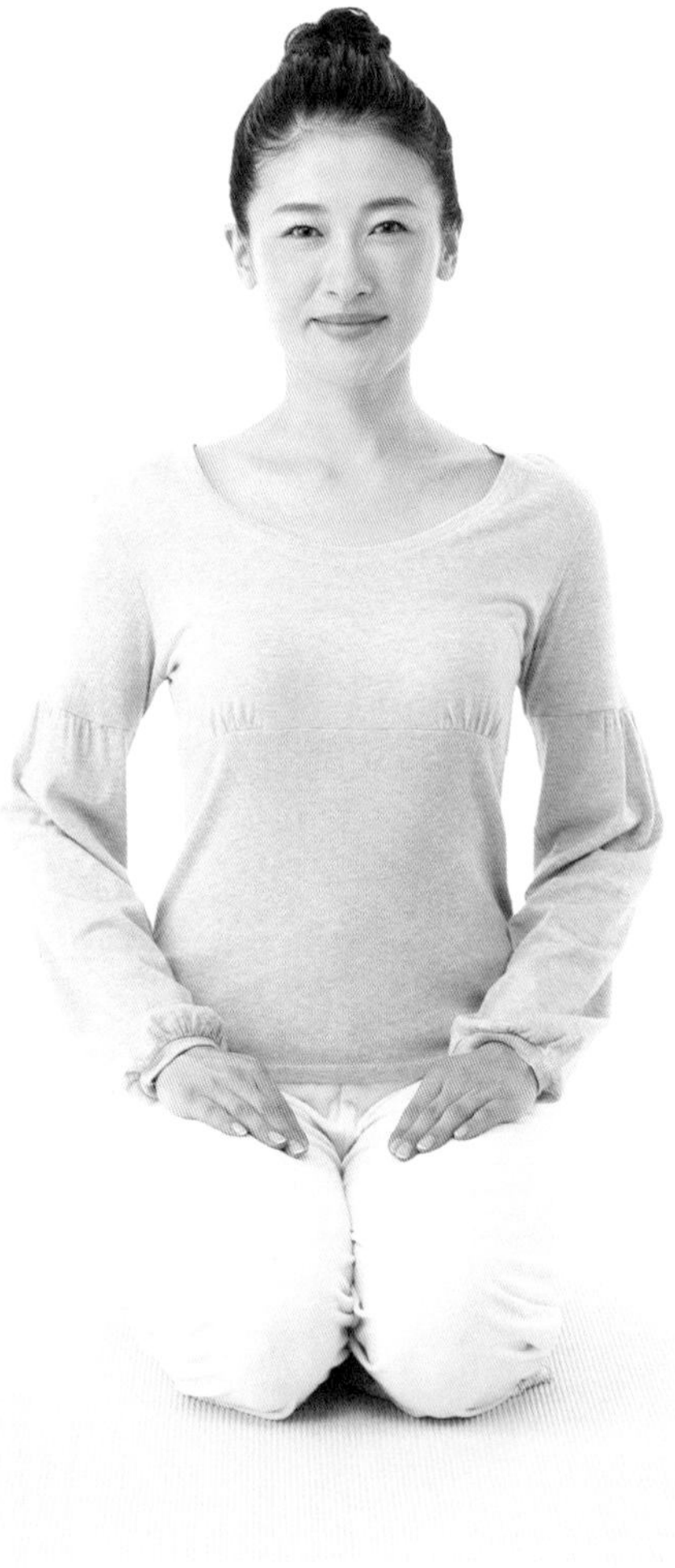

2 片ひざを立てて両手を置く

足首とすねが直角になるよう、片足のひざを立て、もういっぽうのひざを軽く外側に開く。立てているひざに両手を置く。

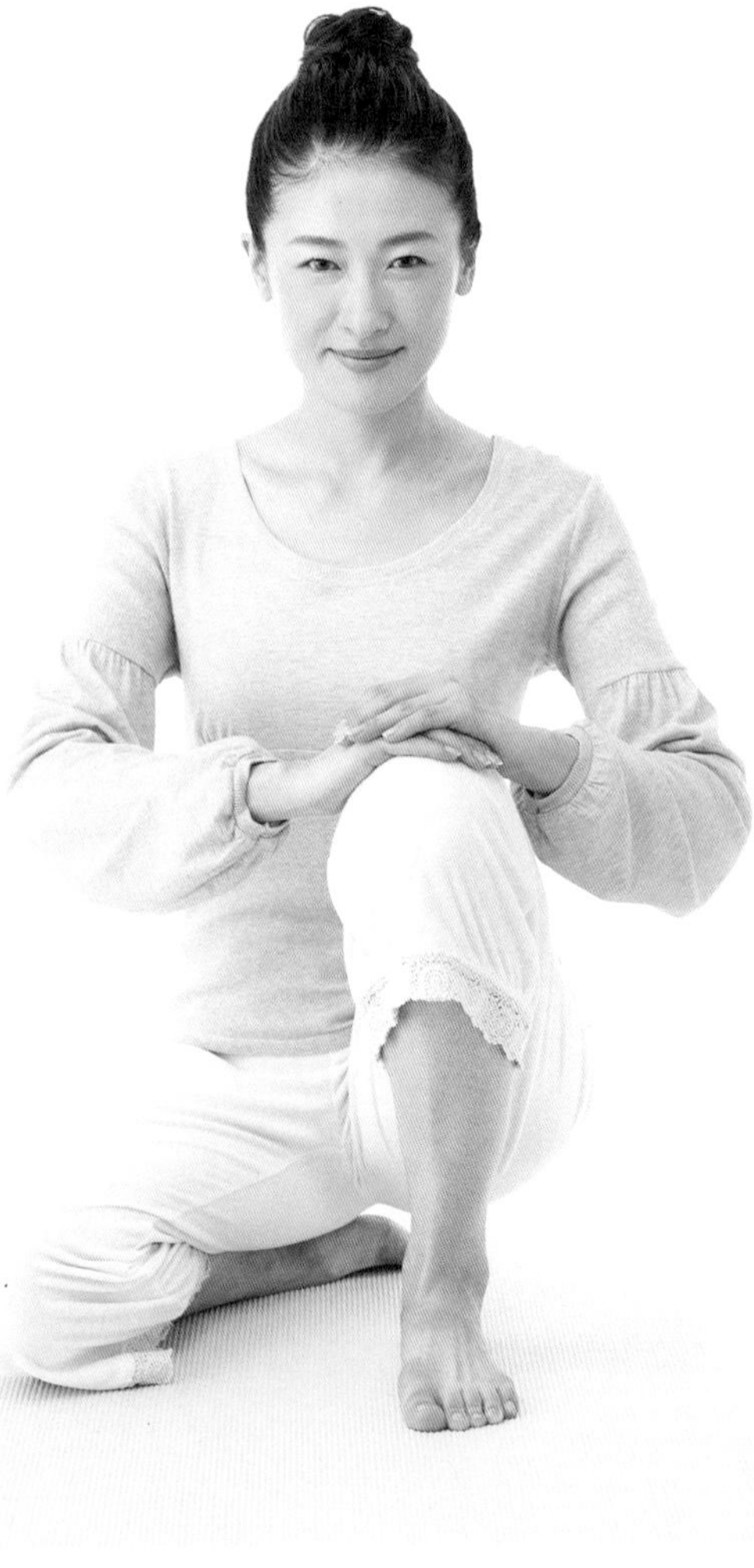

3 そのまま上体を前に倒す

立てたひざに胸を近づけるよう、徐々に上体を前に倒す。腰は浮いてもいいので、そのまま30秒キープ。反対側の足も同様に行う。

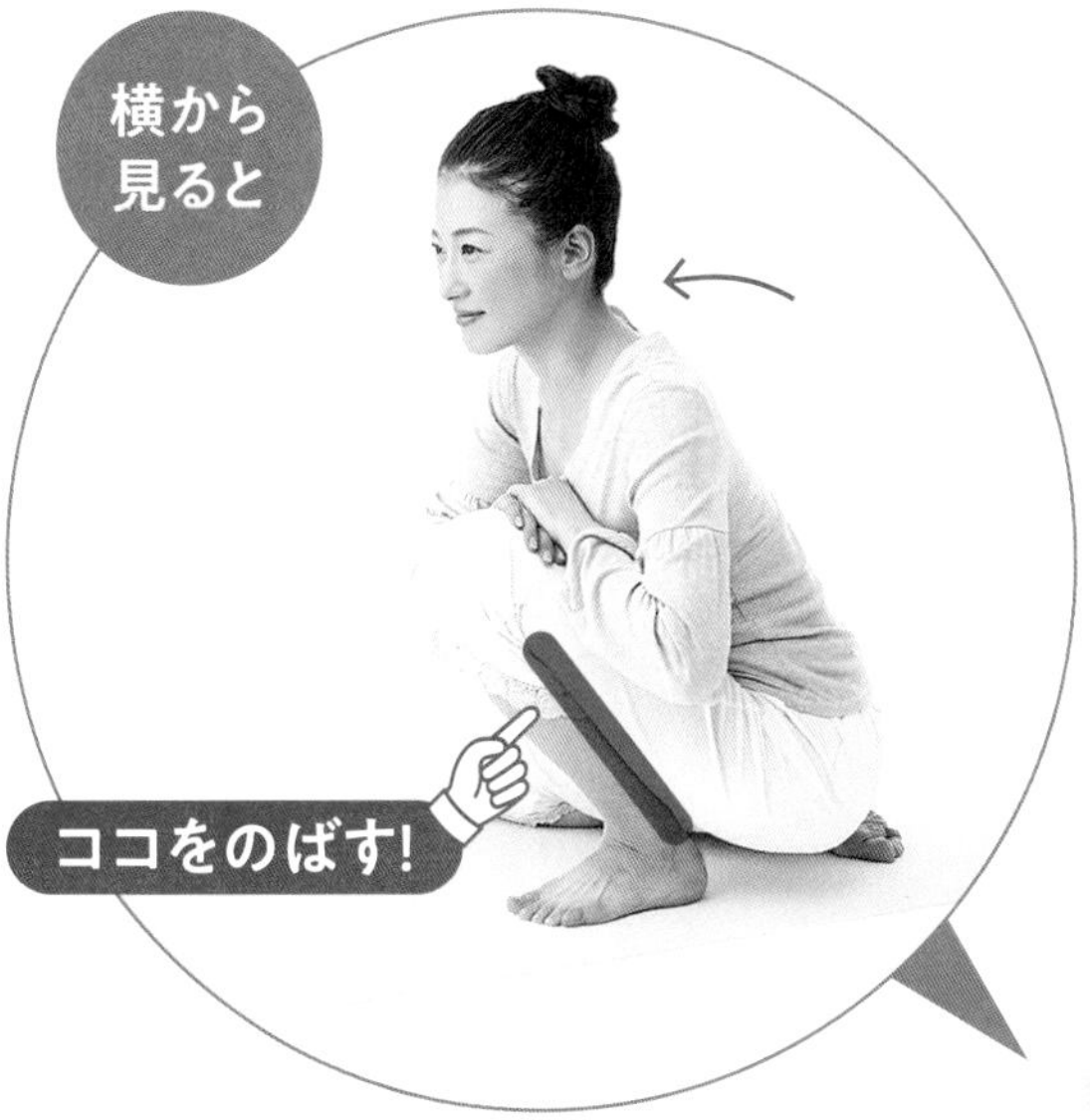

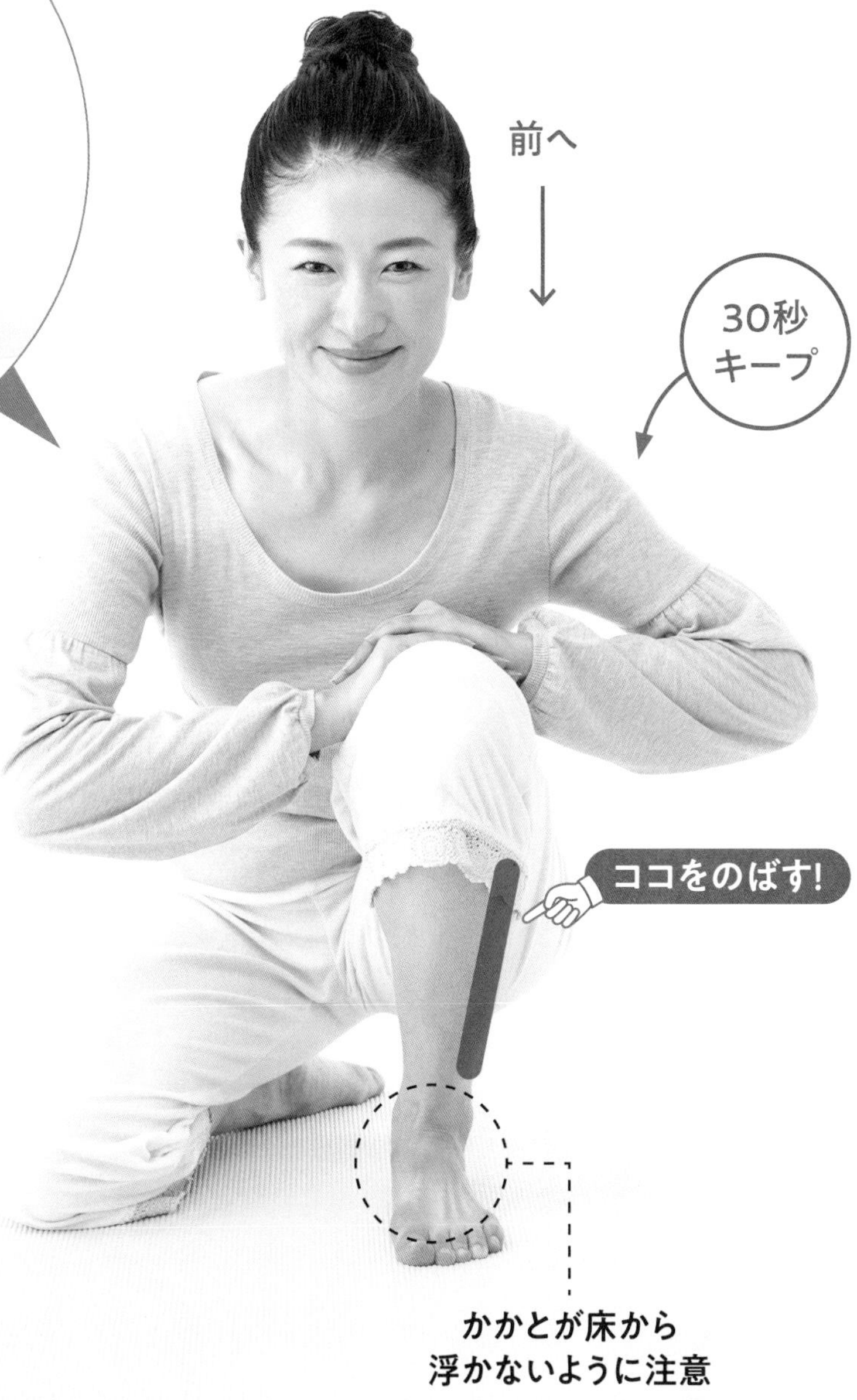

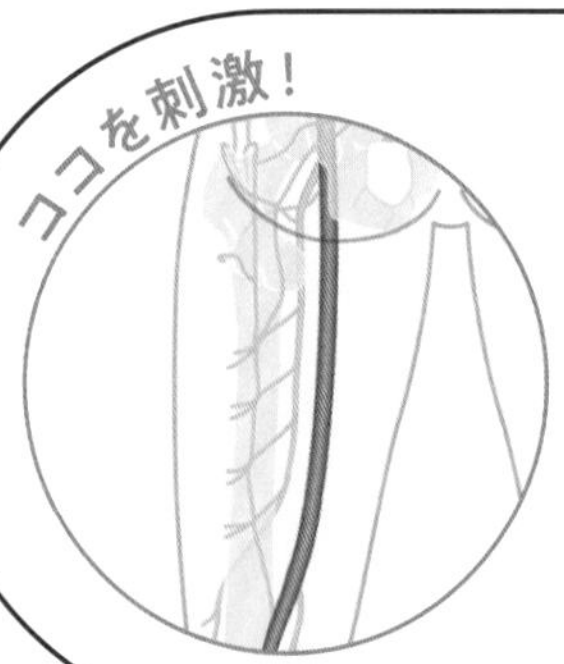

太もも裏にある**大腿動脈**を刺激!

もも裏血管のばし

寝た状態で、上半身からひざ裏へ血液を送る大腿動脈をのばします。
足を体に近づけることではなく、太もも裏面ののびを意識しましょう。

1 あおむけで横になる

頭から足先までまっすぐになるようあおむけになり、両手は体の横へ。
ベッドだと体が沈むため、畳などの床面で行う。

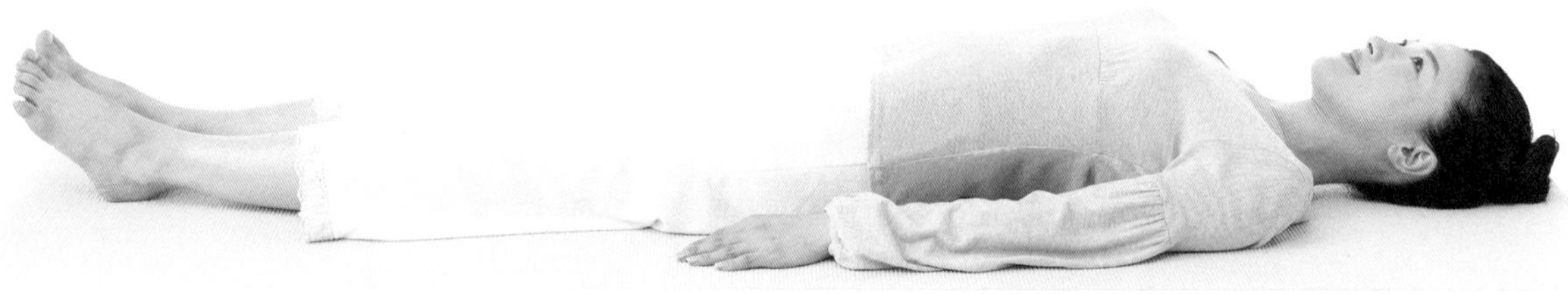

2 片足を曲げ、両手で抱える

片足を曲げて両手で抱え、胸に近づける。頭は床に着けたままで
30秒キープする。これを反対側の足も同様に行う。

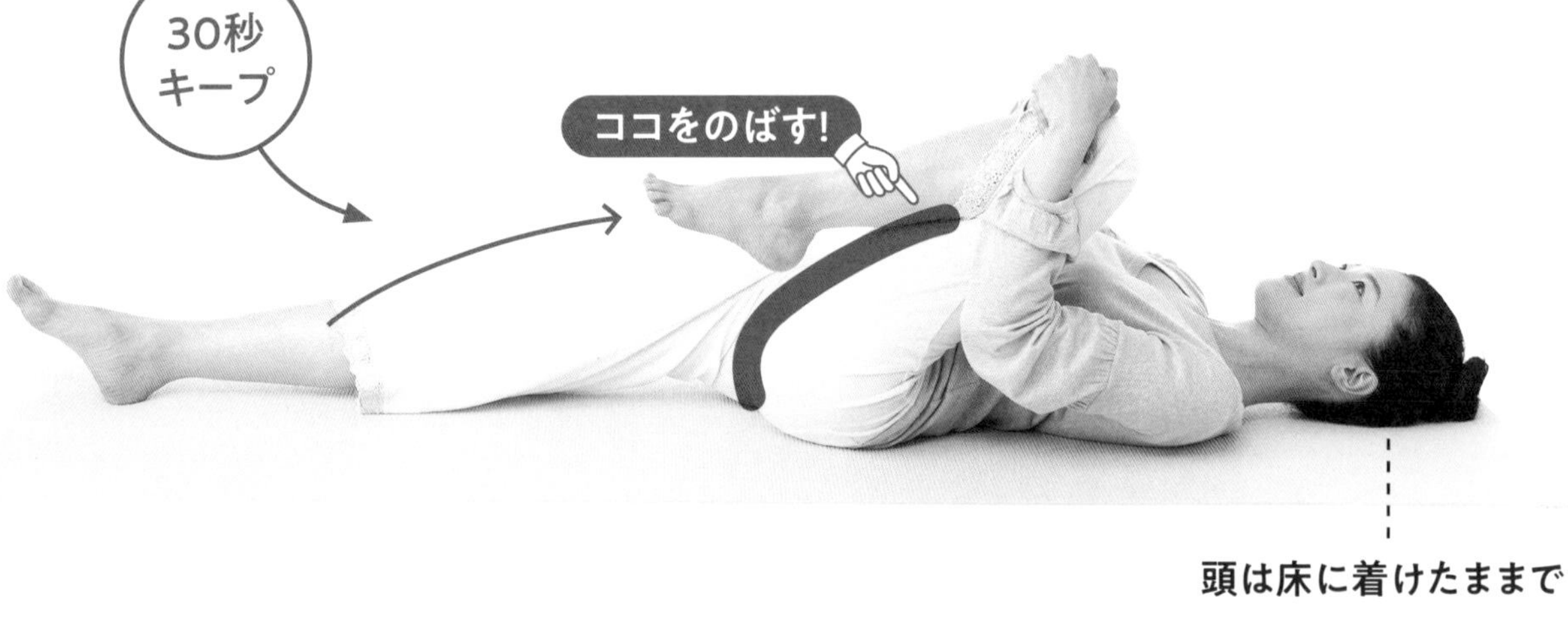
30秒
キープ
ココをのばす!
頭は床に着けたままで

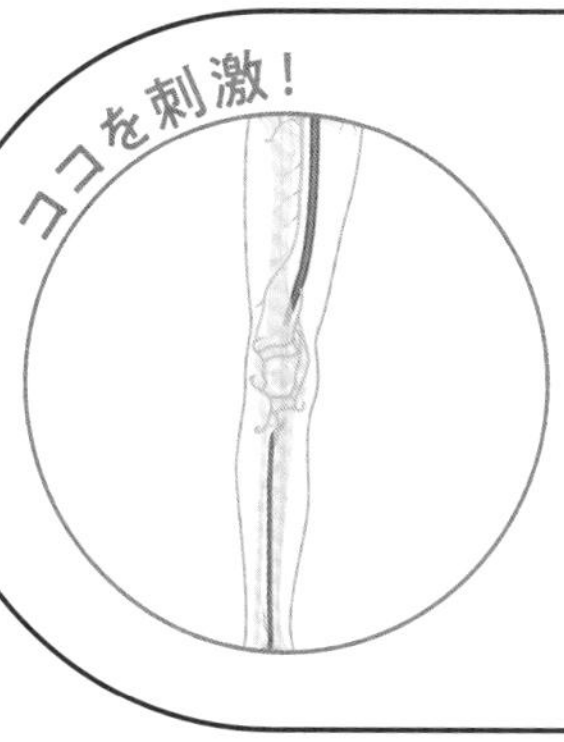

すねの**前脛骨《ぜんけいこつ》動脈**と、太もも前面の**大腿動脈**を刺激!

前すね血管のばし

太ももの前面と前すね、2つの動脈に効くストレッチ。簡単にできる人は両手の位置を体からさらに離すと、より効果がアップします。

1 正座の状態から片方の足をのばす

正座の姿勢から片足をのばし、もういっぽうの足はかかとを外側にずらしてお尻の横に。きついときはお尻の横にあるかかとをもっと離すとよい。

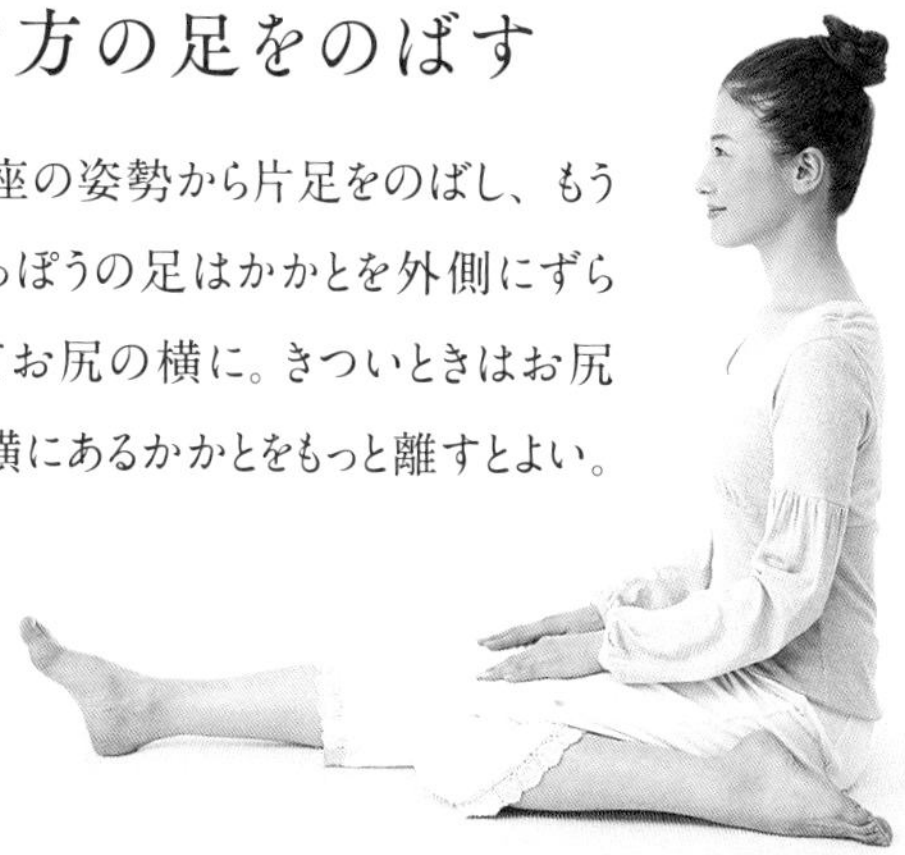

2 両手を後ろにつき上体を後ろに倒す

お尻の後ろに両手を置き、上体をななめ後ろに倒して30秒キープ。手に体重をかけすぎないように注意して。反対側の足も同様に行う。

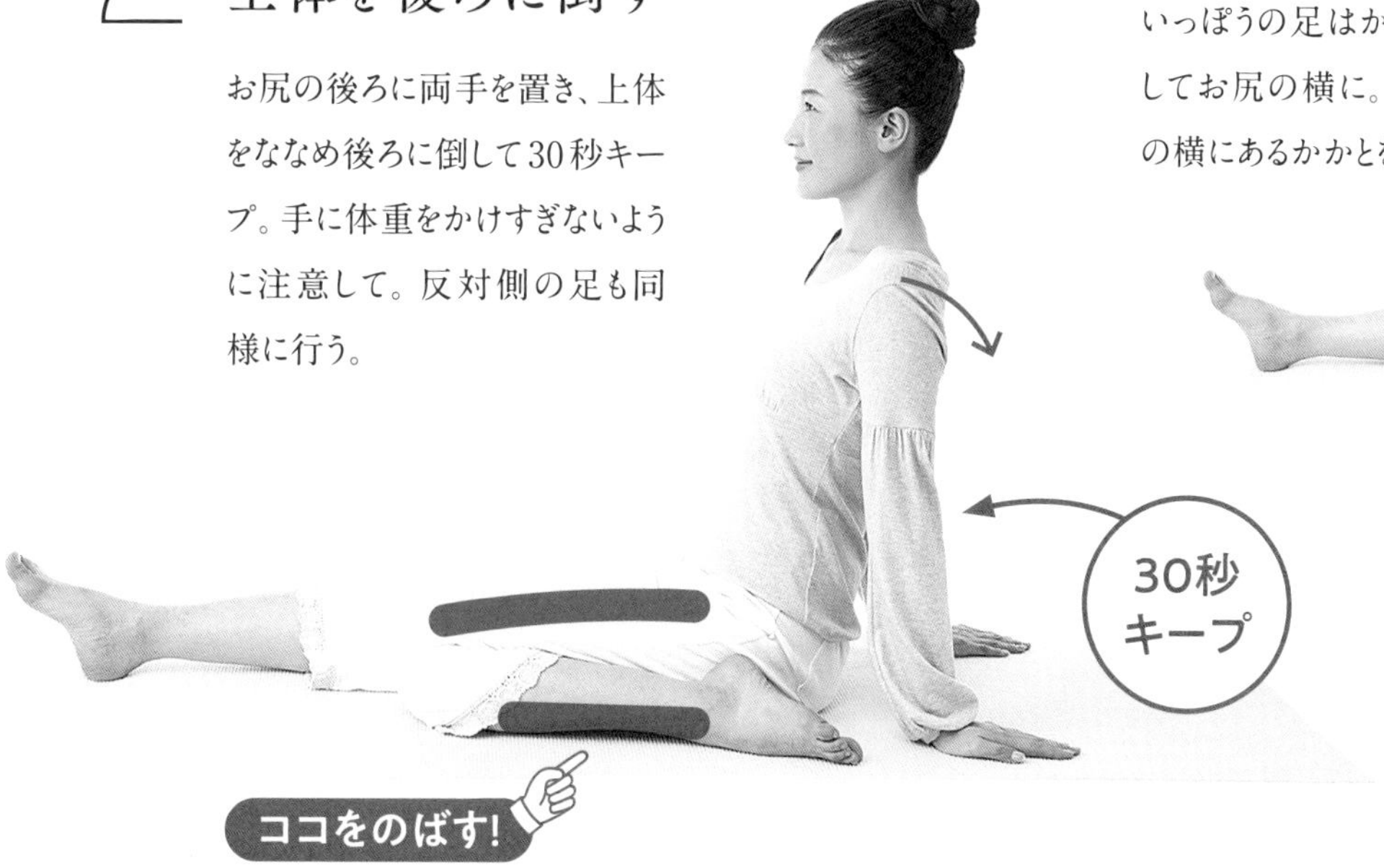

ひざが痛い人は

片足をひざにのせ、上体を後ろに倒す

背もたれのついたイスに浅く座る。片足を上げ、足首をもういっぽうの足の太ももの上に置く。上げた足のひざとつま先に手を添えて状態を安定させ、背もたれに寄りかかるようにして上体を後ろへ倒し、30秒キープ。反対側の足も同様に行う。

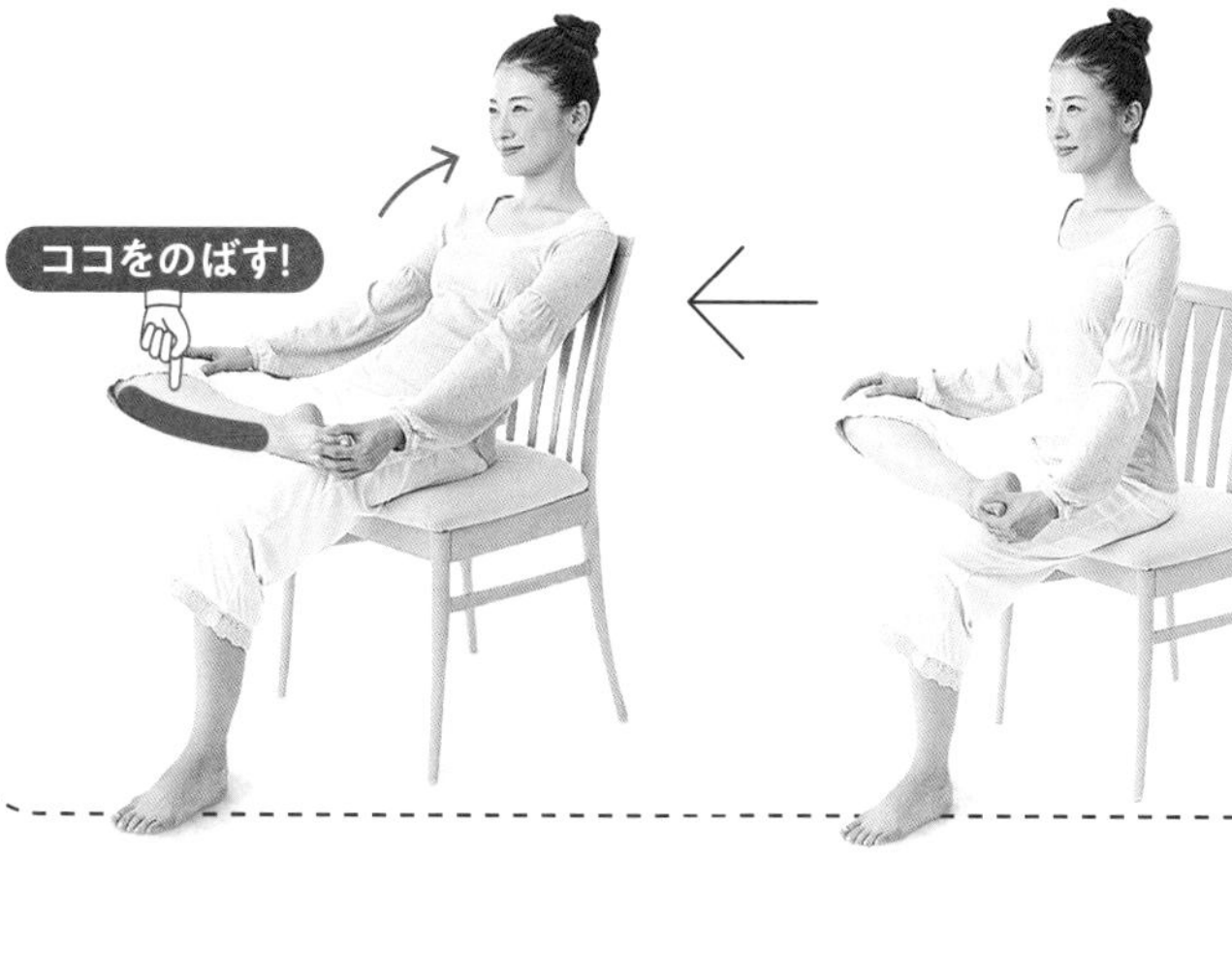

たった10分で9割以上の人の手足の冷えが改善

座ったままできる
超簡単！冷え症解消法

交感神経の緊張により、血管が締めつけられて血流が悪くなる

冷えの研究のために、南極越冬隊に参加した医師の及川欧さんが教えてくれた〝冷え〟解消法をご紹介。この方法をためしたところ、たった10分で手足の冷えが改善。9割以上の人の手足の冷えに効果が見られました。

冷え症には、交感神経の緊張状態の維持が原因になっている場合があります。交感神経の緊張により手足の血管が締めつけられて血流が悪くなり、冷えを感じるのです。そこで緊張した交感神経をリラックスさせてくれるのが、今回ご紹介する方法。

まずゆっくりと息を吸いながら手足の先に力を入れて体が緊張していることを意識します。そのあとゆっくりと息を吐きながら手足の力を抜くことで、全身がリラックスしているのを実感しやすくなるのだそう。これを繰り返すことで交感神経の緊張がゆるみ、冷え症が改善するのです。

冷え症に悩む人の手のひら

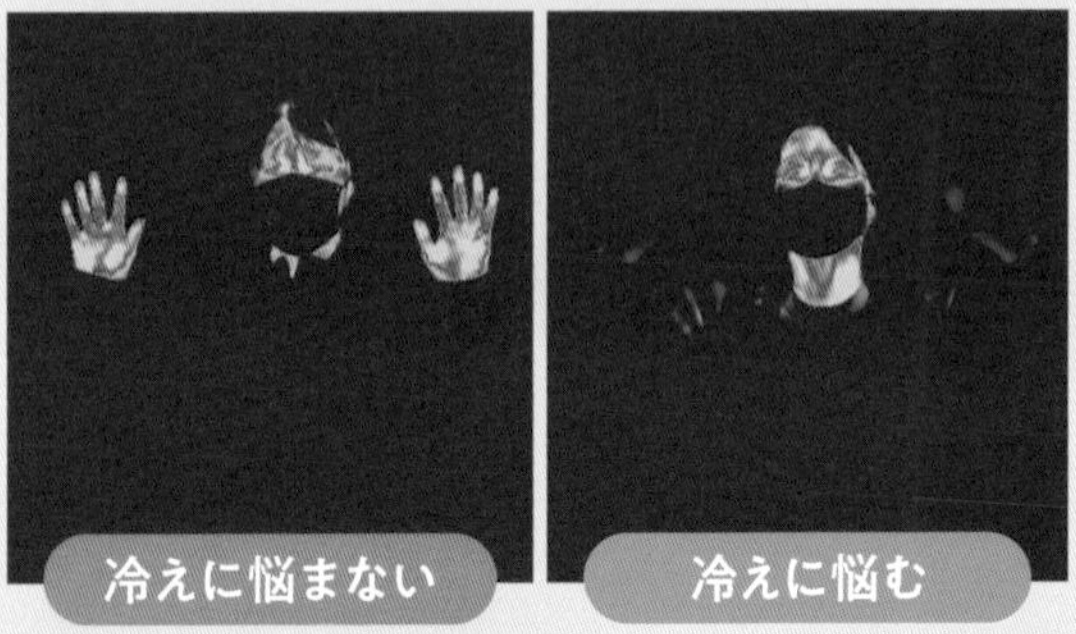

長年、冷え症に悩んでいる女性Aさん（右）と、冷え症で悩んでいない番組スタッフ（左）の手のひらの温度をサーモグラフィーで比較。番組スタッフは、手のひらが赤く写っているが、Aさんの手は真っ青と差が歴然。

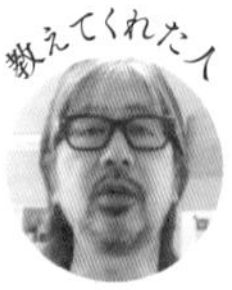

教えてくれた人

旭川医科大学病院
リハビリテーション科
医師
及川 欧さん

ほかの３人の手も温かくなった！

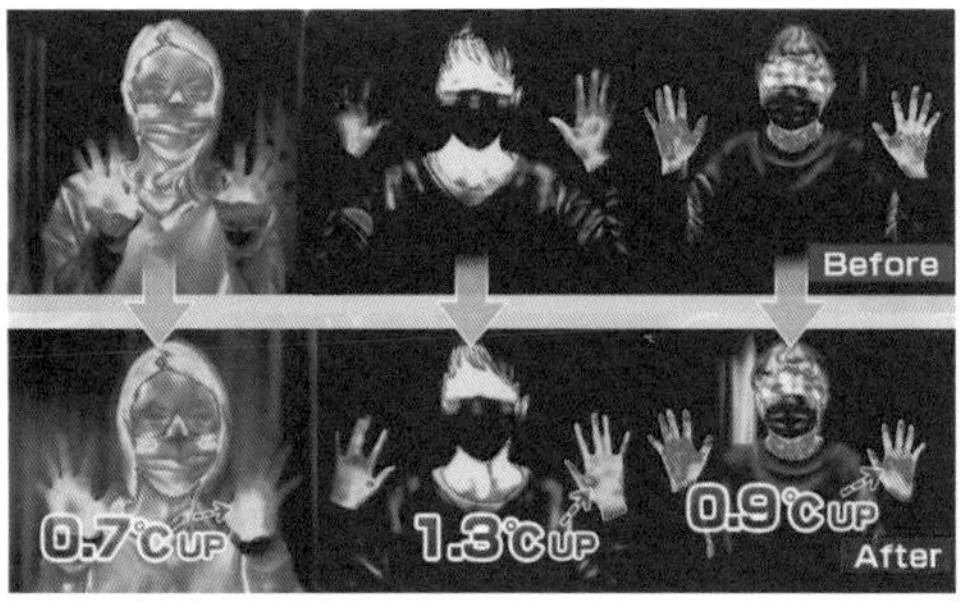

ほかの３人の方たちも同様の実験をしたところ、それぞれ0.7℃、1.3℃、0.9℃と、参加者全員の手のひらの温度が上昇。たった10分実践しただけで効果が出たことにみなさん驚きです。

たった10分の実験で効果が！

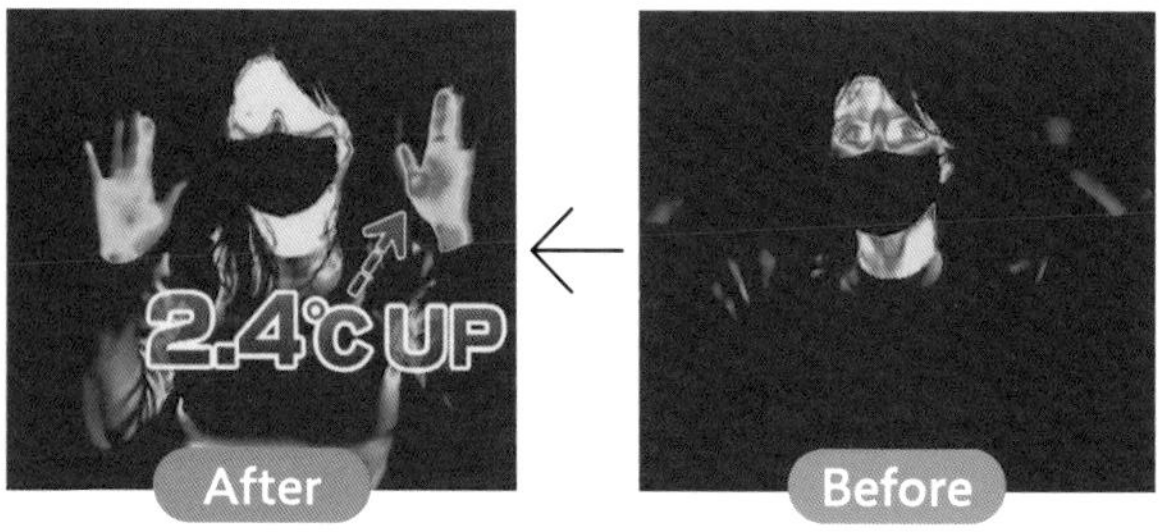

番組では、右ページ下のＡさんを含む冷え症に悩む４人の女性に実験に挑戦してもらいました。10分後、Ａさんの手のひらの温度が2.4℃上昇。Ａさんによると「手のひらのほか、背中の肩甲骨のあたりも温かくなった」とのこと。

体が温まる仕組み

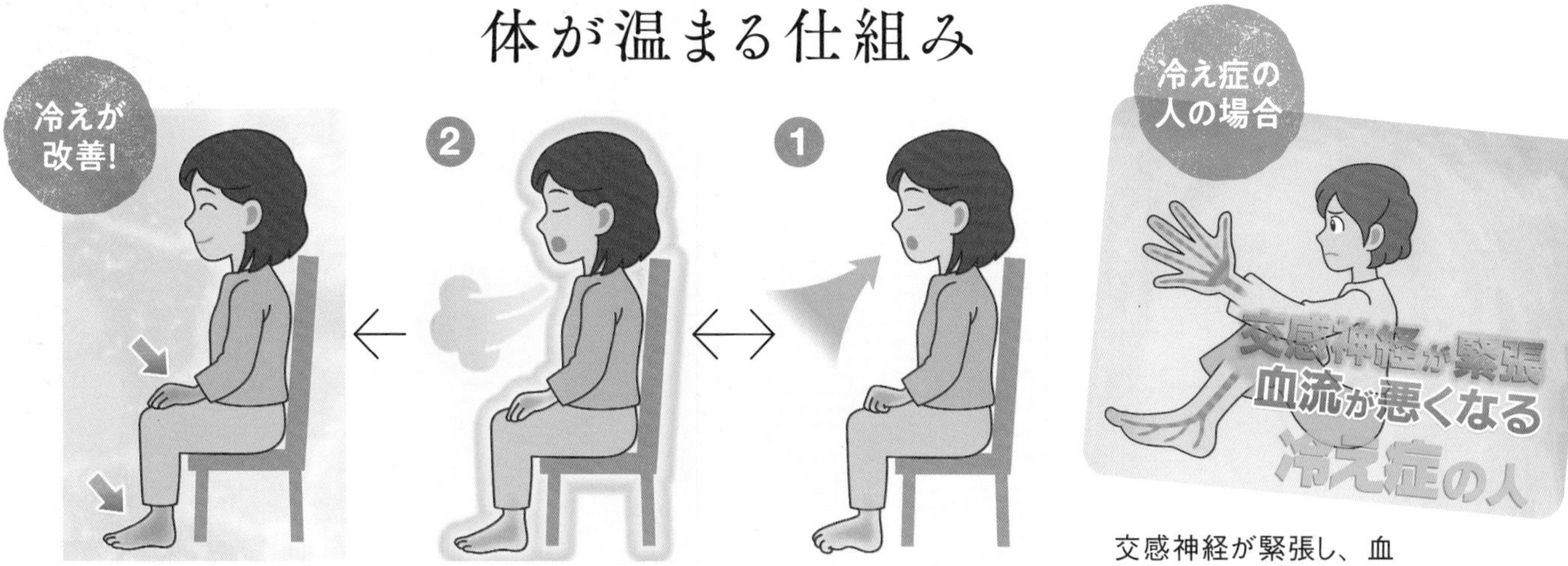

交感神経が緊張し、血管が締めつけられる。これにより血流が悪くなり冷えを感じる。

息を吸いながら力を入れることで、体が緊張を意識する。

息を吐きながら力を抜くことで、リラックスを実感しやすくなる。

❶、❷を10分間繰り返すことで交感神経がゆるみ、冷え症が改善する。

ちなみに

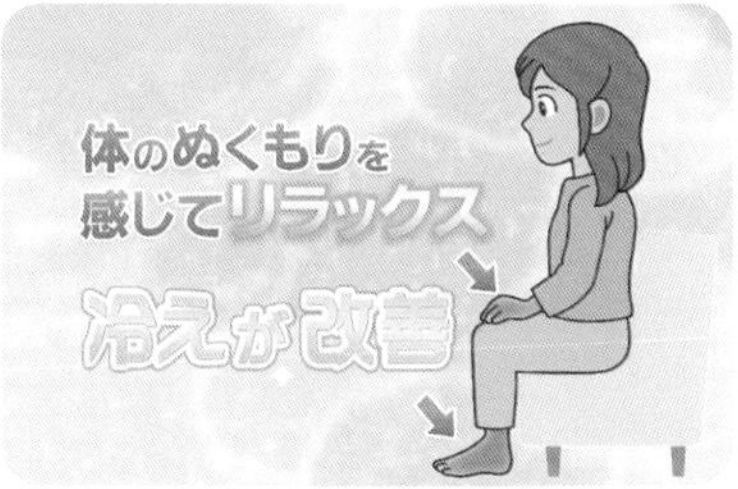

手のひらを太ももにのせて、体のぬくもりを感じてリラックスするだけでも、同様の効果が得られるのだそう。

朝と夜、1日2回、各10分間

1週間実践してもらった人たちの声

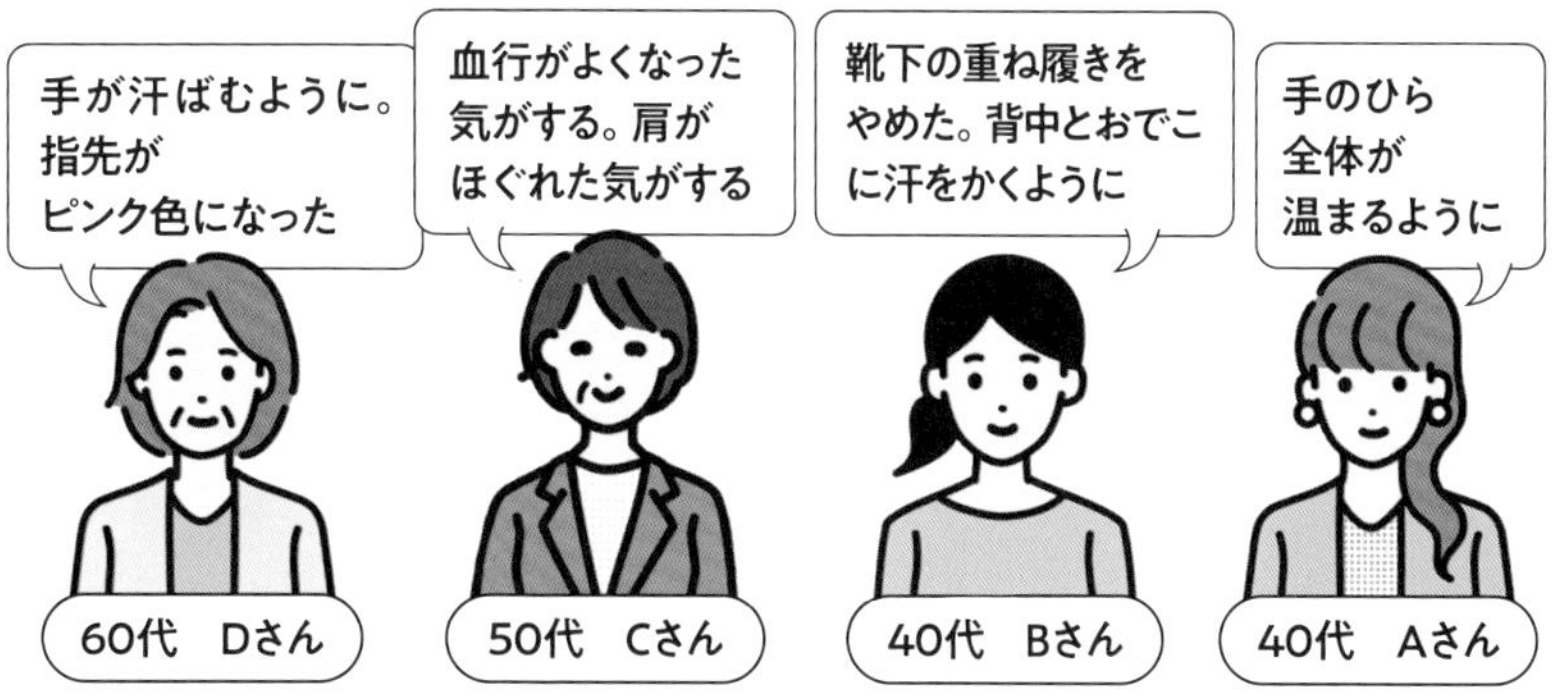
手が汗ばむように。指先がピンク色になった
60代　Dさん
血行がよくなった気がする。肩がほぐれた気がする
50代　Cさん
靴下の重ね履きをやめた。背中とおでこに汗をかくように
40代　Bさん
手のひら全体が温まるように
40代　Aさん

実践

交感神経をリラックスさせる“ズーハー”リラックス法

はじめに

リラックスしてイスに座る

リラックスできる楽な姿勢でイスに座ります。

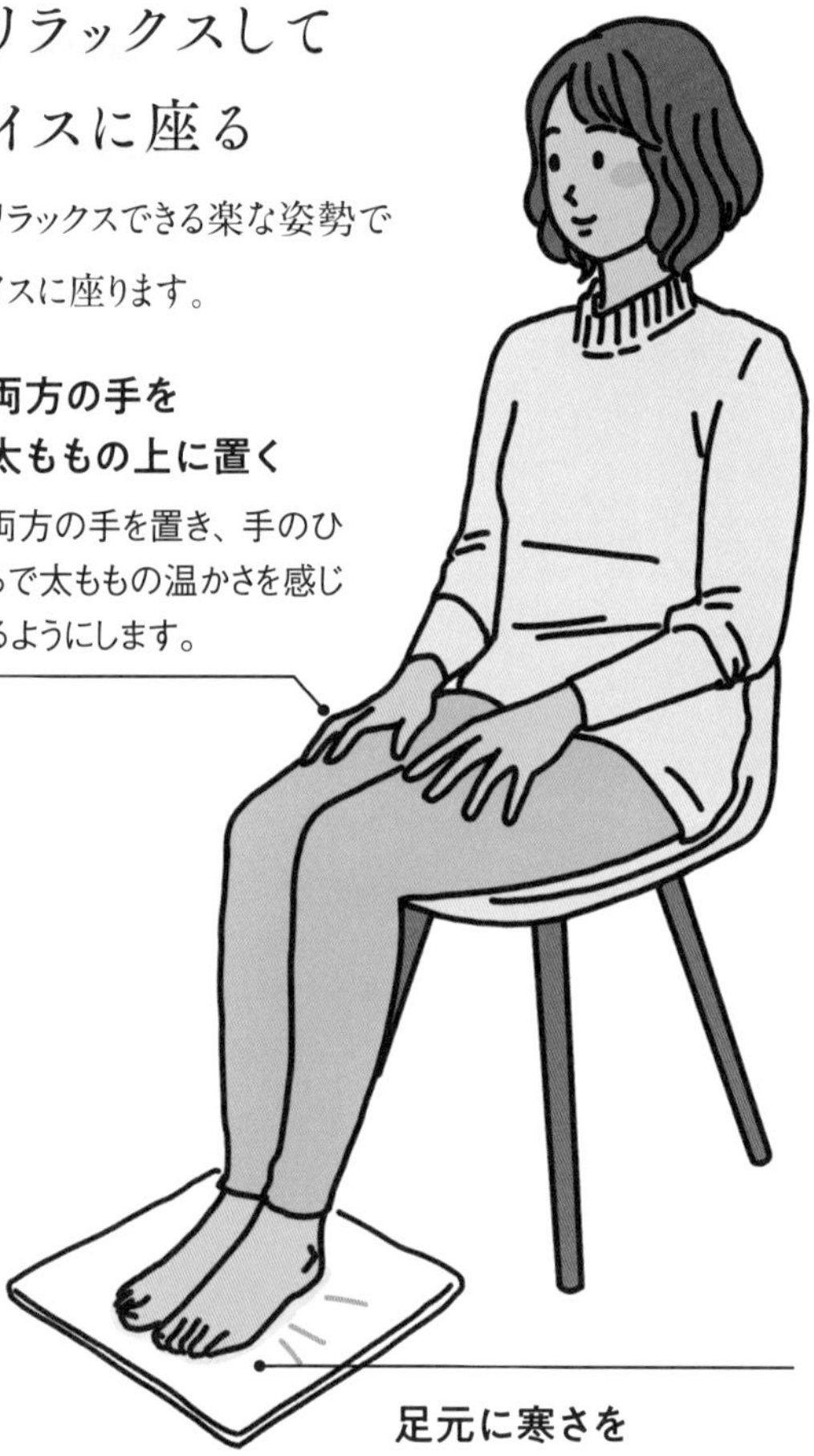

両方の手を太ももの上に置く

両方の手を置き、手のひらで太ももの温かさを感じるようにします。

足元に寒さを感じない状態で行う

足が寒い場合は、締めつけのない靴下を履いたり、床にタオルを敷くなどするとよいでしょう。

1 息を吸いながら手足の指先に力を入れる

目を閉じて、ゆっくりと呼吸をしながら手と足の指先を動かして力を入れます。息を吸いながら手と足の指先にぐ〜っと力を入れるイメージです。

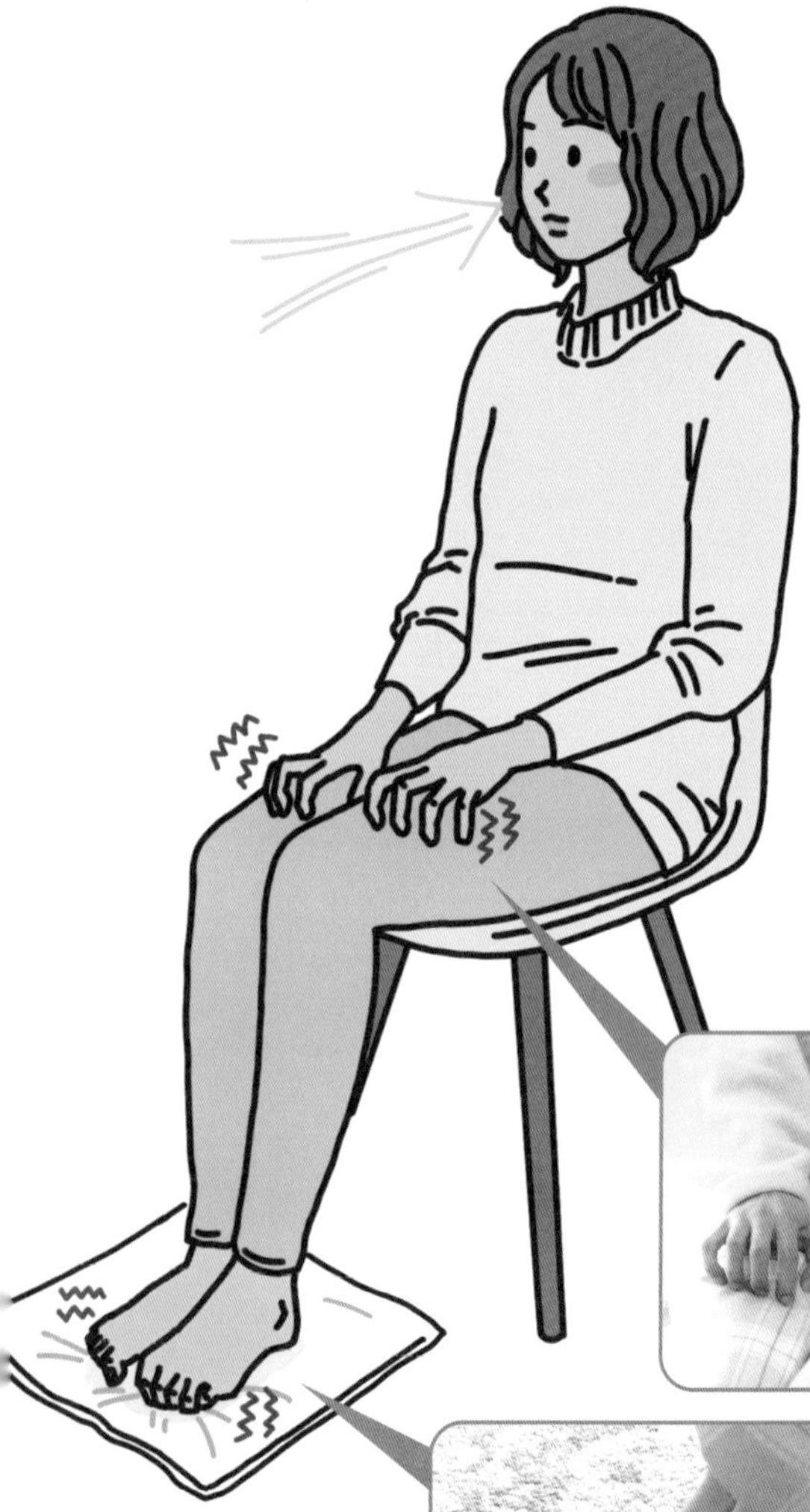

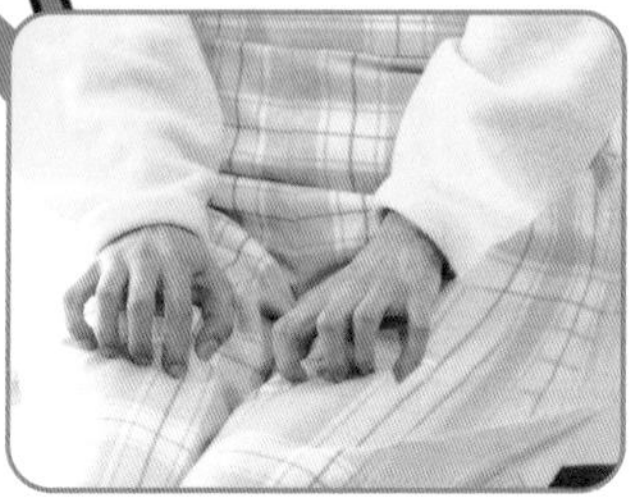

両方の手先にぐ〜っと力を入れて丸めます。

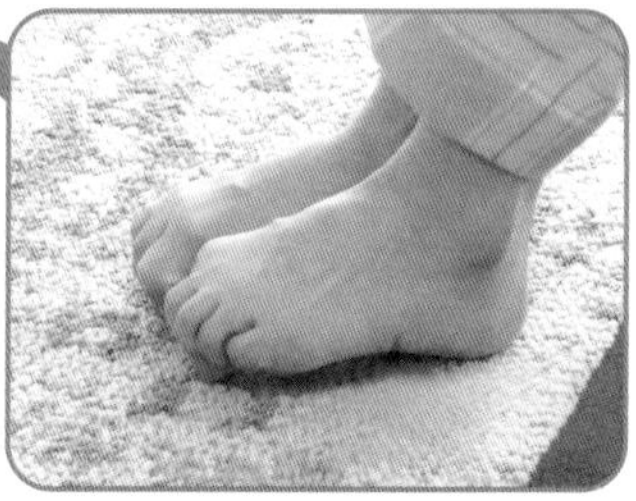

両方の足先にぐ〜っと力を入れて丸めます。

布団の中で寝ながら行ってもOK

リラックスできる体勢であれば、寝ながらでも行えます。

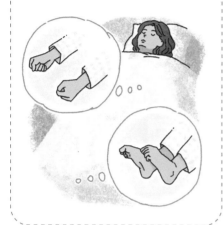

2 ゆっくりと息を吐きながら指先の力を抜く

力を入れ切ったら、「はぁ〜」と息を吐きながら手と足の指先の力を抜きます。1と2を10分間繰り返します。

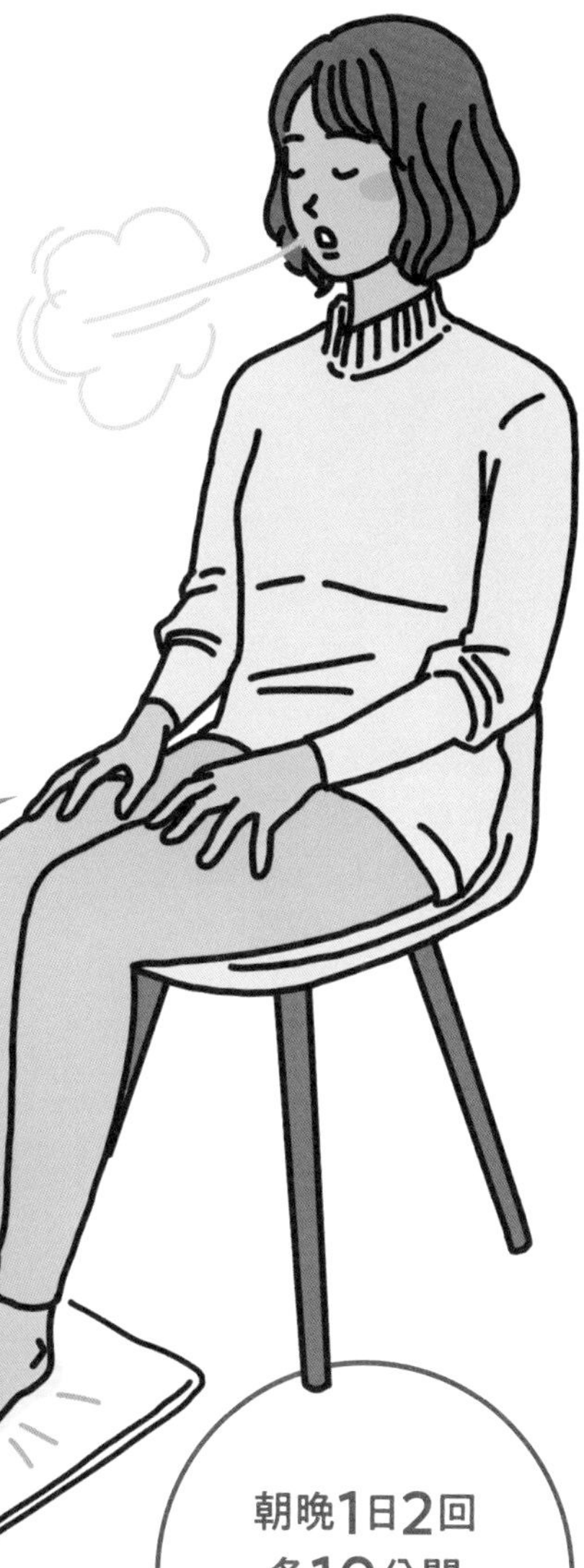

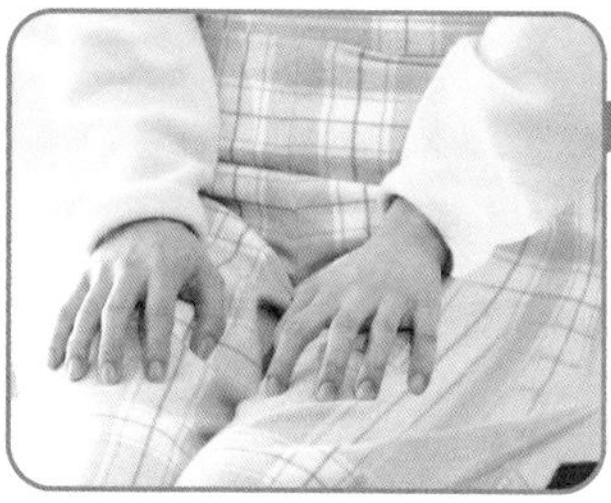

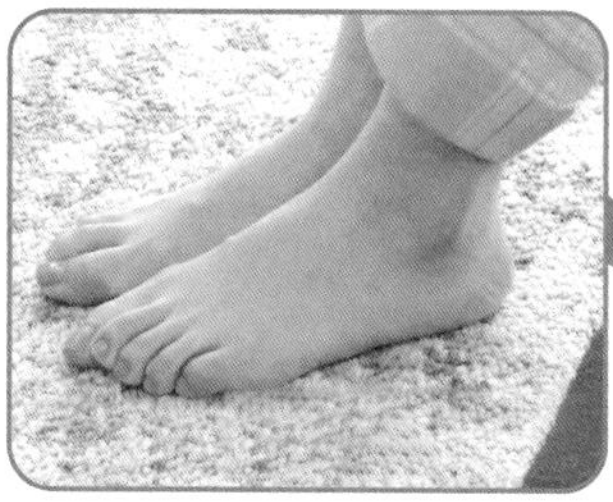

両手の指先、両足の指先の力を抜く

息を吐きながら、手と足の指先の力を抜きます。

朝晩1日2回
各10分間
3週間を目安に

ポイント

- 締めつけのない服で行う。下着もゆったりとしたものがよい。
- 足元に寒さを感じない状態で行う。
  足が寒い場合は　締めつけのない靴下を履いたり、床にタオルを敷くなどしてもよい。

教えてくれた人

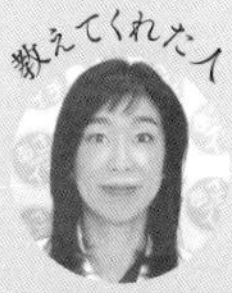

東京女子医科大学附属東洋医学研究所所長、教授
木村容子さん

コロナ禍以降、交感神経の過緊張が原因で、冷えを訴える人が増えています。リモートワークなど自宅で冬を過ごす人が増えたことで、冷え症が減っているかと思いきやそうではありません。漢方薬で冷え症が改善しなくなった人や、リモートワークが続き、人生で初めて冷えを経験した男性もいらっしゃいます。運動不足のほか、コロナによる不安感や緊張感が自律神経の働きを乱し、交感神経の過緊張によって新たな冷えを訴える人が多くなっているのです。

ビキニ・フィットネスチャンピオン安井友梨さんの秘密を公開

冷え知らず！たんぱく質"ちょこちょこ"食べ

筋トレ＋食生活で冷え症が改善！

美しく鍛え上げられた肉体を競い合う大会で、なんと8連覇をしているビキニ・フィットネスチャンピオンの安井友梨さん。かつては極度の冷え症だったとか。「体温は35・2℃ぐらいで、機能性インナーを冬でも夏でも3枚重ねして着ていました」と安井さん。「オーストラリアが真夏の時期に留学しましたが、私だけ寒くて寒くて、ダウンを着て過ごしていたほどです」。そんな安井さんですが、今では冬でも半そでで過ごすほどの冷え症知らず。「体温が、以前より上がって36・7℃ぐらいが平熱です。よく人に『いつでも暑がっているよね』と言われるほど（笑）。年中薄着で汗をかきながら過ごしています」

そんな安井さんが取り組んだのが、筋トレと食生活の改善。食べ方の秘訣は「バランスよく、"ちょこちょこ"食べること」。それもとくに意識しているのが、「たんぱく質」なのだそう。安井さんのたんぱく質"ちょこちょこ食べ"生活をご紹介いたします。

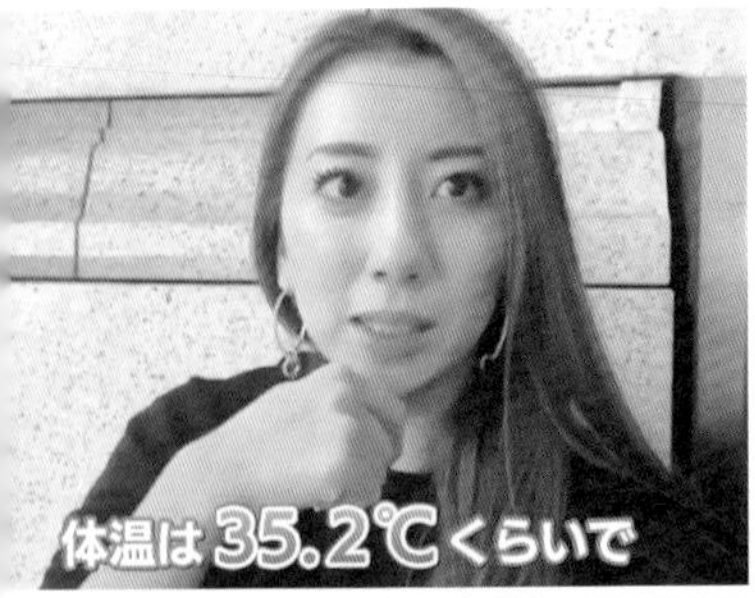
体温は35.2℃くらいで

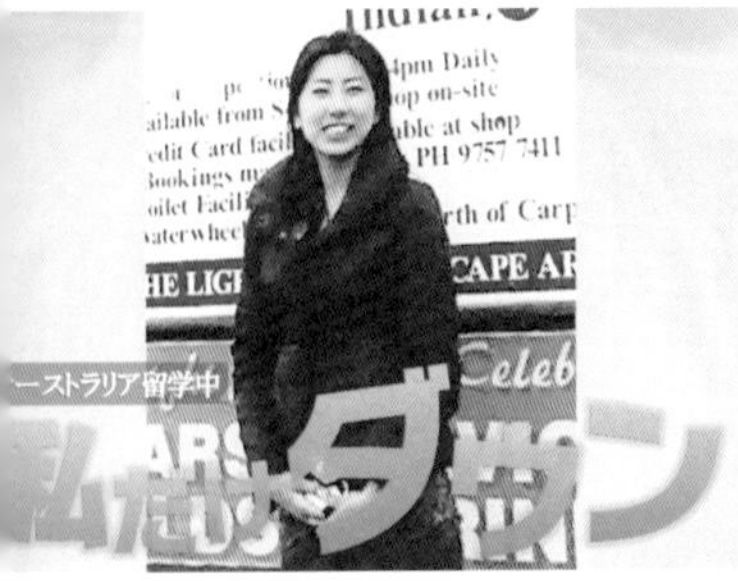

以前は、極度の冷え症

オーストラリアでの留学時代の写真。現地は真夏なのに、安井さんは寒くてダウンを着て過ごしていたのだそう。

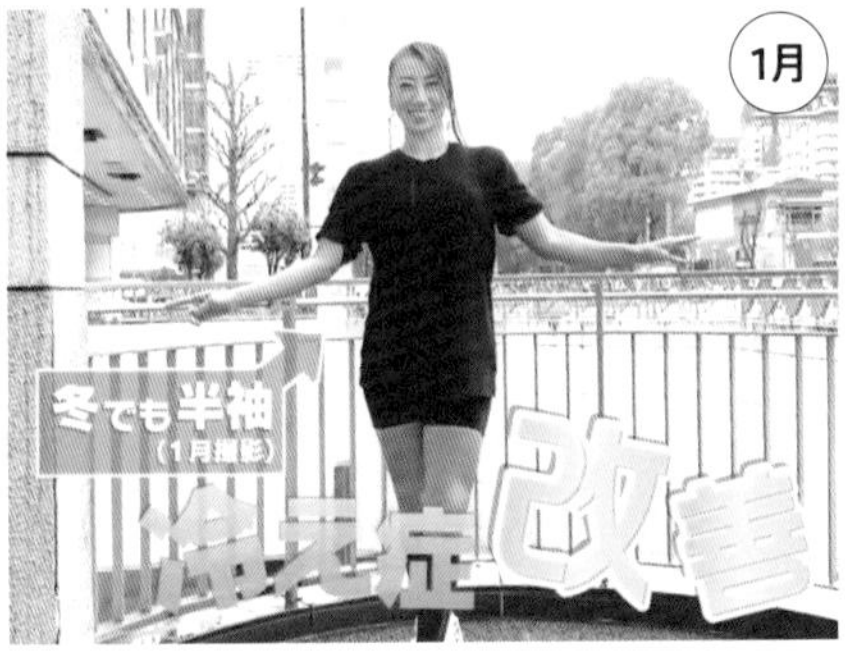
1月
冬でも半袖
(1月撮影)
冷え症改善

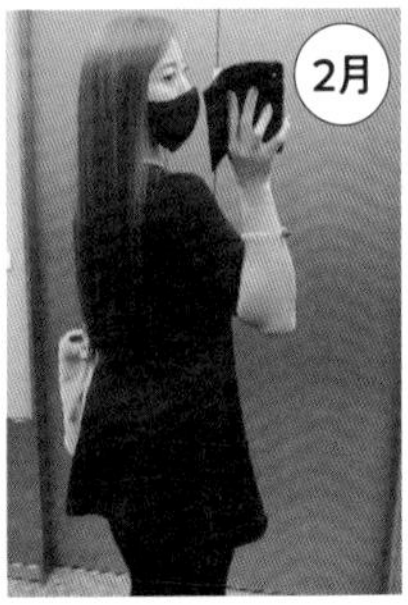
2月

今では、冬でもつねに薄着

現在の平熱は、36.7℃ぐらいまで上昇。冬でも、寒さを感じるよりは暑がっていることが多いのだそう。

教えてくれた人

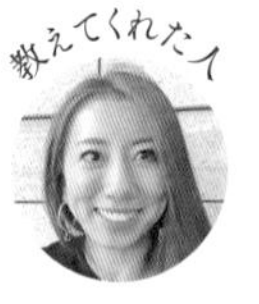

ビキニ・フィットネスチャンピオン
安井友梨さん

安井友梨さんの1日6回
たんぱく質〝ちょこちょこ〟食べ生活

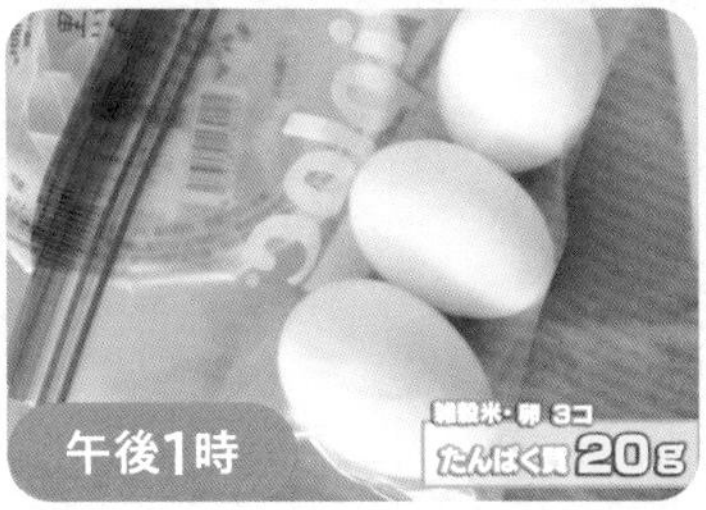
午後1時
雑穀米・卵 3コ
たんぱく質 20g

雑穀米、
ゆで卵3個

たんぱく質摂取量 20g

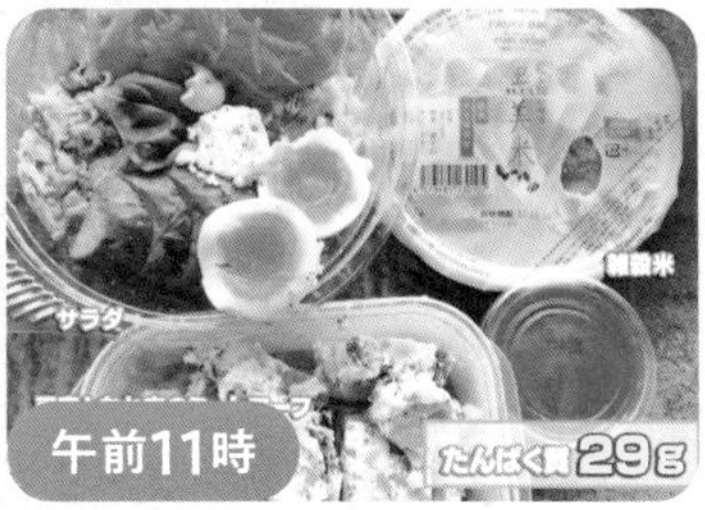
雑穀米
サラダ
午前11時
たんぱく質 29g

ゆで卵とチキン入りのサラダ、
雑穀米、
豆腐と鶏むね肉のミートローフ

たんぱく質摂取量 29g

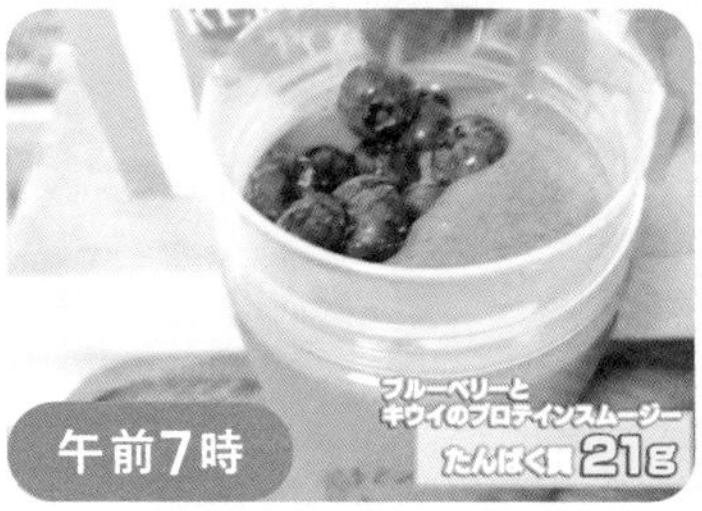
午前7時
ブルーベリーと
キウイのプロテインスムージー
たんぱく質 21g

ブルーベリーと
キウイフルーツの
プロテインスムージー

たんぱく質摂取量 21g

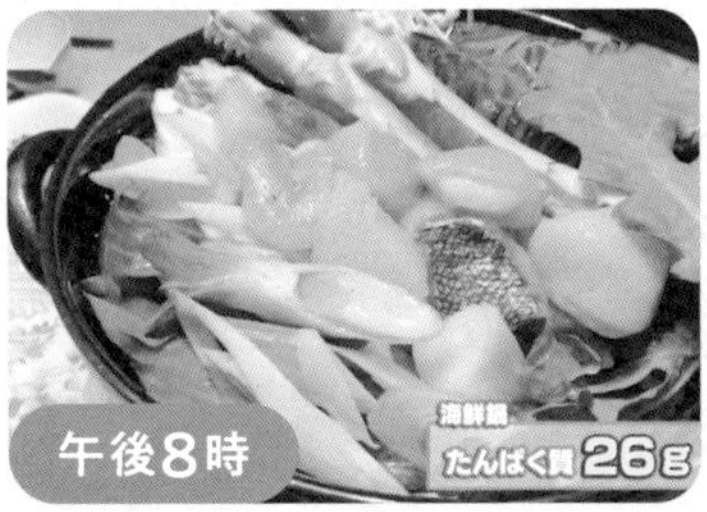
午後8時
海鮮鍋
たんぱく質 26g

海鮮鍋

たんぱく質摂取量 26g

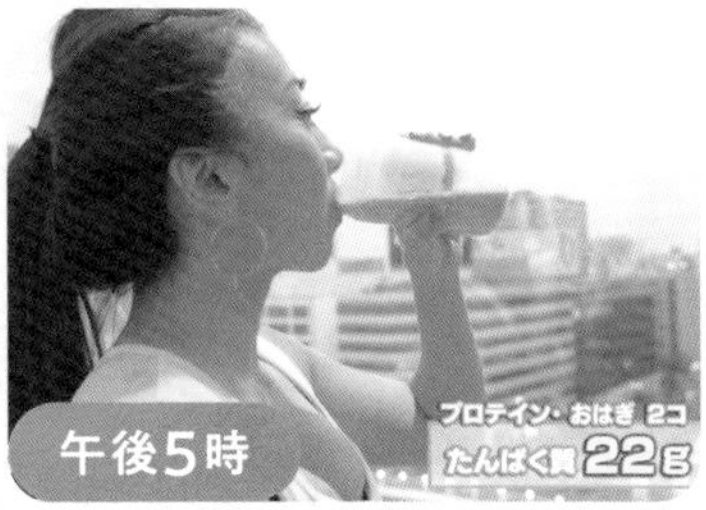
午後5時
プロテイン・おはぎ 2コ
たんぱく質 22g

プロテイン、
おはぎ2個

たんぱく質摂取量 22g

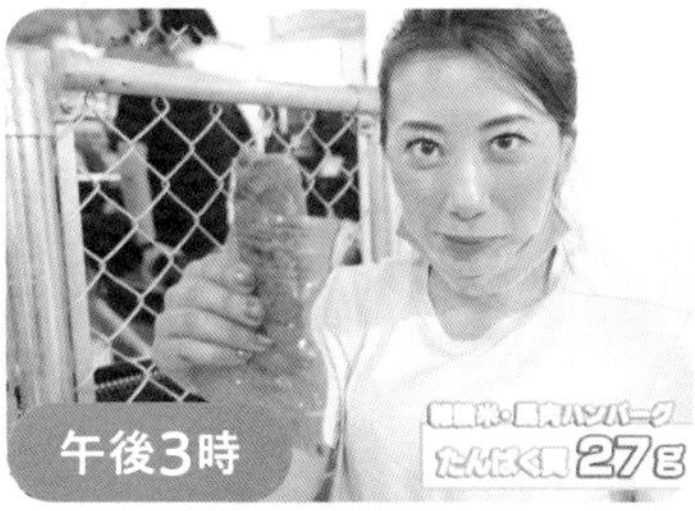
午後3時
雑穀米・馬肉ハンバーグ
たんぱく質 27g

雑穀米、
馬肉ハンバーグ

たんぱく質摂取量 27g

安井友梨さん

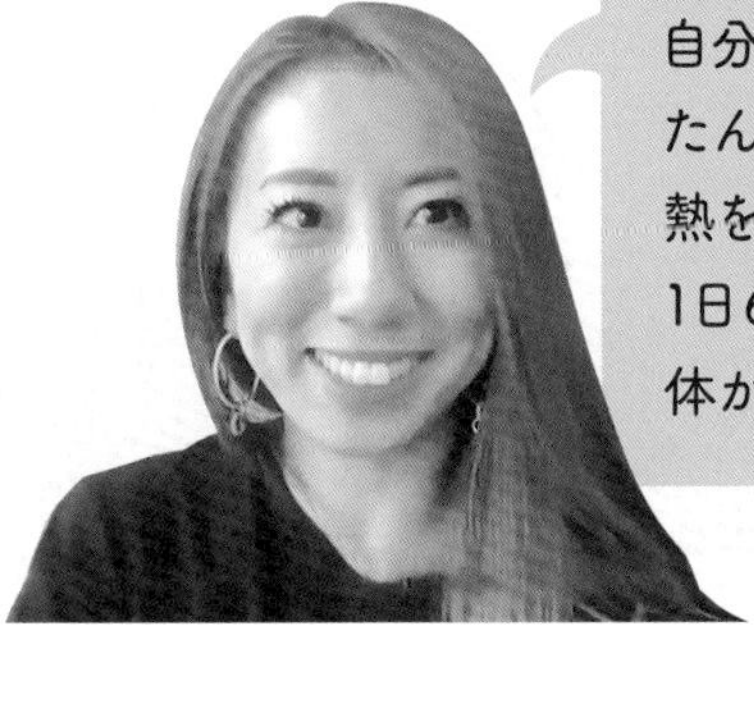

バランスよく、ちょこちょこ
食べるのがポイントです。
体温、代謝が一気に上がるのが、
自分でも実感できていますね。
たんぱく質は体の中で
熱を生んでくれるので、
1日6回食べれば、その都度
体が温まる機会が得られます。

安井さんのこの1日のたんぱく質
摂取量は、約140gでした！

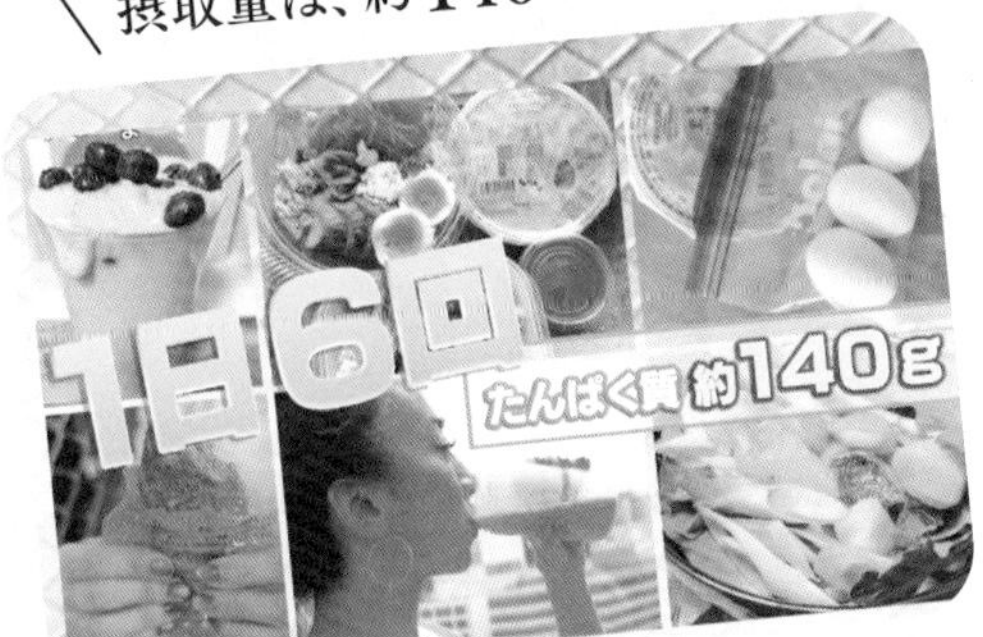
1日6回
たんぱく質 約140g

食事によって体で熱が生まれる「食事誘発性熱産生」を利用

たんぱく質をちょこちょこ食べれば体に効率的に**熱が生まれる**

たんぱく質を何度も食べれば そのたびに体に熱が生まれる

食べ物を食べると、安静にしていても体の中で熱が生まれる「食事誘発性熱産生」が起きますが、その代謝量は、とった栄養素によって違います。たとえば、もし糖質のみをとった場合、その代謝量は、食べたもののエネルギーの6％。いっぽうたんぱく質のみをとった場合、代謝量は30％にもなるのです。つまりたんぱく質をちょこちょこと何度かに分けて食べれば、そのたびに体から熱が生まれ、温かくしてくれるというわけです。

食べるだけで、どれぐらい熱になる？

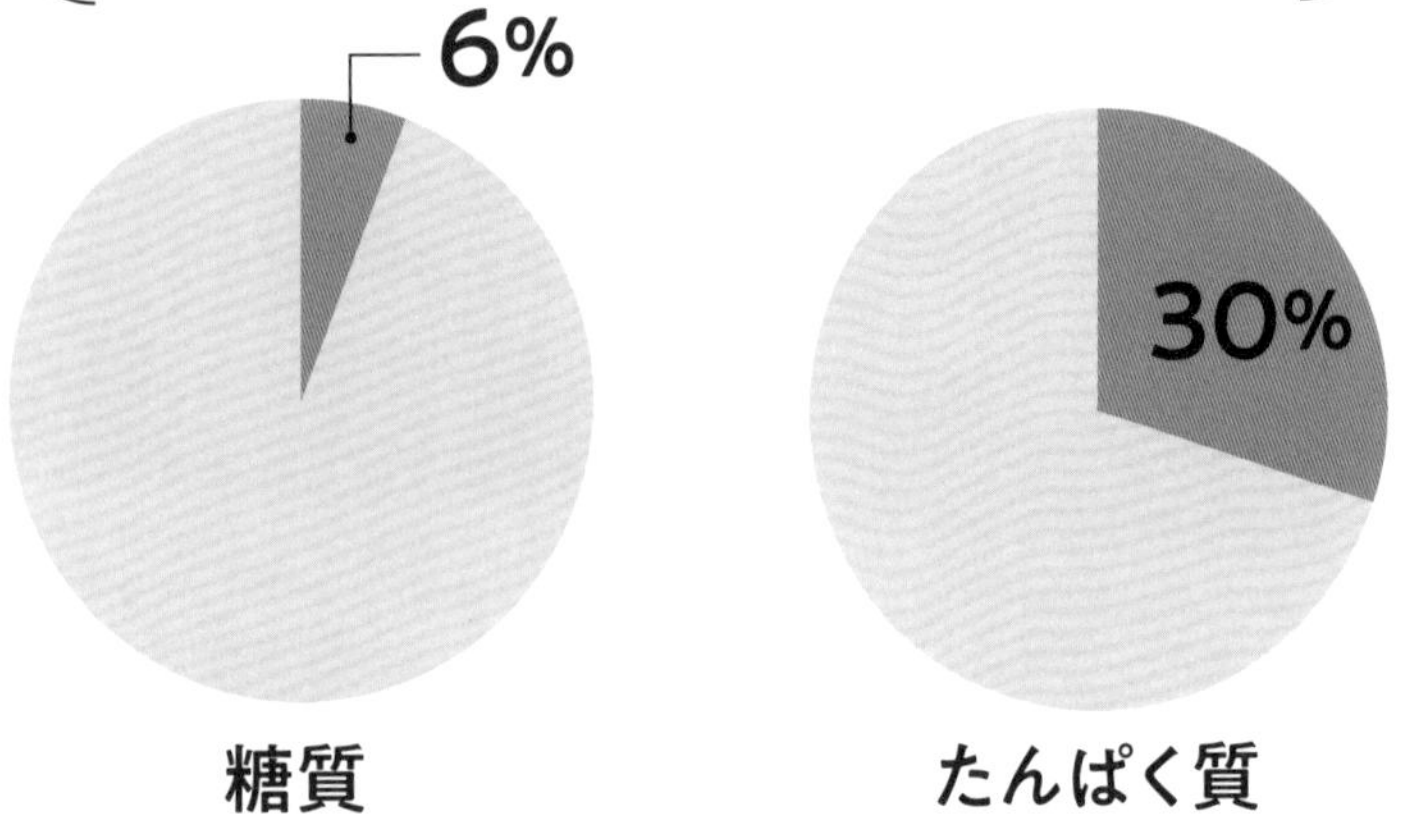

糖質のみをとった場合、その代謝量は食べたもののエネルギーの6%。いっぽうたんぱく質のみをとった場合、代謝量は30%にもなります。

e-ヘルスネットより作成

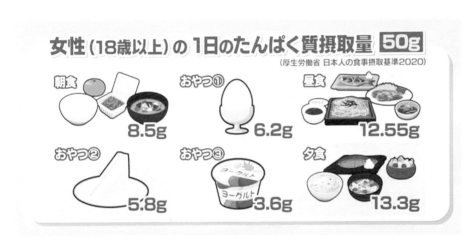

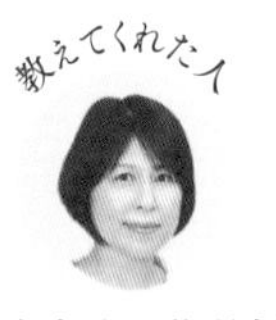

東京家政大学 教授
スポーツ栄養士
内野美恵さん

筋肉量が減り、基礎代謝が減ると熱を生み出しにくくなる

女性は**加齢とともに**冷え症になりやすくなる

筋力をつけ、脂肪を増やさないことも冷え対策には重要

効果が大きい〝ちょこちょこ〟食べですが、忙しいと、なかなか1日6回、食事の時間をとることが難しいこともあるかと思います。その場合は、まずは1日3食、しっかりとたんぱく質が含まれた食事をバランスよくとることが重要です。さらに大切なのは、よく噛むこと。よく噛むことで消化、吸収がよくなり、たんぱく質を効率的にとり入れられ、熱を生み出しやすくなるのです。

また女性は、年齢が上がるほど冷え症が増える傾向にあります。筋肉量が減り、基礎代謝が減ることが大きな要因のひとつです。筋肉の代謝量は、脂肪の約3倍。そのため筋肉量が減ると、熱を生み出しにくくなり、冷え症につながるのです。つまり筋肉をつくることも冷え対策にはとても重要なのです。

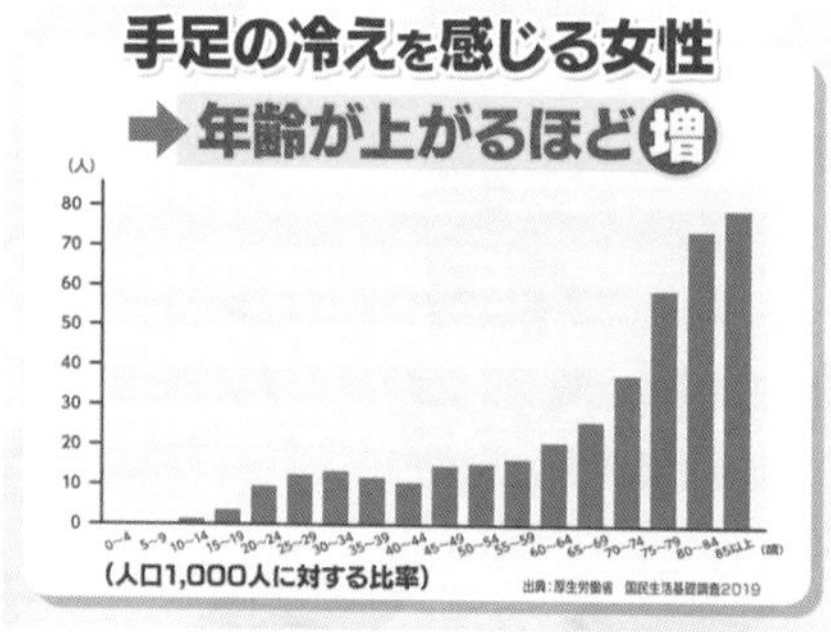

手足の冷えを感じる女性は、年齢が上がるほど増える傾向があります。加齢により筋肉が減り、代謝が落ちることが要因のひとつです。

＼ 意外とやりがち ／
間違った冷え症対策は？

❶ 暖かい部屋でじっとしている	✕
❷ 足湯をして足を温める	○
❸ 冷え対策のために太る	✕
❹ 腹巻を愛用する	○
❺ 朝起きたら白湯を飲む	○
❻ 唐辛子の料理を食べて汗をかく	✕

❶じっとしていると血流が悪くなります。冷え症には、動くのが基本の対策。❸太っているほうが冷えないというのは誤った認識。太ると筋肉が減り、脂肪が増えるため代謝が悪くなり、冷えにつながります。ただし脂肪には防寒の役割もあるため、筋肉をつけたうえで適度に脂肪があるのはよいでしょう。❻唐辛子を食べて温かくなるのはいいのですが、そのあとに汗をかくことが問題。汗を乾かすために熱が奪われて、冷えを感じやすくなります。汗をかかない程度の辛さが冷え対策にはよいでしょう。

教えてくれた人

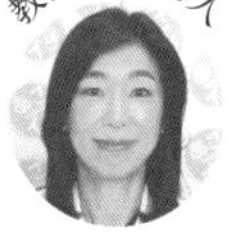

東京女子医科大学附属東洋医学研究所所長、教授
木村容子さん

きついサイズは、血流が悪くなり、冷えにつながる場合も

あったか重ね着！ 上着選びのコツ

ゆったりサイズのアウターで保温性が2割アップ

衣類の快適性について研究されている佐藤真理子さんによると、重ね着は「重ねるごとに保温性は上がりますが、着方によっては重ね着の効果が十分に得られない場合がある」のだそう。その1つが、重ね着する際にいちばん上に着る上着のサイズ。中に着る服は同じでも、ぴちぴちサイズの上着と、ゆったりサイズの上着では、保温性に違いがあります。ゆったりサイズの上着の場合、なんと保温性が2割もアップするのです。

その秘密は、上着の下の空気層。重ね着をすると暖かくなるのは、上着の下に着た衣類のあいだの空気層が体温で暖まり、重なることで、保温性が高まるからです。

そのためぴちぴちサイズの上着を着ると、重ね着した中の空気層がぎゅーっとつぶれてしまい、保温性が高まらないのです。またきついアウターをいちばん上に着る

重ね着をすることで、保温性がアップ

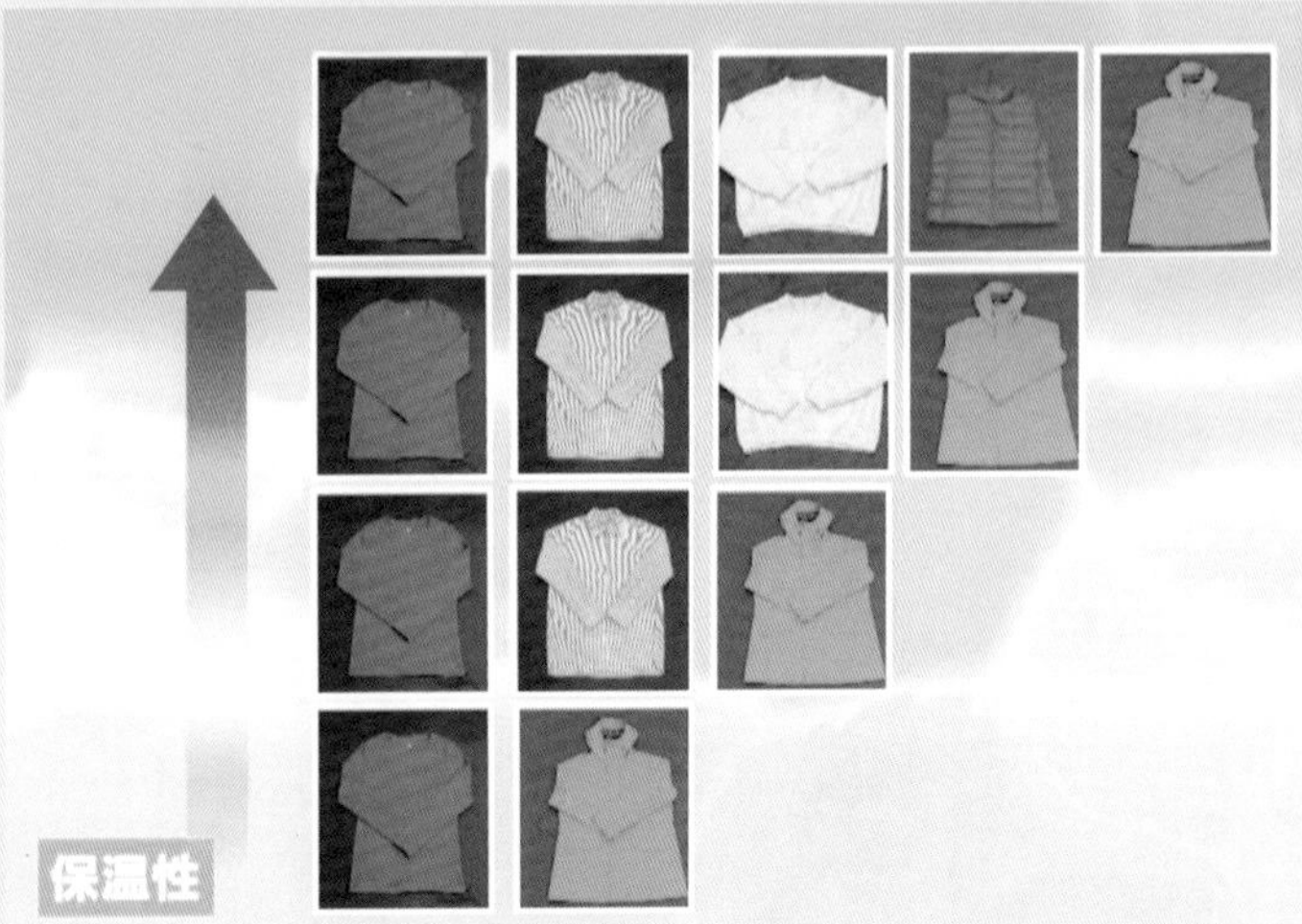

特殊な装置を使って、重ね着をした際の衣服の保温性の変化を計測。「インナーの上にコート」だけの場合と比べて、インナーの上にシャツ、セーター、ダウンベストと重ね着をしていくたびに、保温性は高まりました。

教えてくれた人

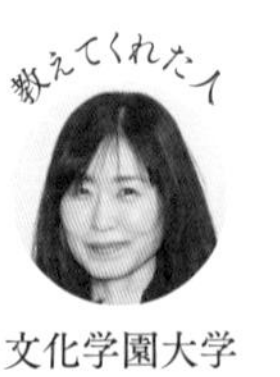

文化学園大学
服装学部教授
佐藤真理子さん

と、血流が悪くなり、自律神経系に影響したり、冷えにつながることもあるのだそう。

佐藤さんによると、「上に着るものはワンサイズ上でもいいぐらい」とのこと。ただし、重い上着を着てしまうと、ぴちぴちサイズと同様に、重ね着した中の空気層がつぶれてしまうそうなので、注意が必要です。

空気層を作ると、保温性が2.4倍にアップ

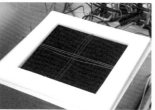

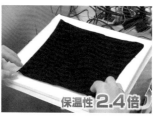

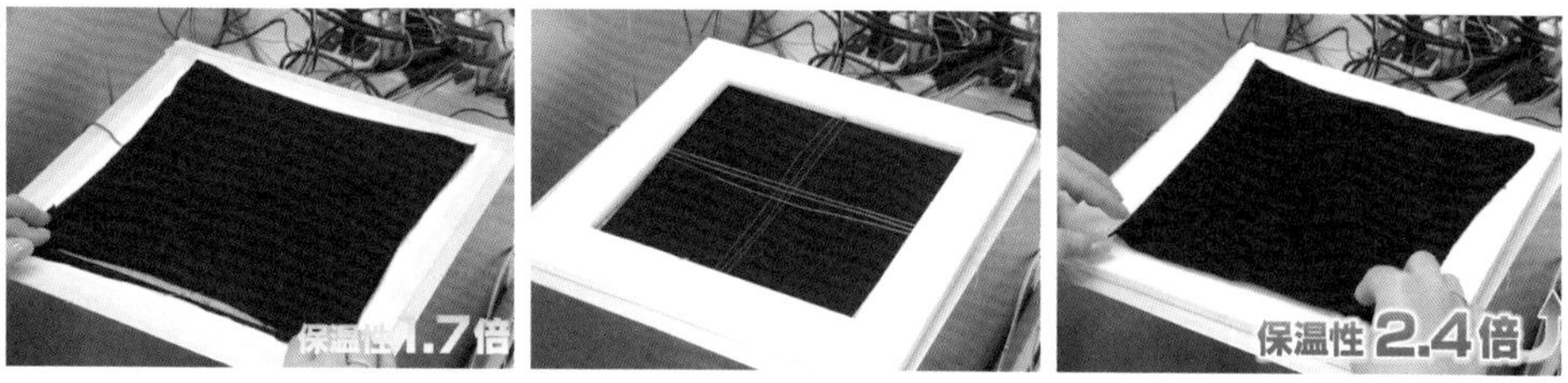

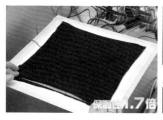

番組で空気層についての実験を行いました。黒い布の上にもう1枚、同じく黒い布をぴったりと重ねた場合の保温性は、黒い布1枚のときの1.7倍。次に、黒い布1枚の上に、穴の開いた板を重ねて空気層を作り、その上に黒い布をもう1枚重ねると、保温性は2.4倍にアップしました。

ゆったりサイズの上着で空気層を作れば保温性2割アップ！

重ね着をする際は、中に着た服の空気層がつぶれないように、ゆったりサイズの上着を着るのがポイント。いつもよりワンサイズ上でもよいでしょう。重い上着も空気層が押しつぶされてしまうため、保温性を高めるのには適していません。

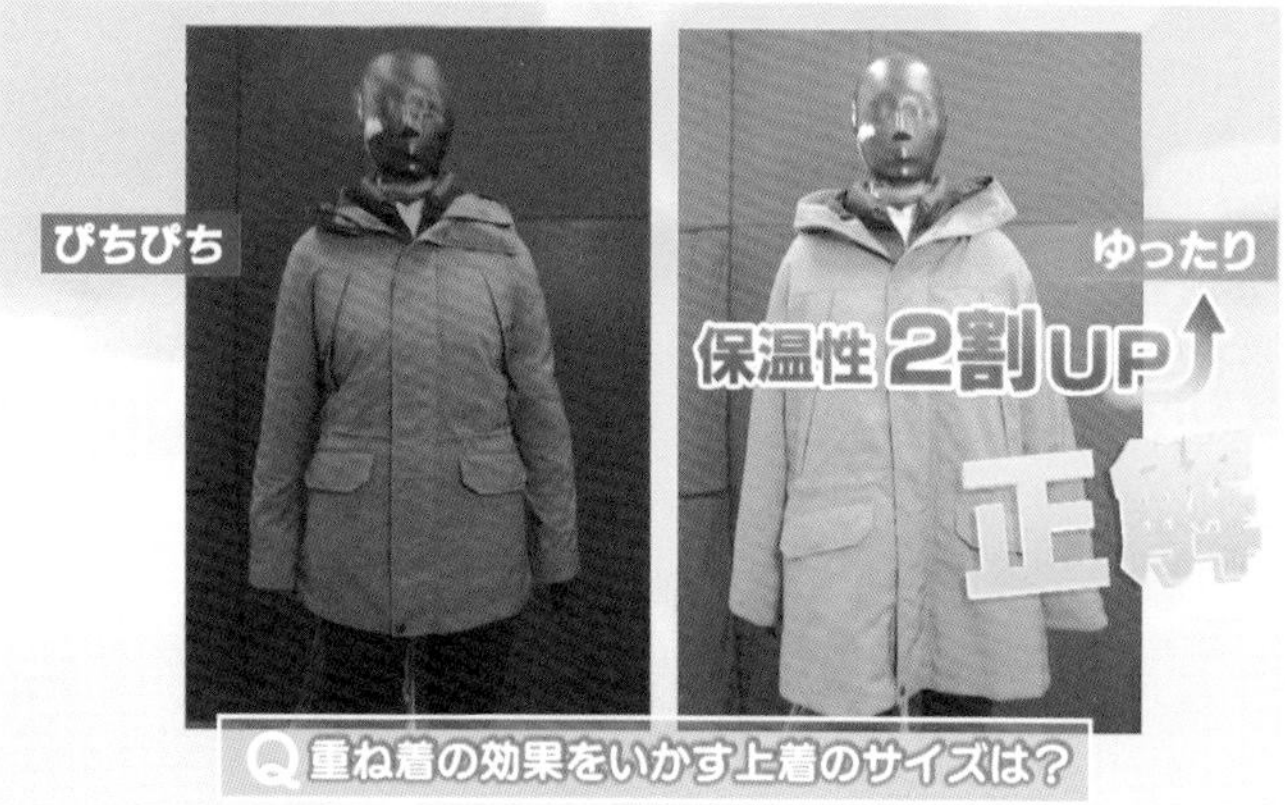

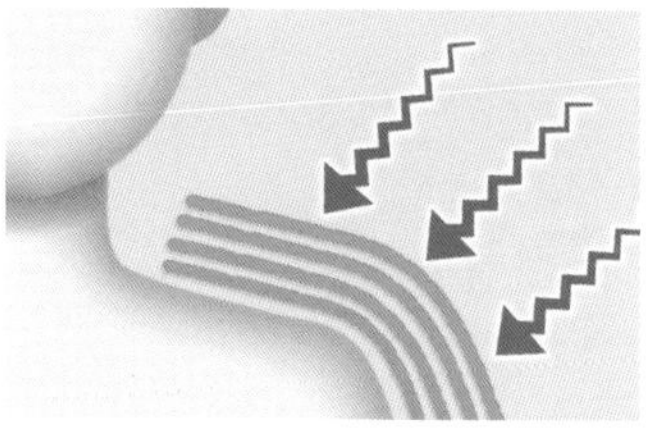

ぴったりサイズの上着の場合、暖まった大事な空気層を、ぎゅーっとつぶしてしまいます。そのため保温性が高まりません。

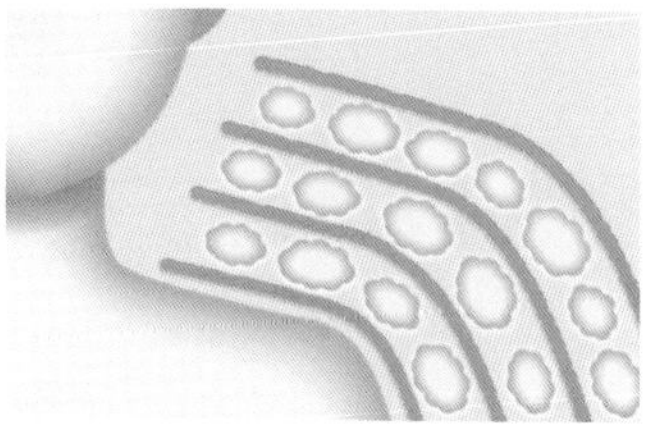

ゆったりサイズの上着の場合、体温によって暖まった空気層が、中に着た服のあいだに重なることで、保温効果が高まります。

汗をかいたあとの冷たさと、乾きにくさを調査

汗冷えしない 冬のインナー選びのコツ

汗冷え防止には、ウール素材のインナーがおすすめ

寒い時期でも、少し走ったり、暖房の効いた電車の中で上着を着ていると汗をかくことがあると思います。その際、そのままにしていると汗冷えをしてしまうことがあります。そこで、汗冷えを防ぐ冬のインナー選びのコツをご紹介。

まずは、みなさんに質問です。代表的な3種類の素材のインナー、綿素材、機能性インナー素材、ウール素材のうち、汗冷えするといちばん冷たく感じるインナーはどれでしょうか？ 前ページに登場した佐藤さんの実験によると、この3種類で、いちばん汗冷えして冷たく感じるのは、意外にも綿素材のインナーでした。もっとも冷たさを感じにくかったのは、ウール素材。ただし、汗をかいたら、しっかり汗をふけば問題はありません。

そこで、さらに上記の3種類のインナーでもっとも乾きにくい素材も調査。その結果、こちらの実験でも綿素材がいちばん乾きにくいことがわかったのです。

つまり、冒頭の質問の正解は、綿素材。綿素材のインナーは冷たさを感じるだけでなく、汗をかいた後に乾きにくいため、汗冷えしやすいのです。冬の汗冷えを防ぐには、ウール素材がおすすめです。

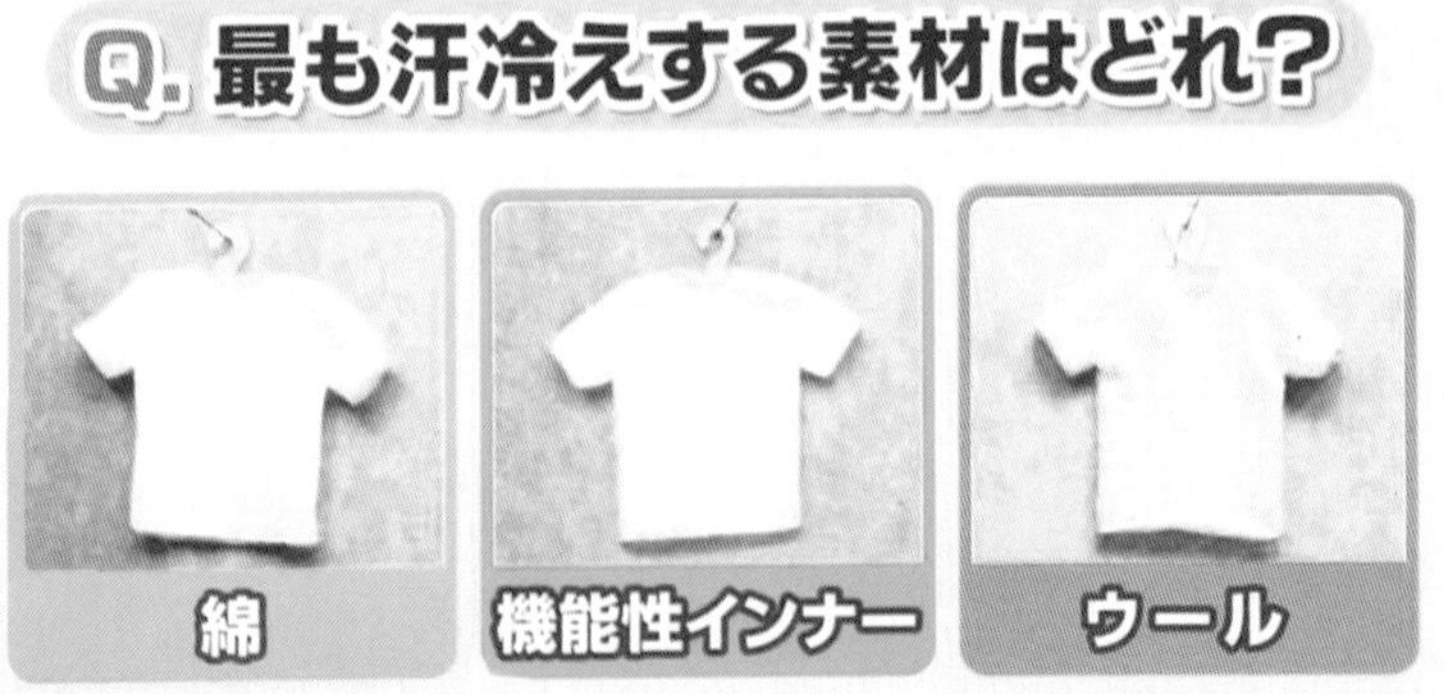
Q. 最も汗冷えする素材はどれ？
綿
機能性インナー
ウール

綿素材、機能性インナー素材、ウール素材のうち、汗冷えするといちばん冷たく感じるインナーはどれなのか。意外な実験結果は、左ページで紹介。

3つのインナー素材の特性

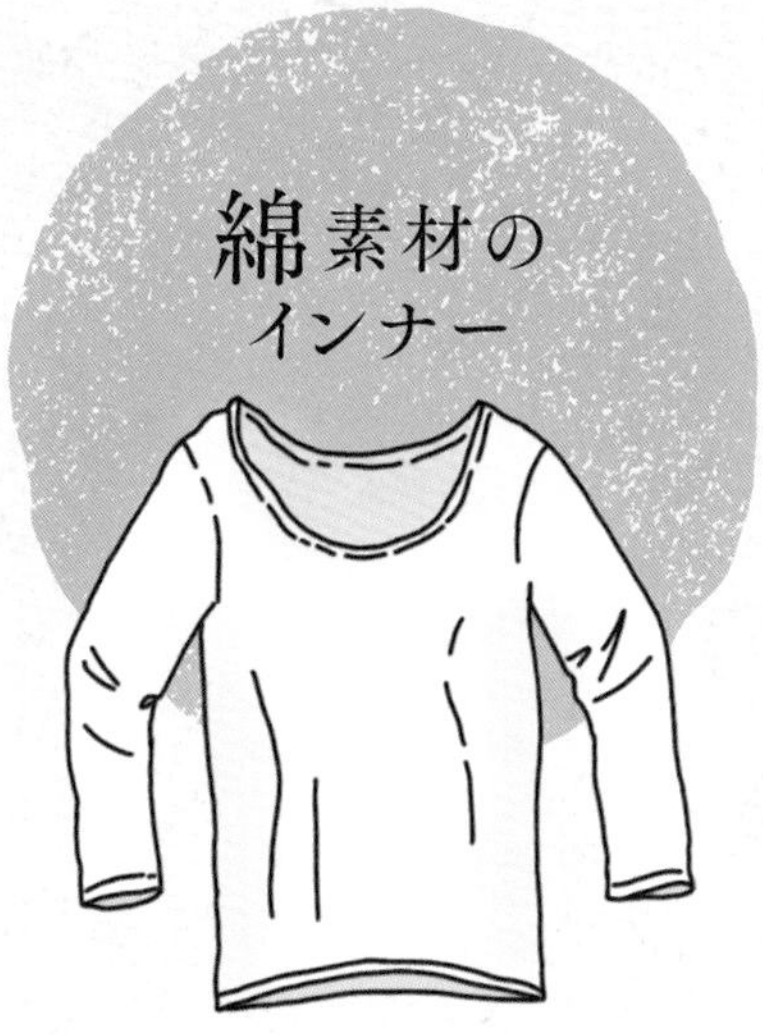
綿素材のインナー

肌ざわりがよく、暖かいが、汗をかくと冷たさを感じ、乾きにくい。汗を多くかく場合は、避けると汗冷えを防げる。

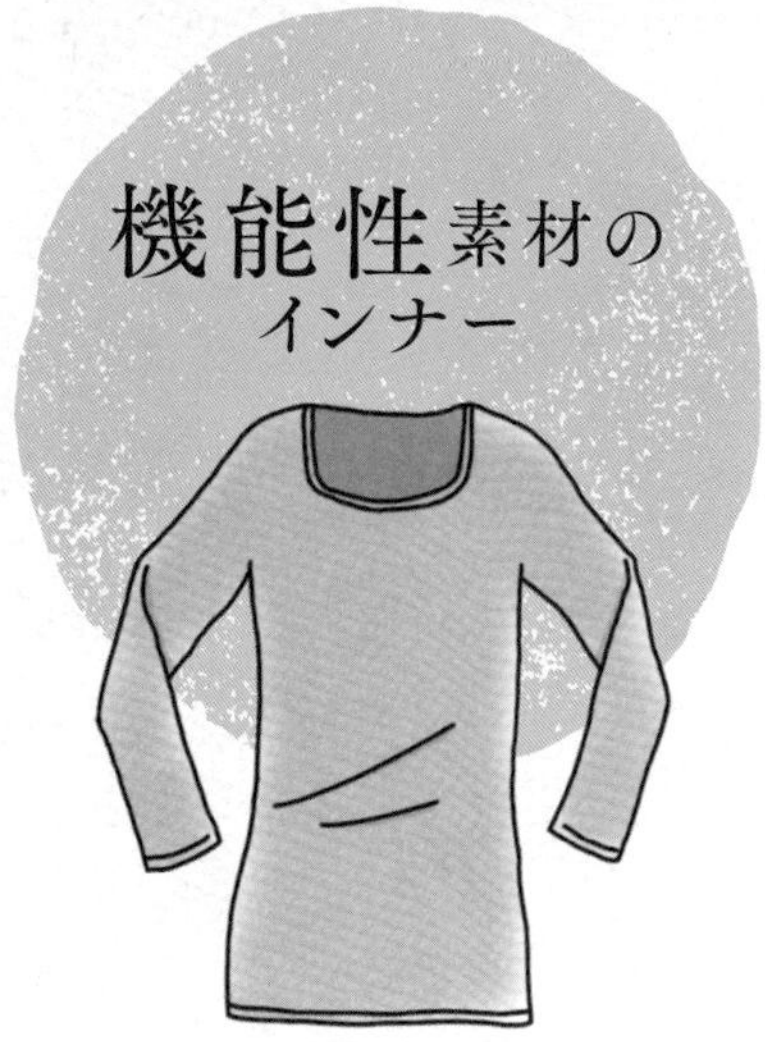
機能性素材のインナー

商品により得意とする機能が違う。状況に合わせて上手に活用。

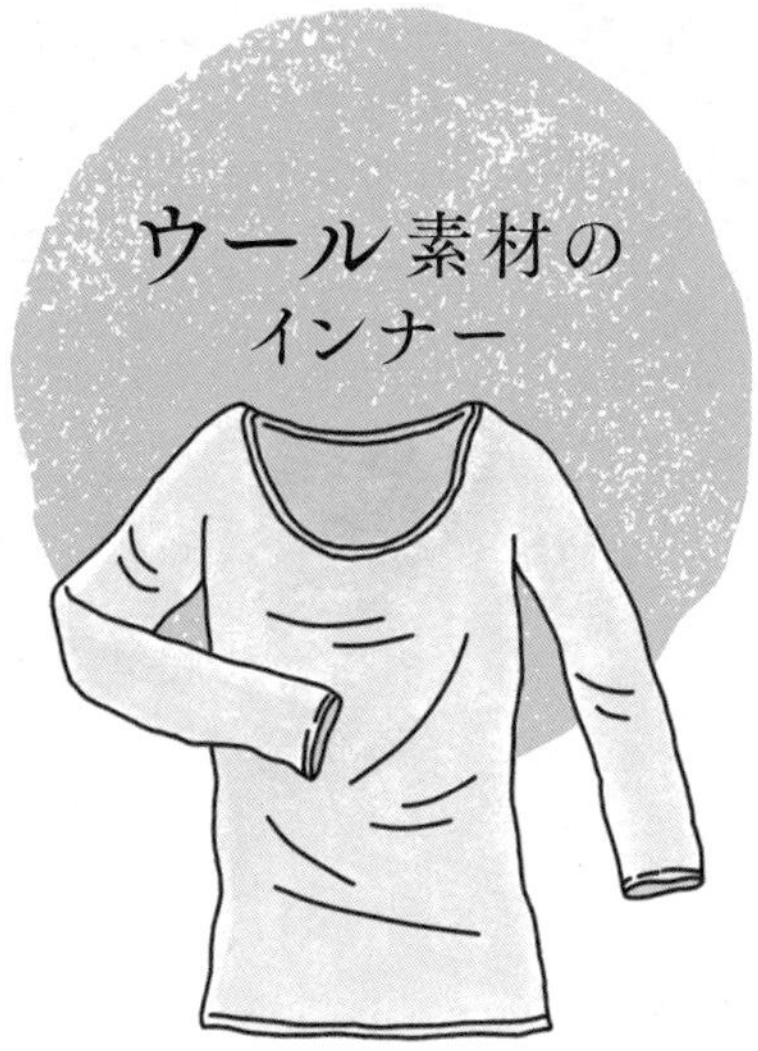
ウール素材のインナー

暖かくて汗冷えしにくいため活動的に過ごす際はおすすめ。ただし価格は高い傾向。

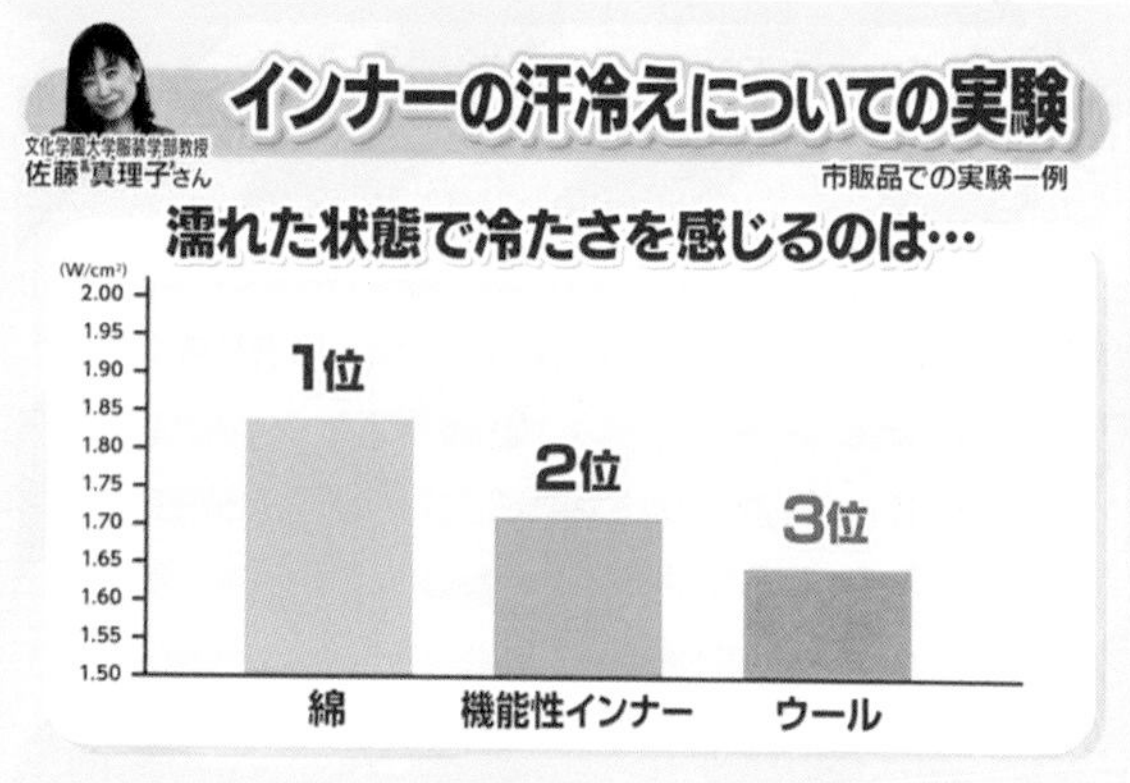

インナーの汗冷えについての実験

濡れた状態で、もっとも冷たさを感じたのは、綿素材のインナーでした。次点は機能性インナー。3つのうち、いちばん汗冷えしなかったのはウール素材のインナーでした。

インナーの乾きにくさについての実験

3種類のインナーでもっとも乾きにくい素材も調査しました。その結果、こちらの実験でも綿素材がいちばん乾きにくいことがわかりました。汗冷えしにくさでいえば、ウール素材が優秀でした。

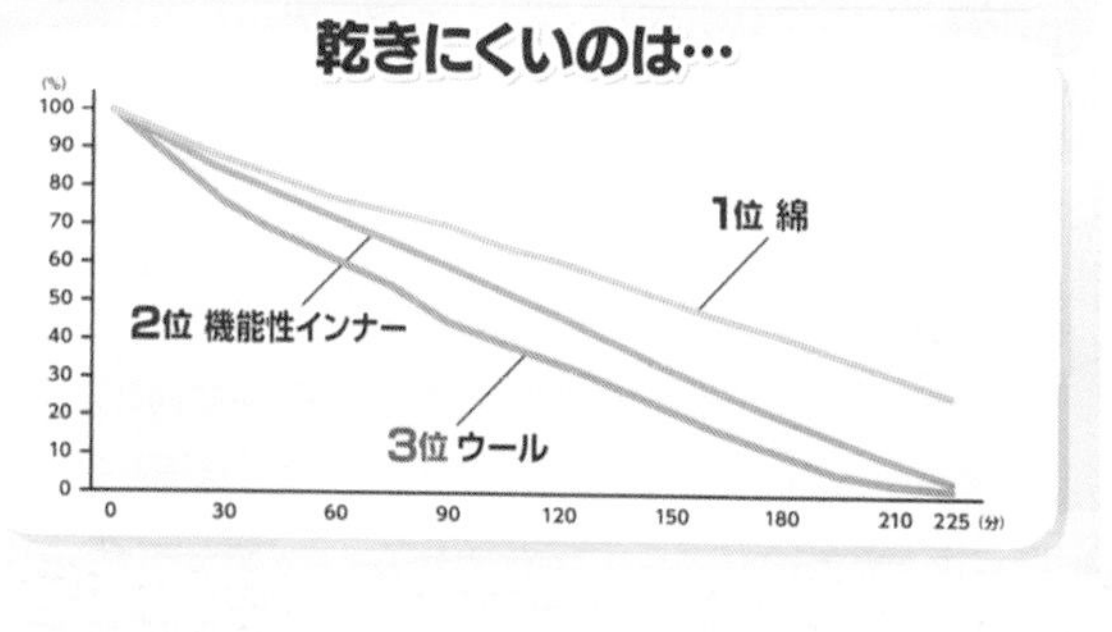

第2章

冷え改善！
すっきり目覚め、疲れがとれる！
朝たんぱく質しっかり生活

毎日、夜はしっかりと眠って、
朝は、元気に迎えたいですよね。
でも気持ちよく
起きられなかったり、
前日の疲れがとれないまま
朝を迎えることはありませんか。
そんな人にもおすすめしたいのが、
第1章の26ページでも紹介した、
冷えにも効果的な

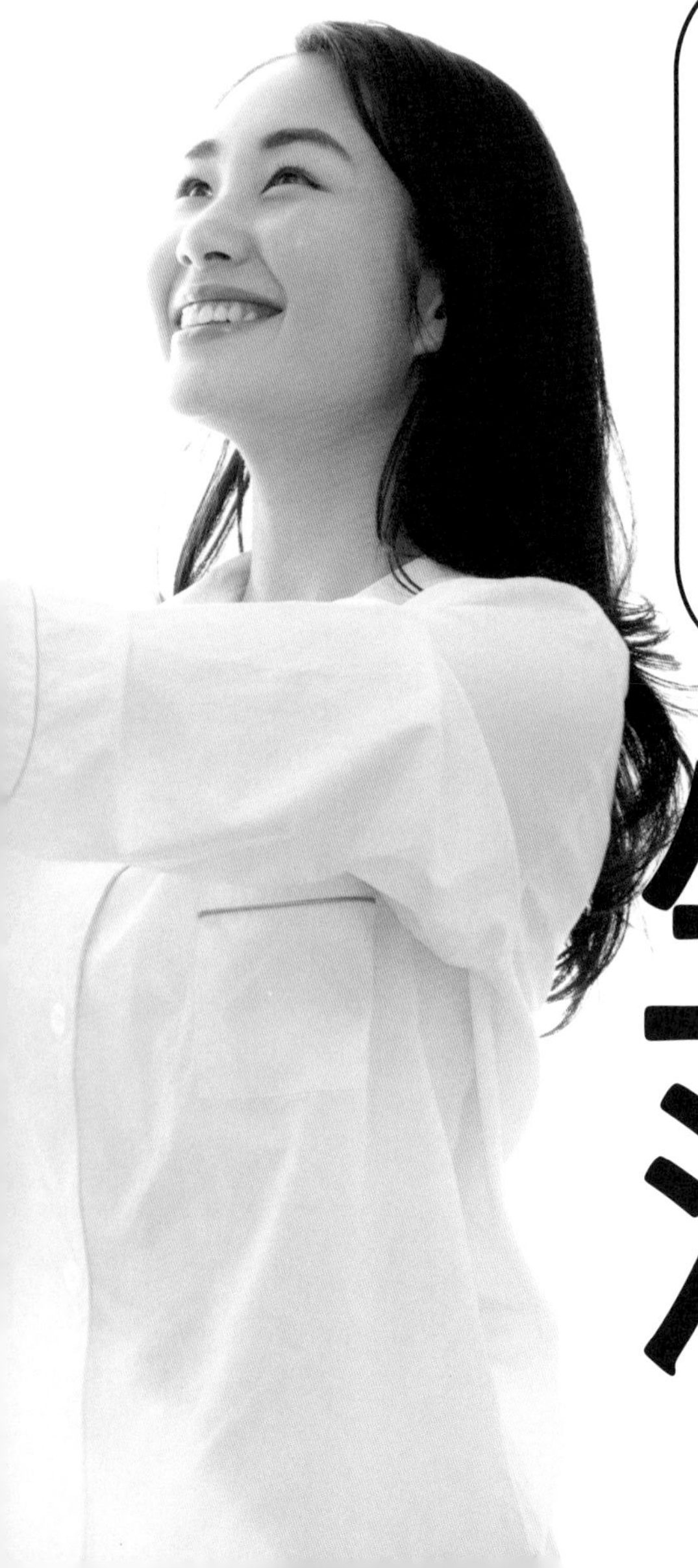

写真提供◎ピクスタ

「たんぱく質」です。
簡単で、効果的なたんぱく質の
とりいれ方をご紹介いたします。

魚肉たんぱく質食品で手軽に効果的にとる!

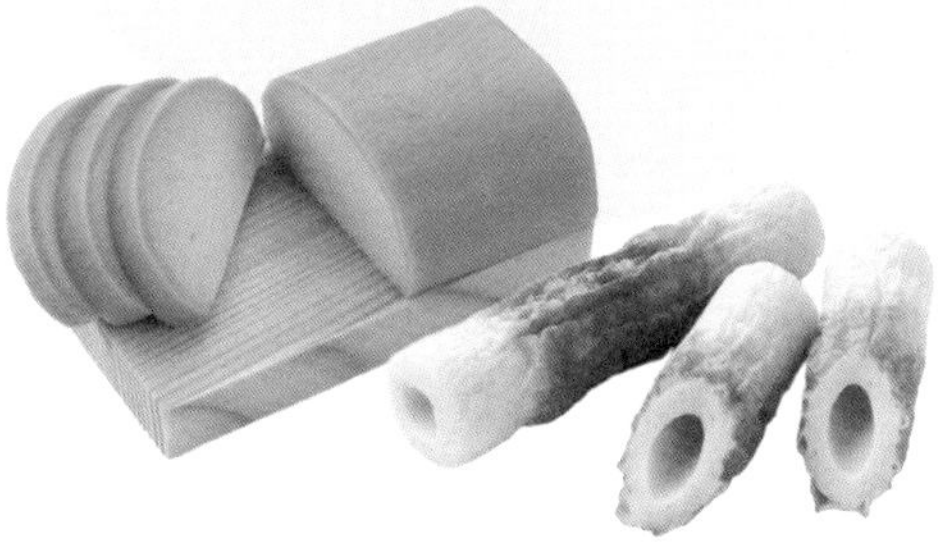

たんぱく質は朝しっかりとるのがカギ!

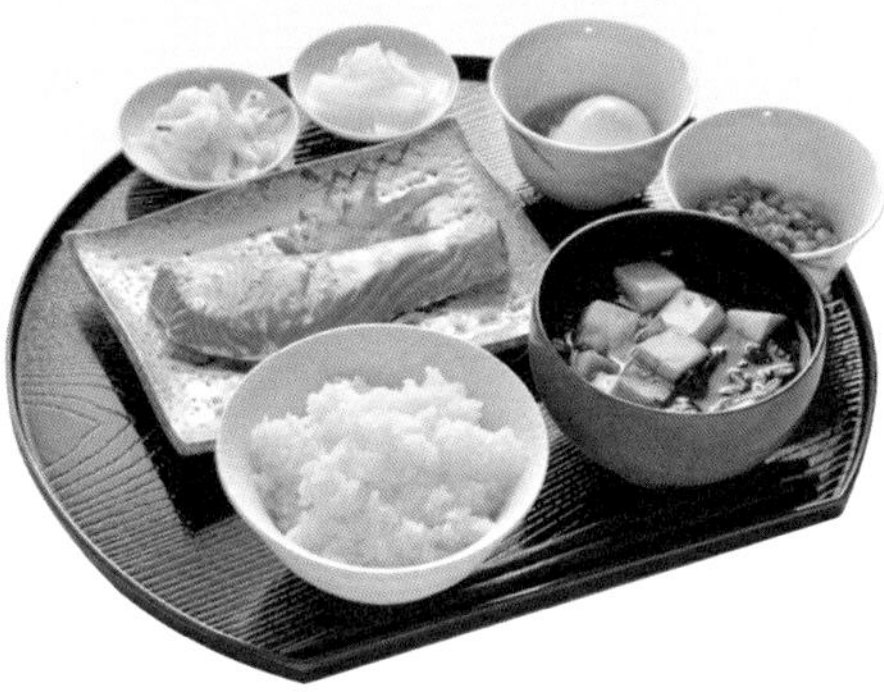

＼ めざせ1食20g以上! ／

食品の1食当たりのたんぱく質の目安量が早わかり!

特別収録

特製朝たんぱく質カード

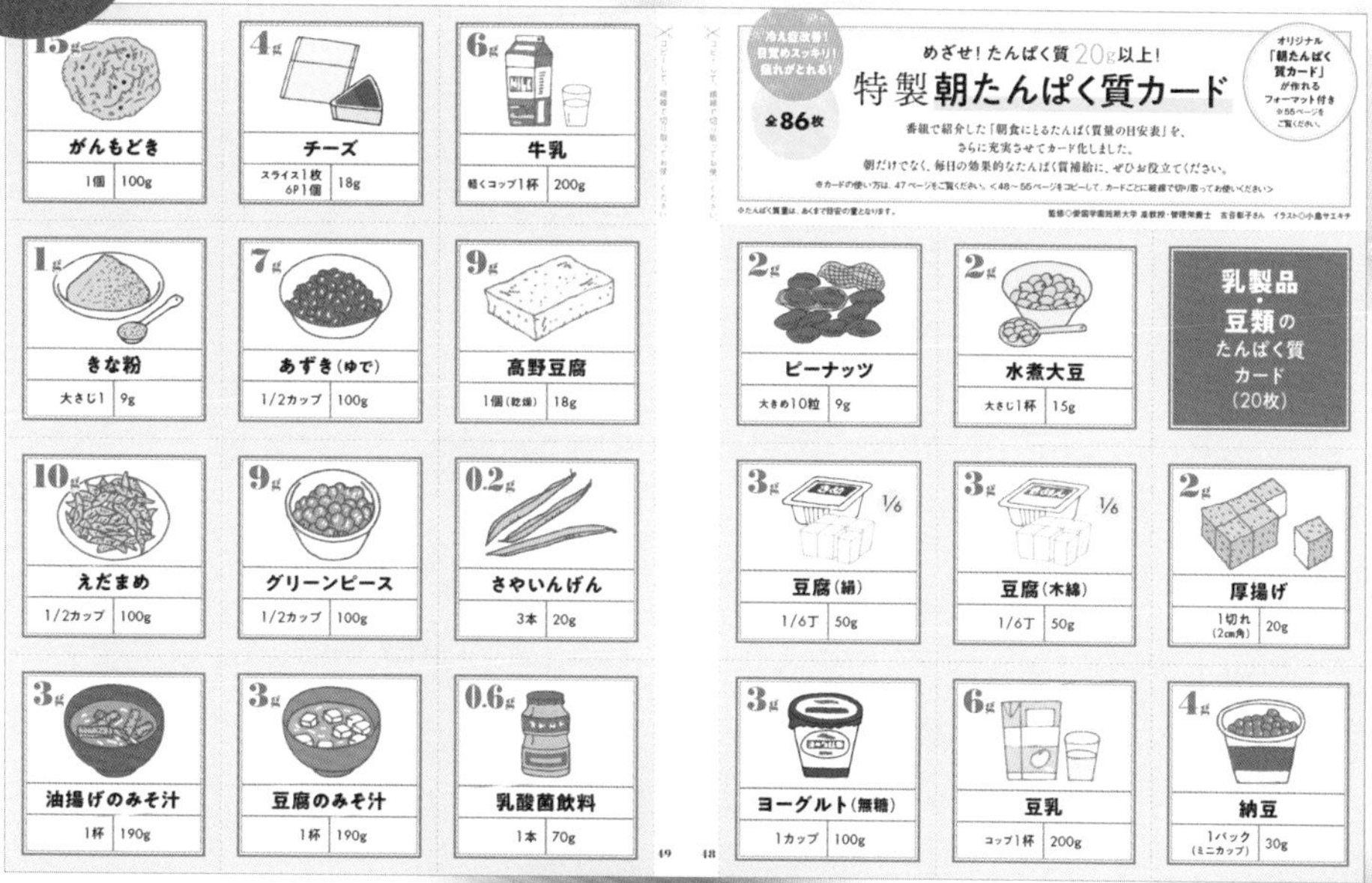
冷え症改善! 目覚めスッキリ! 疲れがとれる!
全86枚
めざせ! たんぱく質20g以上!
特製朝たんぱく質カード
番組で紹介した「朝食にとるたんぱく質量の目安表」を、
さらに充実させてカード化しました。
朝だけでなく、毎日の効果的なたんぱく質補給に、ぜひお役立てください。
※カードの使い方は、47ページをご覧ください。<48～56ページをコピーして、カードごとに破線で切り取ってお使いください>
オリジナル「朝たんぱく質カード」が作れるフォーマット付き ※55ページをご覧ください。
※たんぱく質量は、あくまで目安の量となります。

食品	たんぱく質	目安量	重量
がんもどき	15g	1個	100g
チーズ	4g	スライス1枚 6P1個	18g
牛乳	6g	軽くコップ1杯	200g
きな粉	1g	大さじ1	9g
あずき(ゆで)	7g	1/2カップ	100g
高野豆腐	9g	1個(乾燥)	18g
えだまめ	10g	1/2カップ	100g
グリーンピース	9g	1/2カップ	100g
さやいんげん	0.2g	3本	20g
油揚げのみそ汁	3g	1杯	190g
豆腐のみそ汁	3g	1杯	190g
乳酸菌飲料	0.6g	1本	70g
ピーナッツ	2g	大きめ10粒	9g
水煮大豆	2g	大さじ1杯	15g
豆腐(絹)	3g	1/6丁	50g
豆腐(木綿)	3g	1/6丁	50g
厚揚げ	2g	1切れ(2cm角)	20g
ヨーグルト(無糖)	3g	1カップ	100g
豆乳	6g	コップ1杯	200g
納豆	4g	1パック(ミニカップ)	30g

乳製品・豆類のたんぱく質カード(20枚)
49 48

 関連放送回「毎日がみちがえる! タンパク質ライフのすすめ」(2023年5月22日放送)より

寝覚めが軽く、1日を元気に過ごす

あなたの毎日が見違える！
たんぱく質ライフのすすめ

たんぱく質を積極的にとることって重要なの？

みなさん、たんぱく質をしっかりとれていますか？　最近、コンビニなどでもサラダチキンやヨーグルトなど、たんぱく質をうたう商品が増えていますが、積極的にとっていない人も多いのでは？　番組が街行く人にたんぱく質について聞いたところ、「足りていないと思う。とっている量も少ないし」、「どうやって増やしていいのか、いまいち分からない」といった声が。いっぽう「重要なんだとは思うけど、たんぱく質を過剰にとってもいいのか、不安」や、「最近、『意識してとってください』という話をよく聞くけど、献立的に難しいのが現実」という声も。

そんな人たちにお伝えしたいのが、たんぱく質をしっかりとれば、冷え予防だけでなく、朝から気持ちよく目が覚めて、活動的な1日を過ごせるようになるということ。

番組が行った実験では、目覚まし時計が鳴ってもなかなか起きられなかった女性が、たった5日間で、目覚ましが鳴る前に起きられるようになり、「寝覚めが軽い」と言うまでに。

さらに、疲れをすぐにとってくれるうれしい効果も。毎日が見違える、新しいたんぱく質との付き合い方をご紹介します。

たんぱく質のすすめ

1 朝すっきり起きられる

2 疲れがすぐにとれる

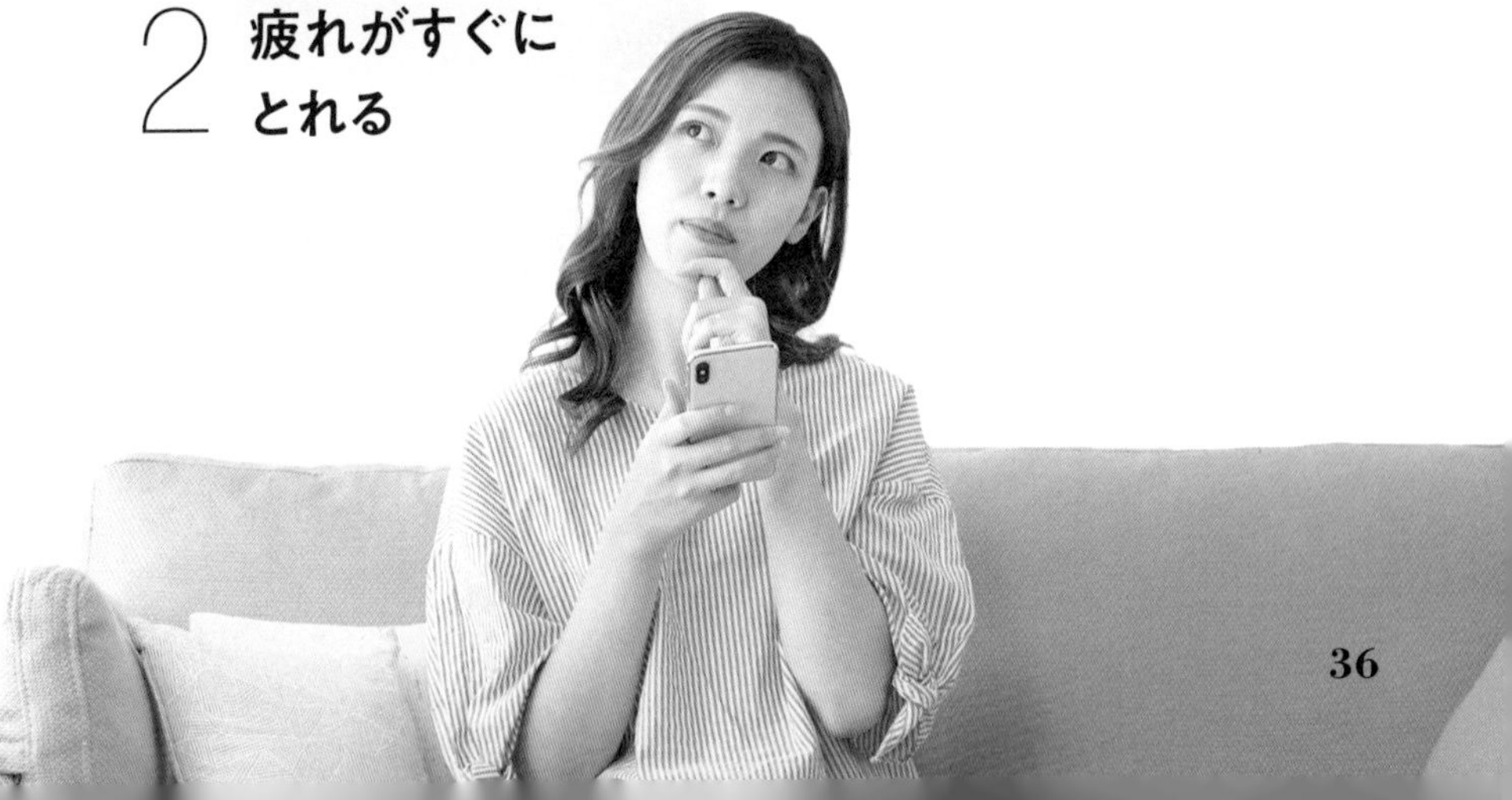

日本人のたんぱく質摂取量が、戦後まもなくと同レベルに減少

左のグラフは、日本人の1日あたりのたんぱく質の平均摂取量の推移を示しています。近年、摂取量は増えている傾向にありますが、2010年頃は極めて低い摂取量となっています。これは、1950年代の戦後まもなくと同じレベルにまで減ってしまっているのです。

その原因として考えられるのが、「ダイエットによる食事制限で、カロリーが高いとされる肉を避ける」「朝食などの食事量が減る」などです。では、たんぱく質の摂取量が少ないとどうなるのか？

番組のアンケートでは、「体を鍛える人がとるものでは？」「不足していても体調不良にはならないのでは？」といった意見も。果たして、そうなのでしょうか。

1日あたりのたんぱく質摂取量の推移

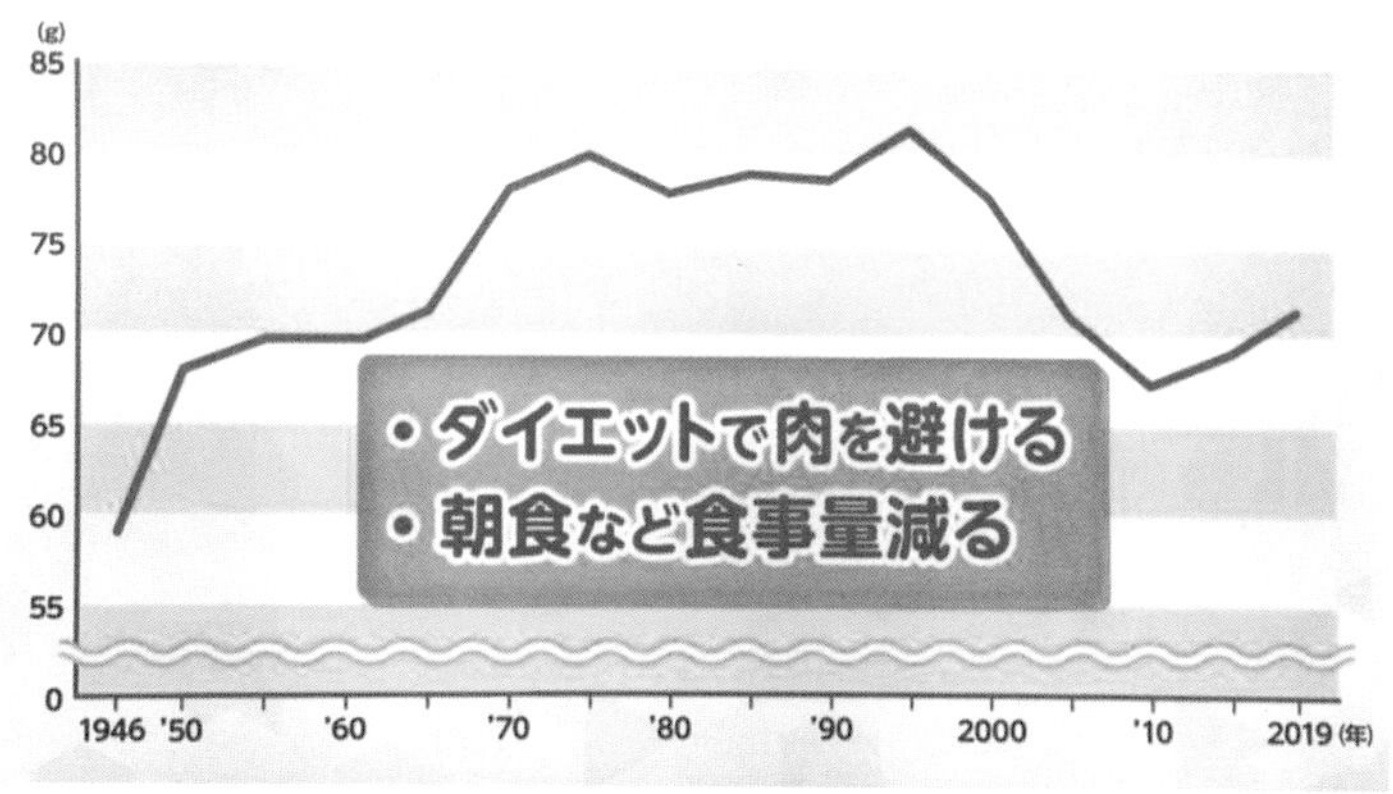

出典◎1946年～90年「国民栄養の現状」国立健康・栄養研究所　95年～2019年「国民健康・栄養調査」厚生労働省より

たんぱく質が必要なのは、筋肉だけじゃない！

そもそもたんぱく質は、筋肉はもちろんのこと、骨、内臓、髪の毛やつめなど、体のさまざまな部分を作るもとになっている、人間にとって欠かせない栄養素。また、それだけではなく、さらにホルモン・酵素をつくる働きがあり、体の調子を整えたり、免疫細胞を作ってウイルスなどから体を守ってくれるなど、人間が生きていく上でなくてはならない栄養素なのです。

たんぱく質の働き

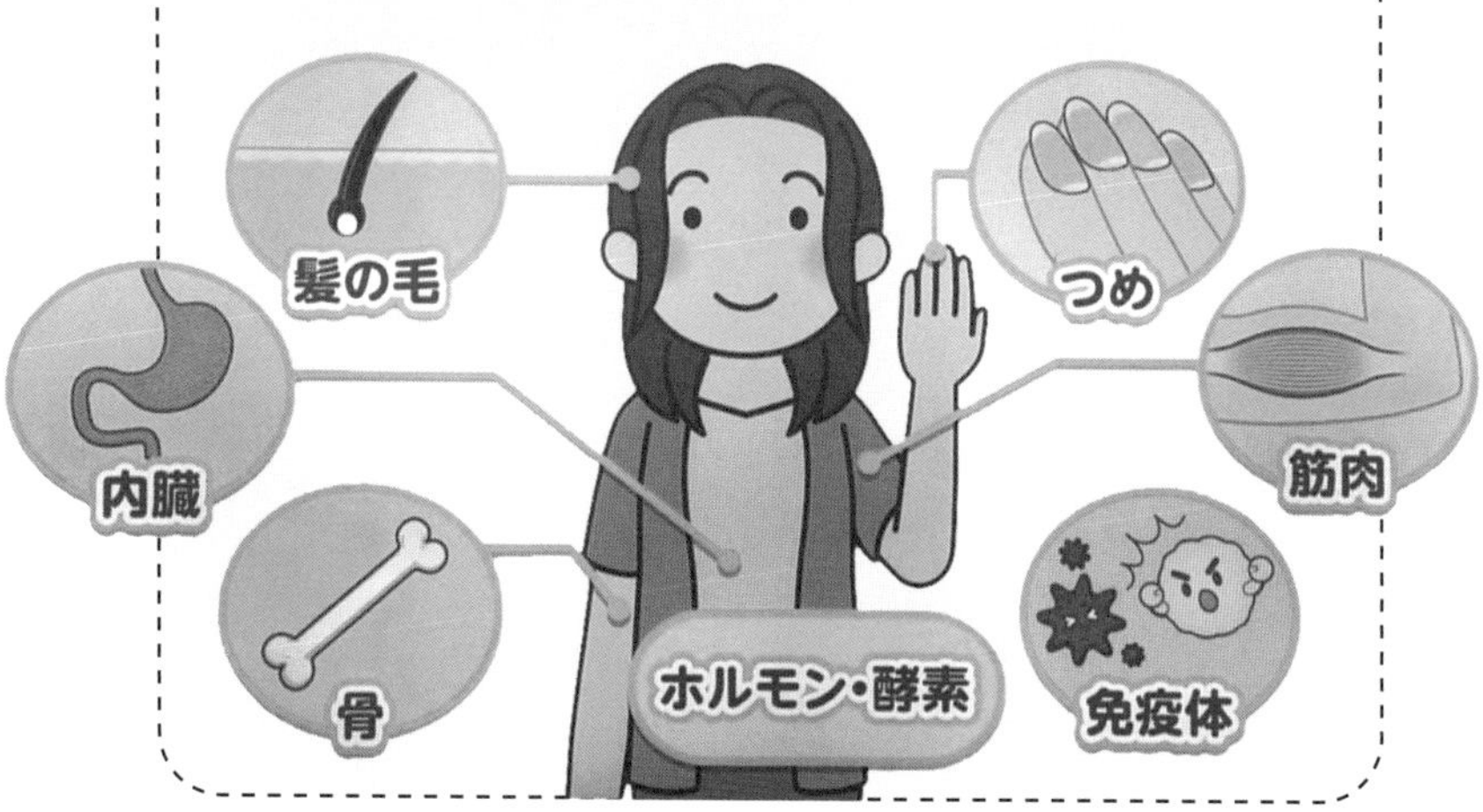
髪の毛
つめ
内臓
筋肉
骨
ホルモン・酵素
免疫体

たんぱく質のすすめ 1

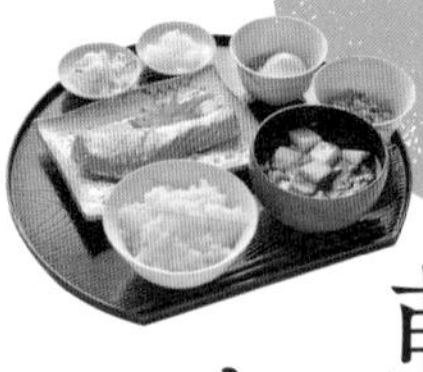

体内時計をリセットして、目覚めスッキリ、活動的な1日に！

朝、しっかりとれば、すっきり目覚めて、**睡眠の質もアップ！**

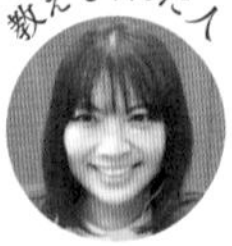

教えてくれた人

管理栄養士・愛国学園短期大学准教授
古谷彰子さん

たんぱく質の摂取が不足しがちな、朝がおすすめ！

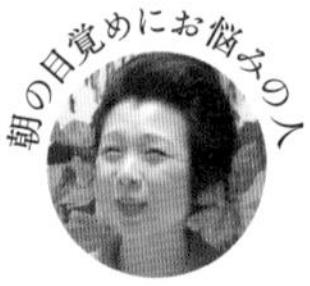

朝の目覚めにお悩みの人

芸人
天野裕加里さん
（あっぱれ婦人会）

番組に登場したお笑い芸人の天野裕加里さんには、最近ある悩みが。「加齢のせいか、寝起きが悪くなっていますね。つらいです。布団から出たくないんです」という天野さん。朝食についてうかがってみると、「朝食べると昼間に眠くなってしまいそうで」と、ふだんから朝食をとっていないのだそう。「その分、夕食は、2食分ぐらい食べています。」すべての仕事が終わってから、ごほうびとして食事をするという感じです」とのこと。たんぱく質についても、ほとんど意識したことはないそう。

　たんぱく質をどうやってとると目覚めがよくなるのか、栄養と時間の関係に詳しい古谷彰子さんにうかがいました。古谷さんによると「朝こそ、たんぱく質をしっかりとる」ことが大切なのだとか。

　カギとなるのは、体中の細胞に含まれている「体内時計」。これをほうっておくと、それぞれが少しずつズレていき、体のなかのリ

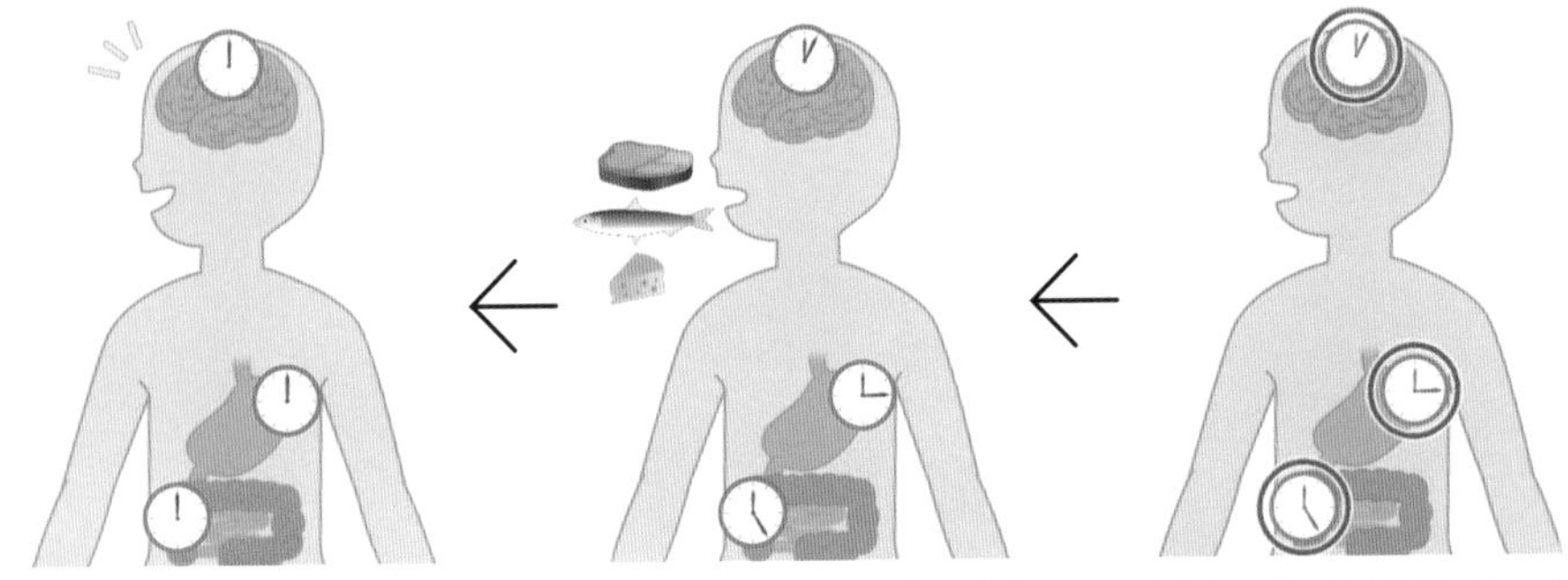

人間の体内時計は、ほうっておくと少しずつリズムが乱れていってしまう。これにより朝起きるのがつらくなってしまう場合が。

朝、たんぱく質を十分摂取すると、体内時計をリセットしてくれる。

体内時計が元に戻り、「今から活動するよ」というサインにより、1日をシャキッと始められる。

ズムが乱れてしまいます。朝にとるたんぱく質は、この体内時計をリセット。「今から活動するよ」というサインを体に送ってくれる働きがあり、1日をシャキッと始められる状態に整えてくれるのです。

朝食でしっかりとたんぱく質がとれれば、朝、目覚まし時計がいらなくなる場合もあるのだそう。そこで古谷さん監修のもと、天野さんに「朝たんぱく質生活」を実施してもらい、その効果を検証。結果を40ページで紹介します。

はじめてみたい！朝たんぱく質生活　どんな食べ方がいいの？

古谷さんによると、たんぱく質の摂取量は、40代女性の場合、1食あたり20g以上がおおよその目安と考えればよいそうです（体重や年齢、性別等で、個人差があります）。

注意したいのは、1日の目標たんぱく質量を1度の食事でまとめてとろうとしないこと。たとえば、夕食にから揚げをたくさん食べると、たんぱく質のほかに、脂質や糖質も多くとってしまうことに。肥満の原因にもなるので、1日でこまめに摂取することが大切です。

とくに朝は、たんぱく質の摂取が不足しがちなので、ぜひ朝、しっかりたんぱく質をとることを心がけてみてください。

また、いっしょにとるのにおすすめなのが、ご飯やパンなどの糖質。糖質には、たんぱく質と同様、体内時計をリセットして、朝から元気に活動できる効果が期待できます。

「ご飯にさけ、パンに牛乳、さらにチーズ」といったように、たんぱく質に糖質を組み合わせることも意識してみてください。

朝食にとるたんぱく質量の目安表

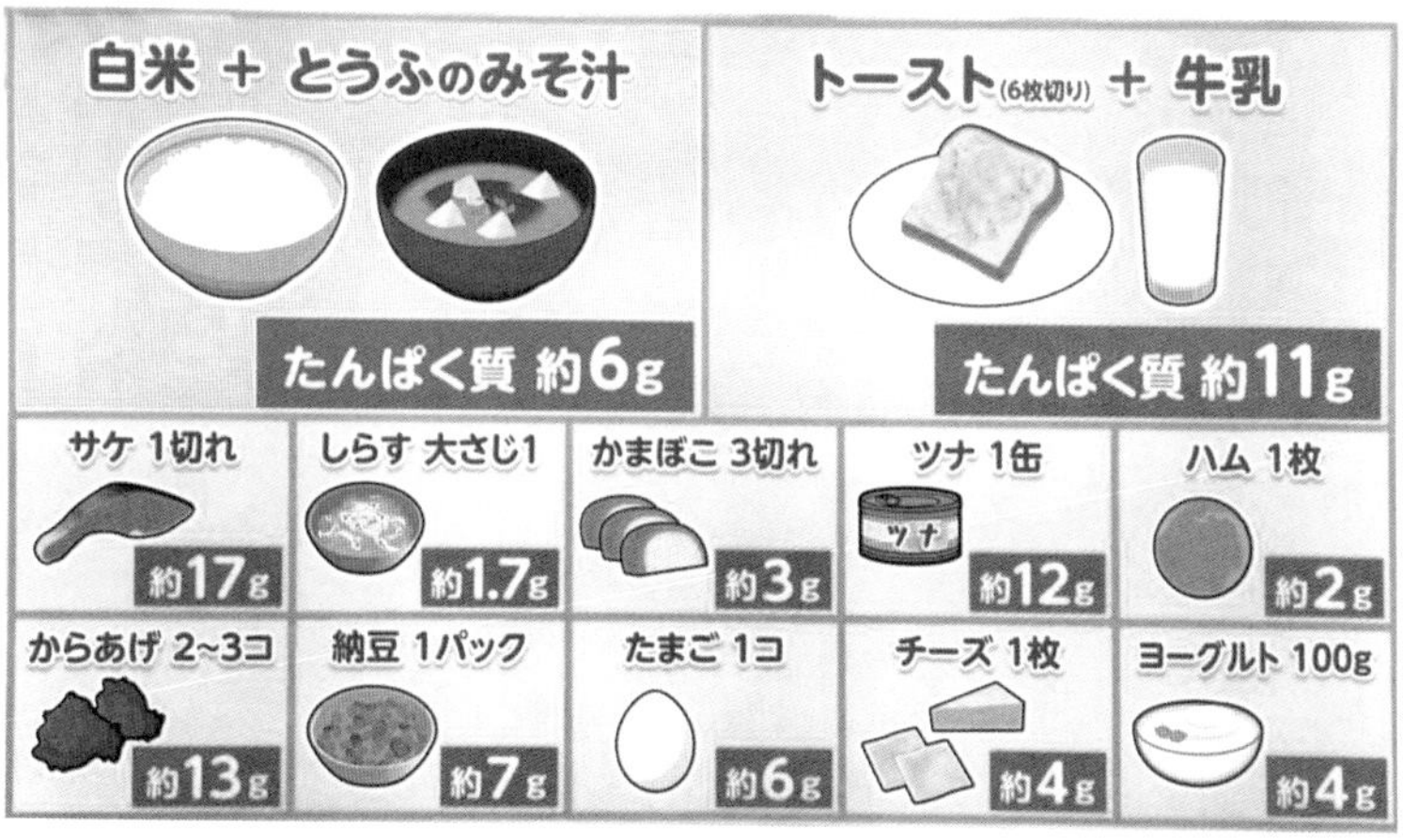

1食あたりのたんぱく質量の目安（g）

自分の体重×0.4g
（1kgあたり0.4gが目安）
⇒40代女性の場合、およそ20g以上

＼天野さんが／

実証！ 毎日たんぱく質20g以上を10日間
「朝たんぱく質生活」にチャレンジ

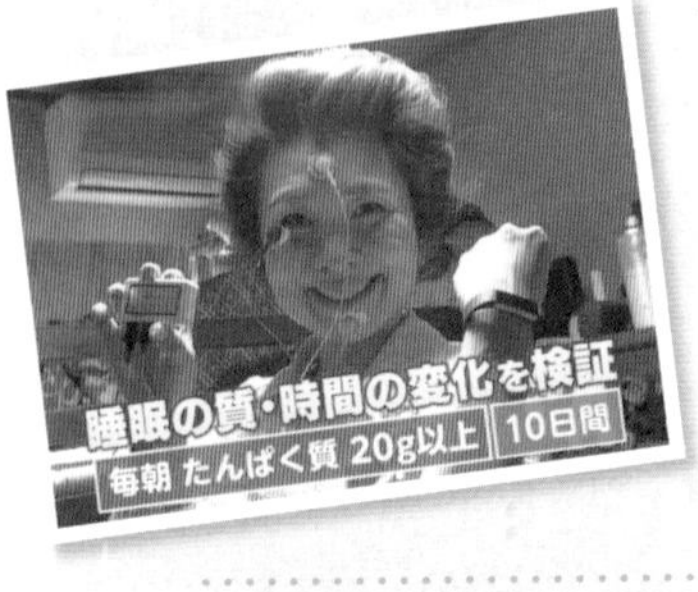

古谷さん監修のもと、天野さんに「朝たんぱく質生活」を実施してもらい、その効果を検証しました。
1日にとるたんぱく質の目標は、20g以上に設定。
これを10日間天野さんに実施してもらい、
睡眠の質、時間の変化を検証しました。

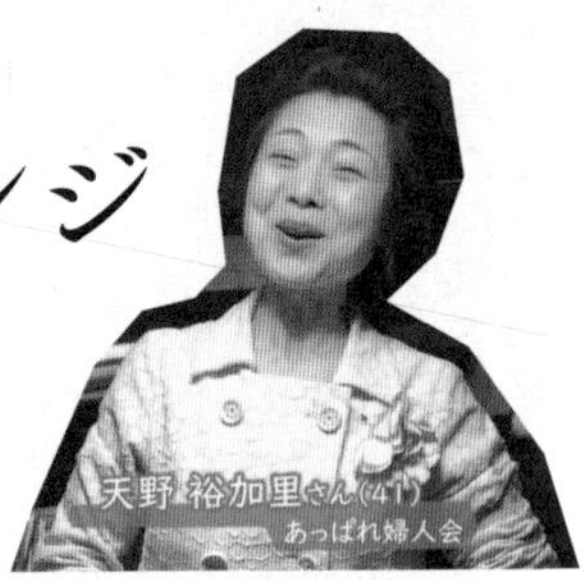

芸人
天野裕加里さん
（あっぱれ婦人会）

1日目の朝食の様子

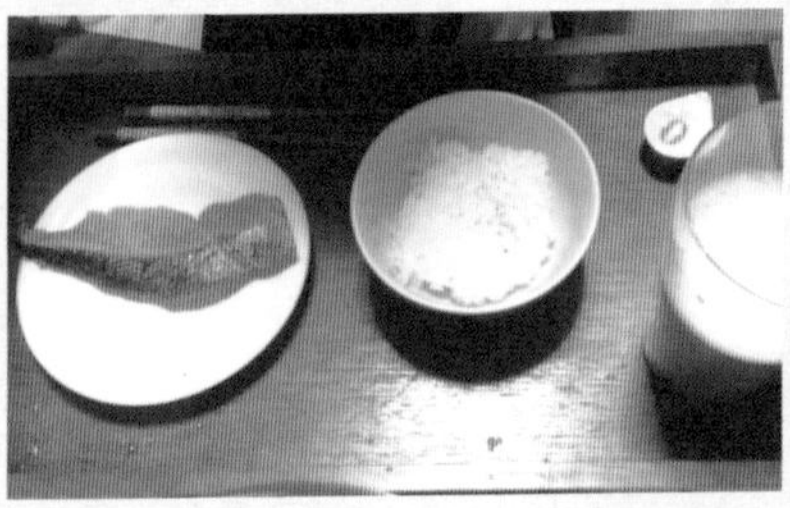

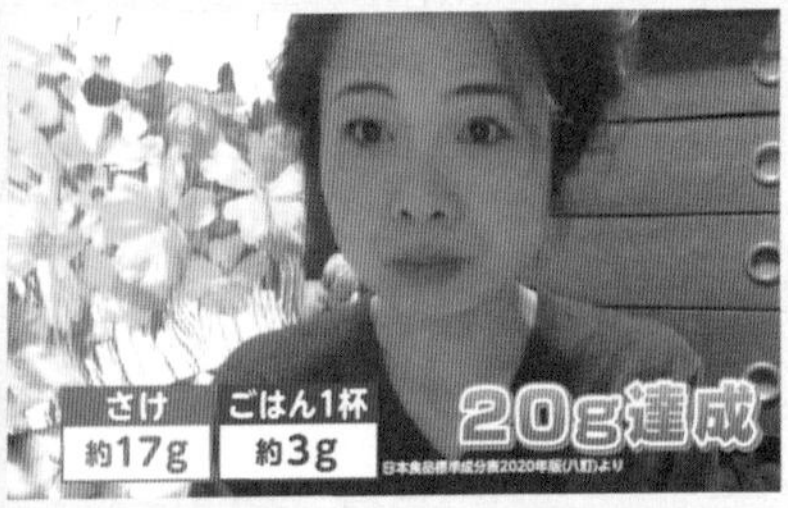

ご飯に焼きさけとシンプルな献立ですが、さけはたんぱく質が豊富に含まれています。お米にもたんぱく質は含まれているため、これだけで目標の20g達成です。

※日本食品標準成分表2020年版（八訂）より

2日目の朝

迎えた最初の朝。7時過ぎに目覚まし時計が鳴りましたが、天野さんは、目覚まし時計を止めて、二度寝に突入。

結局、この日は、起きたのは、最初の目覚ましが鳴ってから1時間以上たってからでした。

「ふだんと変わらずに眠いです」と天野さん。

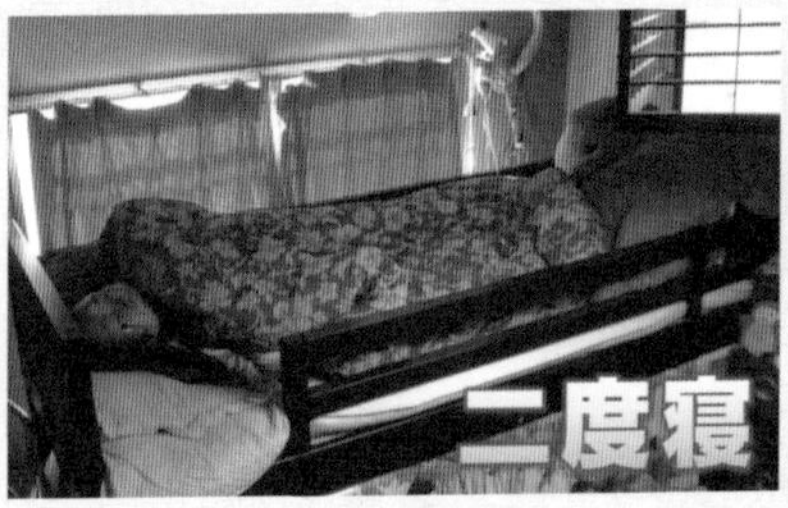

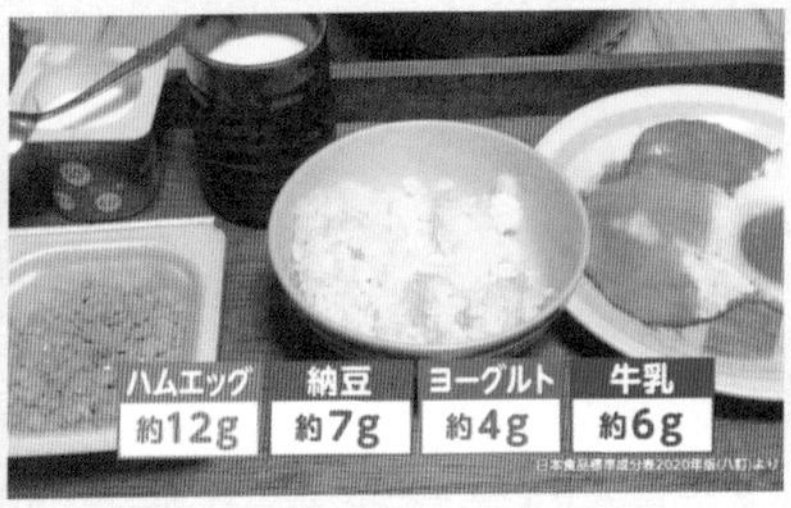

次第に朝食のたんぱく質の量と幅が充実

それでもあきらめずに、「朝たんぱく質生活」を続けていき、次第に朝食のたんぱく質の量やバラエティも充実してきました。

5日目 目覚まし時計が鳴る前に起床！

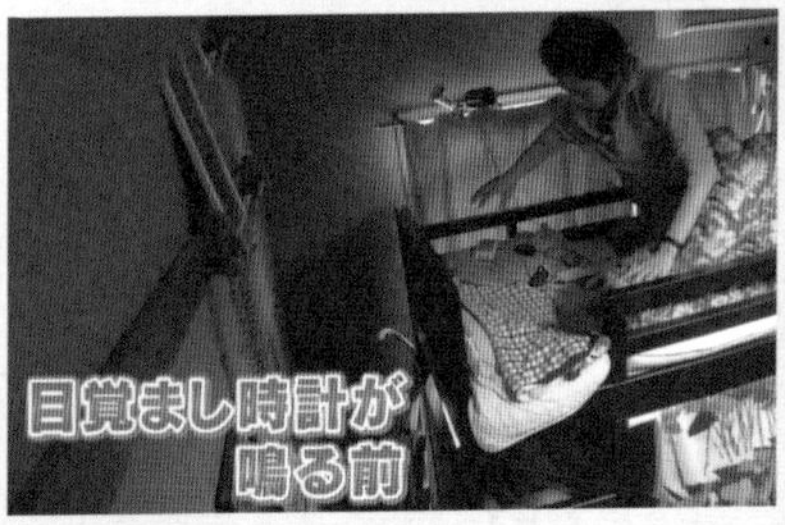

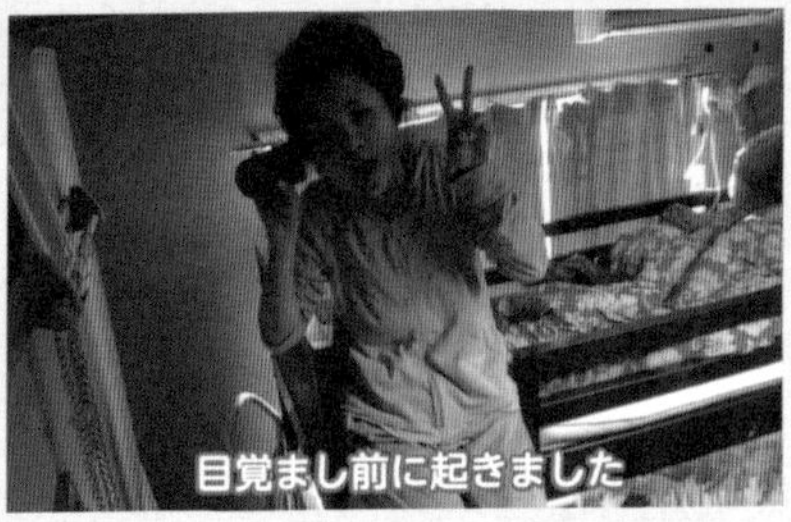

5日目の朝に変化が。いつもの目覚まし時計が鳴る7時前、ふだんはまだ夢の中の天野さんが、目覚まし時計が鳴る前に起床。いったい天野さんにどんな変化が起きたのでしょうか。

「朝たんぱく質生活」チャレンジで、うれしい効果が続々と！

約1週間の実践で、体内時計のリズムが整う

元々、天野さんは7時～8時頃には起きたいと思っていたそうですが、以前は、起床時間が日によってバラバラでした。それが、「朝たんぱく質生活」を始めたところ、5日目の朝から、起きる時間が安定してきたことに加えて、7時前に起きることが多くなっていったのです。

天野さんの起床時間の変化

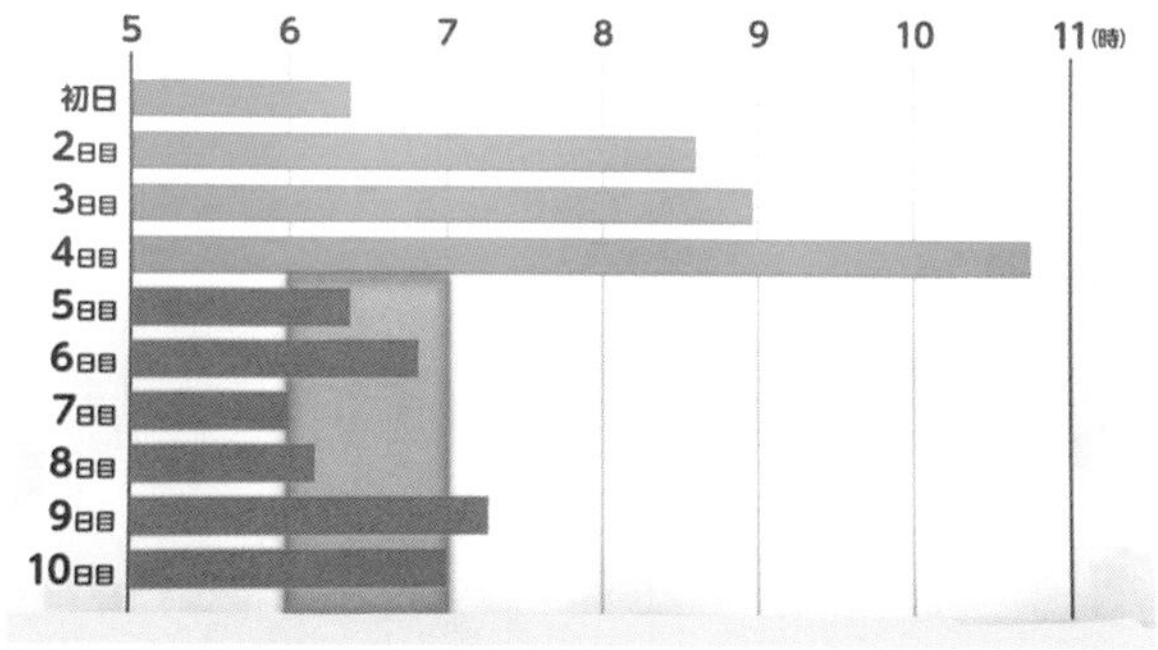

初日から４日目までは、起床時間にバラつきがあったが、５日目以降は、平均して６～７時の時間帯に起きる時間が安定。

古谷さんによると、「たんぱく質をとると、体の中の体内時計がリセットされて、朝から元気に活動できるようになります。個人差はありますが、約1週間でこのリズムが定着し、整います」。加えて「朝の光をしっかり浴びることで、ダブルの効果が期待できるので、ぜひいっしょにためしてください」とのこと。

中途覚醒が減り、睡眠の質が改善 寝つきもよくなった

さらに「睡眠の質」にも変化が。寝ている際、眠りが浅くて途中で何度も目が覚めてしまうことを「中途覚醒」と言いますが、この中途覚醒の割合が高いと、睡眠の質が下がることがわかっています。

天野さんの場合、朝たんぱく質チャレンジ前は、中途覚醒の割合が13％でしたが、チャレンジ10日後は5％に減少。かなり睡眠の質が改善したと考えられます。

加えて天野さんの実感によると「寝つき」もよくなったのだとか。たんぱく質のなかにはトリプトファンというアミノ酸が含まれており、これが材料となり、眠りを促進するメラトニンというホルモンが作られます。このメラトニンができるのには半日以上かかるため、朝、たんぱく質をしっかりとることは、夜の睡眠の質の向上につながると考えられるのです。

天野さんの睡眠の中途覚醒の割合

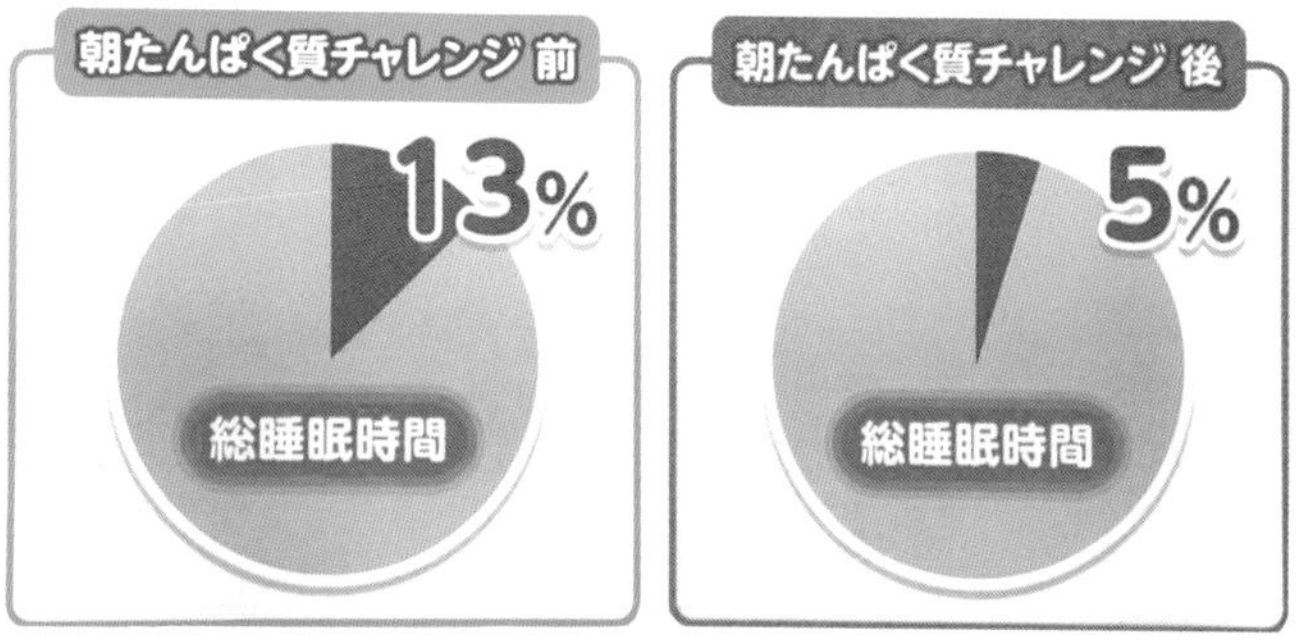

脳波センサZA-Xによる解析結果

朝たんぱく質チャレンジ後は、中途覚醒の割合が減り、睡眠の質がアップしたことがわかる。

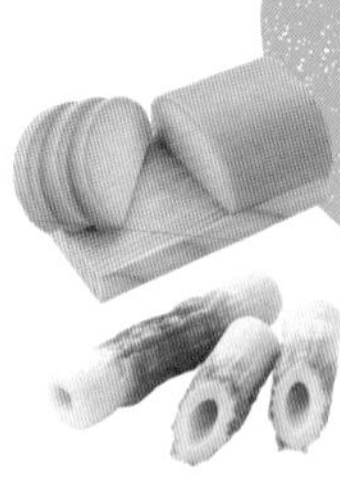

だるい疲れもすぐとれる！トレーニングのあとにおすすめ

アスリートも大注目！
魚肉たんぱく質食品が疲れにきく

教えてくれた人

たんぱく質と体の
関係に詳しい
立命館大学スポーツ健康
科学部教授
藤田 聡さん

疲労が残りにくく、体の回復が早くなると実感

都内のあるスポーツジムでは、トレーニングのあとに、あるたんぱく質食品を食べることを勧めているそう。それがなんと、ちくわやかまぼこといった魚肉たんぱく質食品。トレーニング後に、ちくわを食べていた人に聞いたところ、「食べたら、すごく元気になる」「体の回復が早くなって、筋肉痛が早く治る気がする」とのこと。

じつはこれ、プロスポーツの現場でも実際にとり入れられています。Jリーグ湘南ベルマーレの山田直輝選手は、日本代表経験もある、

かまぼこが、疲労回復につながる秘密は、作り方にあった！

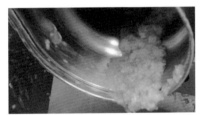

❶ 魚肉だけを取り出す

原料の魚から、機械で骨や皮を取り除き、魚肉だけを取り出していきます。

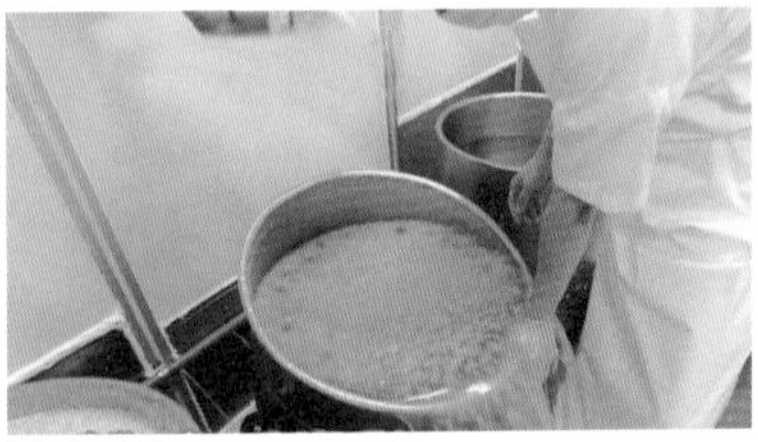

❷ 余分な脂を 取り除く

取り出した魚肉を水にさらして、余分な脂を取り除きます。これにより、高たんぱくなすり身が出来上がるのです。かまぼこは、つまり純度の高い、たんぱく質の塊なのです。

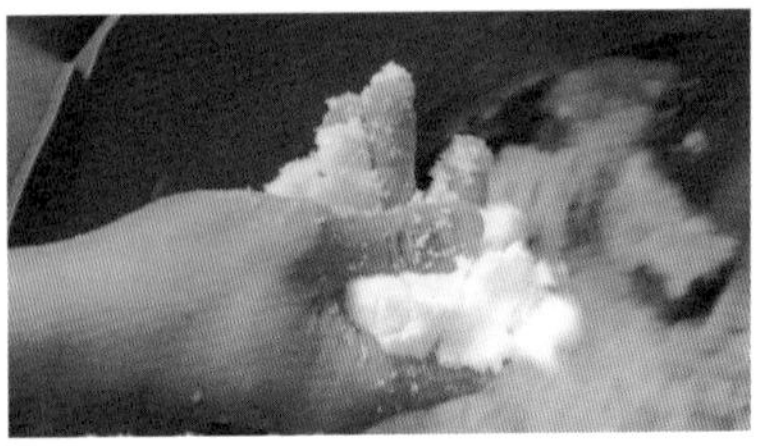

❸ 塩を入れてすりつぶす

塩を入れてすりつぶすことで、すり身のたんぱく質が溶け出して、消化しやすい状態になります。

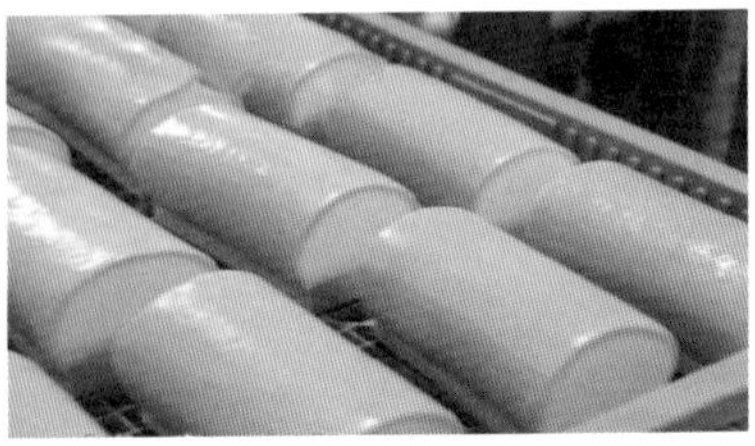

❹ 蒸して、熱を加える

蒸して、熱を加えることで、たんぱく質の構造が変化。こうすることで、体の中に吸収しやすくなるのです。

魚肉たんぱくを食べるのと食べないのとでは、筋肉の回復量が違いますね

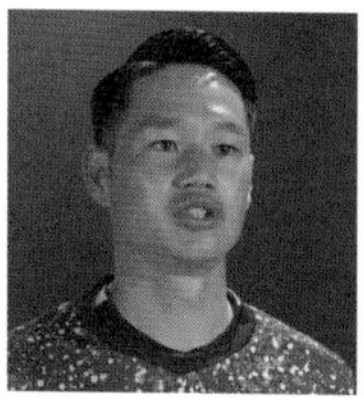

Jリーグ
湘南ベルマーレ
山田直輝選手

チームの大黒柱。魚肉たんぱくをとるようになって、疲労が残りにくい効果を実感しているのだそう。「食べてから吸収されるまでがすごく早いので、次の日に変化が出ます。食べるのと食べないのとでは、筋肉の回復量が違いますね」

かまぼこのたんぱく質消化吸収率は抜群

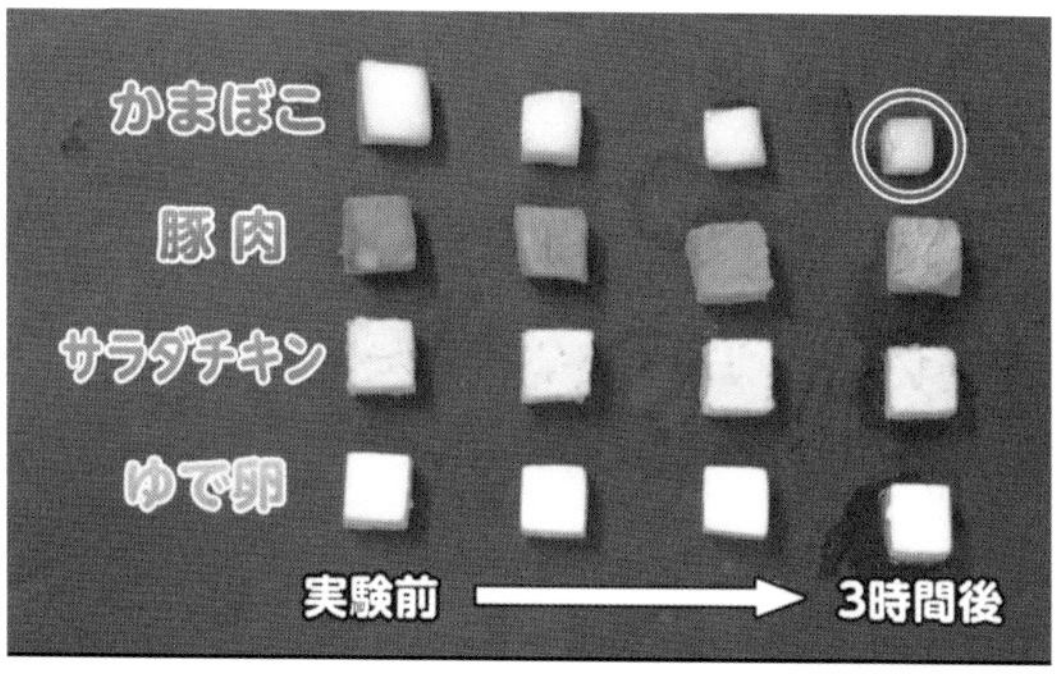

人工胃液に3時間、かまぼこ、豚肉、サラダチキン、ゆで卵を漬けて比較してみたところ、かまぼこだけが、小さくなっていた。胃液に溶け出し、吸収されていたことがわかる。

疲労回復という魚肉たんぱくの力に着目して、湘南ベルマーレチームとコラボしているのが神奈川県にある練り物メーカー。こちらの会社の主力商品が、かまぼこ。

じつはかまぼこのたんぱく質消化吸収率は、ほかのたんぱく質食品よりも群を抜いて高いのです。

魚肉たんぱくに詳しい専門家の矢澤一良さんによると、高たんぱく、消化性の高さが疲労回復につながるのだそう。「かまぼこは製造工程によって、より分解する、つまり消化しやすい形にされています。高純度のたんぱく質のため、アミノ酸として血中に早く入ってきます。疲労している筋肉は、アミノ酸を早くとり込みたいため、筋肉への移行性が高いのに加えて、筋肉の合成が早まることから、疲労感、疲労そのものの軽減につながると考えられます」。また、ちくわもかまぼこと同様の効果があるとのことです。

DIAAS
たんぱく質の消化吸収効率などを評価する指標

疲れをとるたんぱく質　カギは、高純度&消化のよさ

かまぼこ、ちくわのように、消化吸収されやすいたんぱく質が今、注目されているのだそう。藤田さんによると、「同じ良質のたんぱく質でも、消化吸収がよいものは、体の中で、筋肉を含めて、より効率的にたんぱく質を作ることができます。この消化吸収の効率を示す新しい指標が「DIAAS」です。国際的にも関心が高まっている指標となります」。

しかもかまぼこやちくわは、腹持ちがよいので、間食の代わりにおすすめです。藤田さんによると「たんぱく質は、体に吸収されると満腹感を高める作用があるので、お菓子などのおやつの代わりにすると、脂質や糖分の取りすぎを防ぐことができます」。

たんぱく質量の目安ですが、ちくわの場合、1袋4～5本入りの短いタイプのもので、1本あたり、2.5～3.5gのたんぱく質が含まれています。そのため、ちくわだけで1食分のたんぱく質を補うというよりは、間食として、補助的に食べるのがおすすめです。

かまぼこ、ちくわといった魚肉たんぱく質食品以外にも、動物性のたんぱく質は、DIAASが全般的に高い傾向にあります。具体的には、ハム、牛乳、卵など。これらは朝食で積極的に補うとよいでしょう。

忙しい朝にもおすすめ 時短&しっかりたんぱく質レシピ

忙しい朝でも簡単に作れる魚肉レシピをご紹介。おすすめの食材は、魚の缶詰。
ふだん食べている朝食にちょい足ししたり、
ほかの高たんぱく質の食材と組み合わせるのがおすすめです。

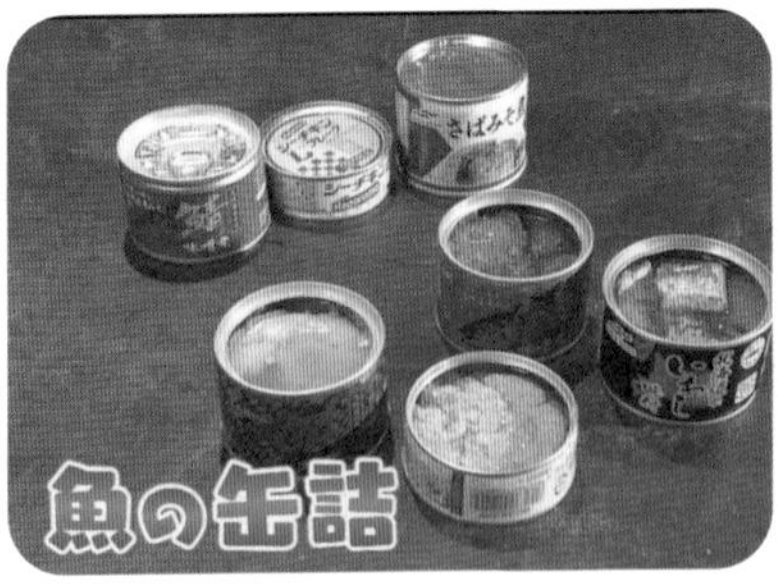

さばのみそ煮缶レシピ

味つけされているので、
ほかの調味料がいらず
使い勝手のよさがポイント。

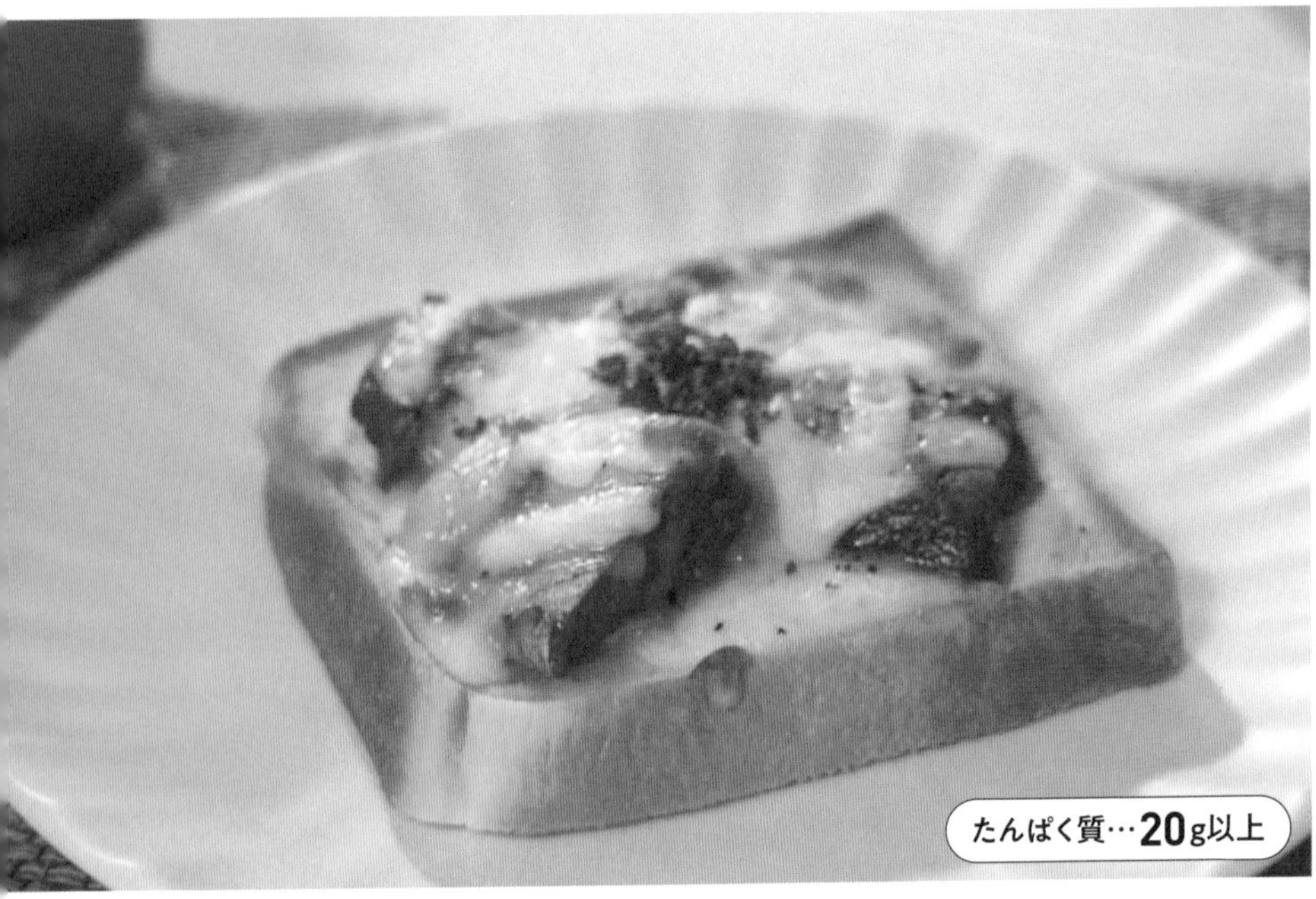

さばのみそ煮トースト

食パンにさばのみそ煮とチーズをのせてオーブンで焼くだけ。
ボリュームたっぷりです。

材料（1人分）

さばのみそ煮缶……1缶
溶けるタイプのチーズ……適量
パセリ……適量
食パン（6枚切り）……1枚

作り方

1 食パンにさばのみそ煮缶とチーズをのせる。
2 チーズが溶け、焼き色がつくまでオーブンで焼く。
3 お好みでパセリをのせて完成。

魚肉たんぱく質についてのQ&A

Q ちくわもかまぼこも子どもたちが大好きですが、塩分が多いイメージなのが心配です。塩分過多にはなりませんか。

A 魚肉加工品には塩分が含まれているので、それだけでたんぱく質を摂取しようとせず、間食や副菜として、つまむ程度に食べるのがよいでしょう。

教えてくれた人

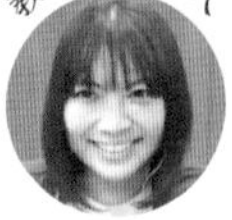

管理栄養士・
愛国学園短期大学
准教授
古谷彰子さん

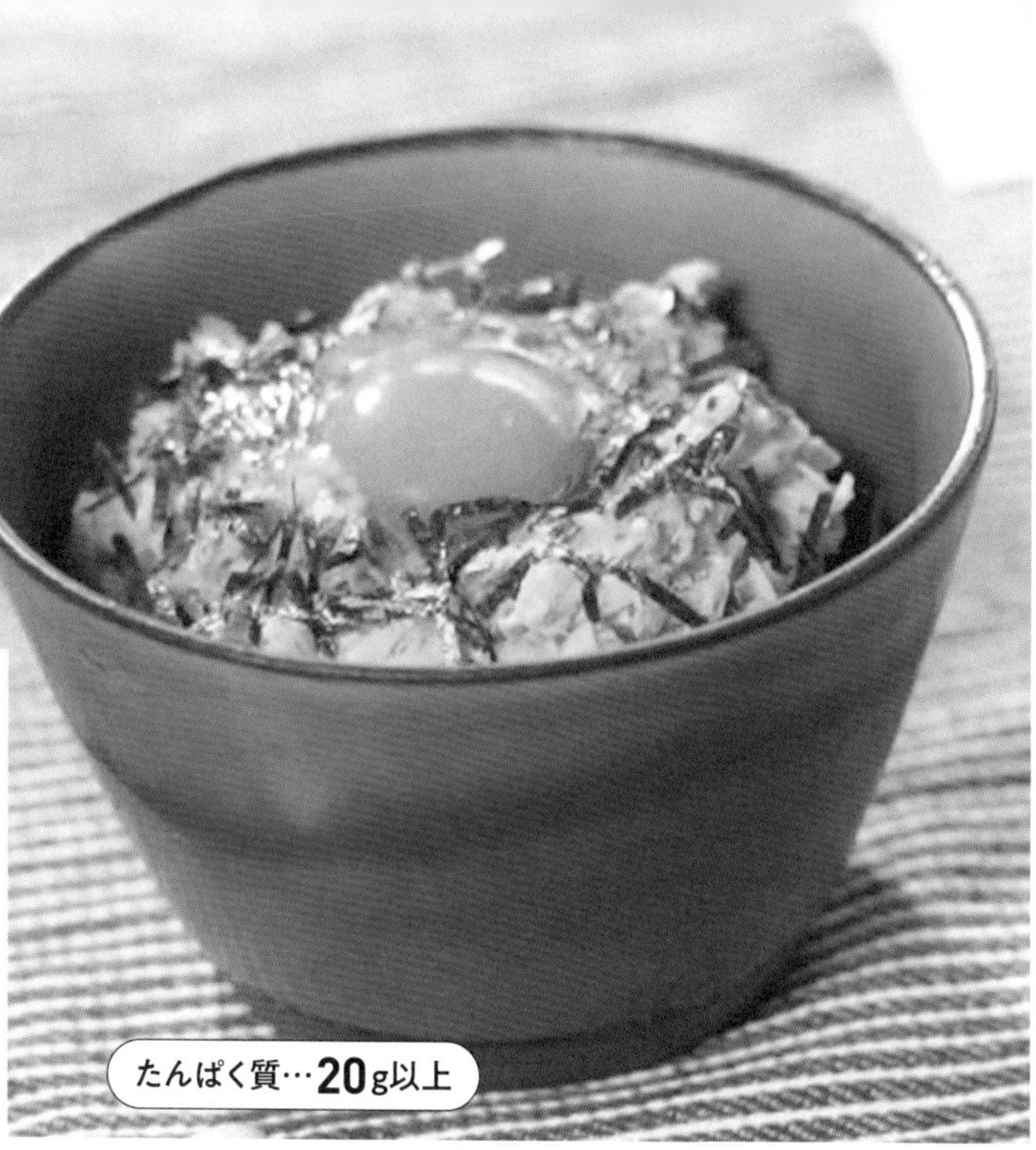

ツナ缶レシピ

魚の脂にも体内時計を調節する作用があり、とくにツナが効果的。おすすめは、たんぱく質が豊富な卵とツナの組み合わせです。

ツナ玉丼

材料（1人分）

ツナ缶……1缶　ご飯……200g
卵……1個　白だし……大さじ1　のり……適量

作り方

1 ごはんに白だしを入れる。
2 卵とツナ、お好みでのりを入れて完成。

ツナ玉丼（親子丼風）

材料（1人分）

ツナ缶……1缶　ご飯……200g
卵……1個　白だし……大さじ1
水……大さじ1　のり……適量

作り方

1 ボウルに卵、ツナ、白だし、水を入れる。
2 ボウルの中身をかき混ぜる。
3 電子レンジ（600W）で2分程度温めて、ふわふわになったら、ご飯にのせて完成。お好みでのりをのせる。

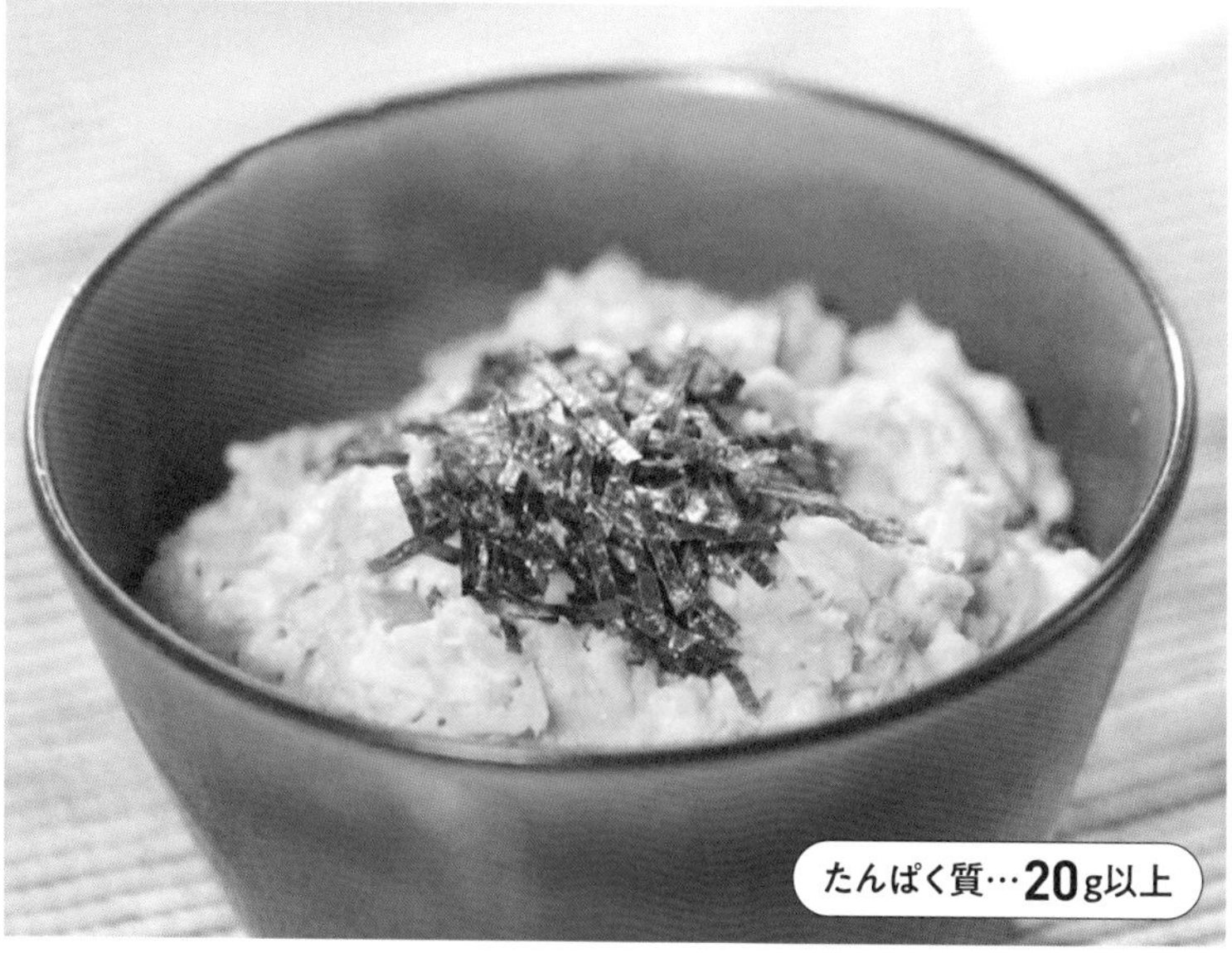

ツナ玉ケーキ

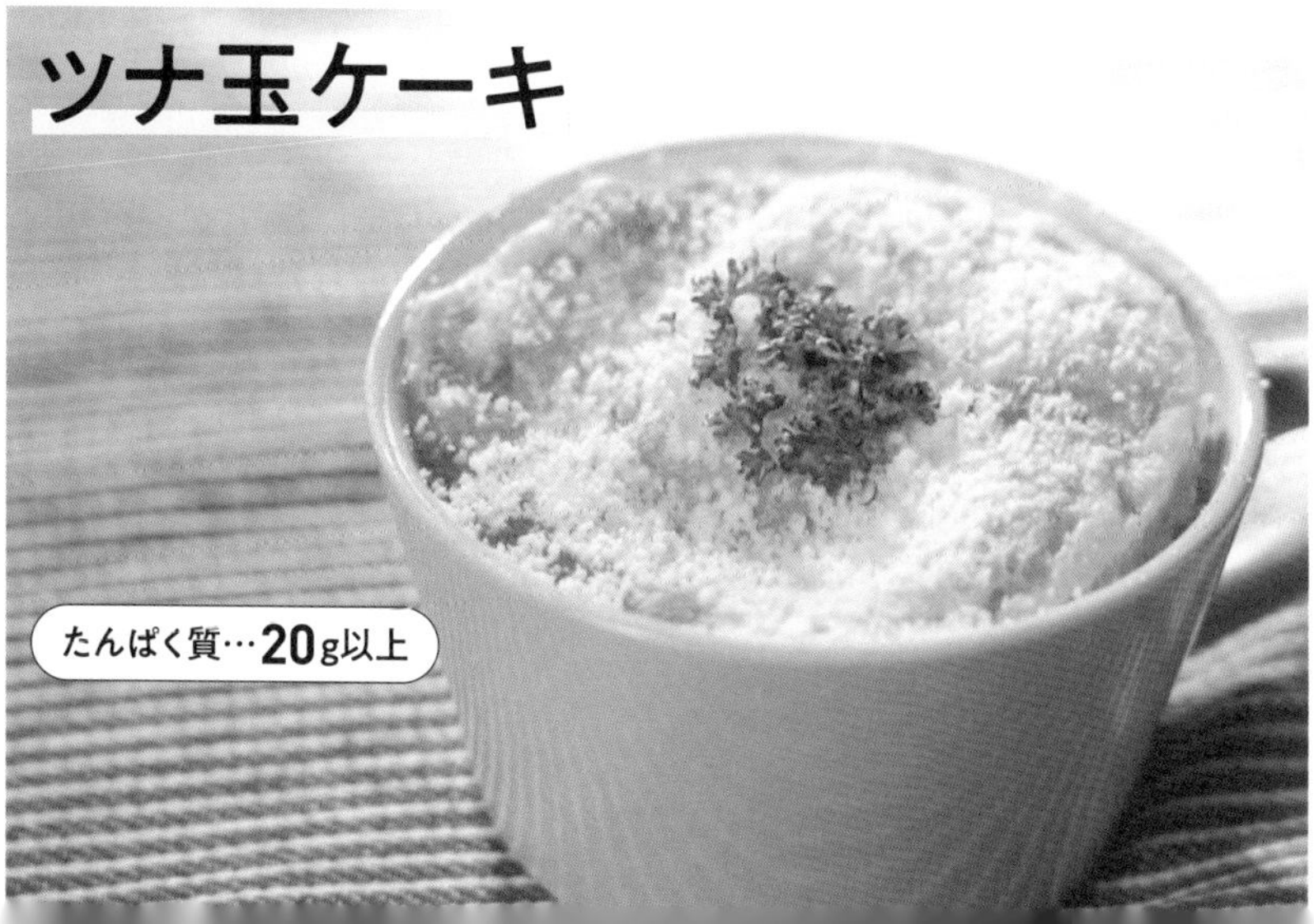

材料（1人分）

ツナ缶……1缶　卵……1個
ホットケーキミックス……50g
牛乳……大さじ1
チーズ……山盛り大さじ1
パセリ……適量

作り方

1 器にホットケーキミックス、卵、牛乳を入れてダマがなくなるまでかき混ぜる。
2 さらに、ツナとチーズを混ぜ、電子レンジ（600W）で3分程度温めて、お好みでパセリをのせて完成。

魚肉たんぱく質についてのQ&A

教えてくれた人

立命館大学スポーツ健康
科学部教授
藤田 聡さん

Q たんぱく質をとりすぎると、弊害はありますか

A たんぱく質は、糖質や脂質と比べると、脂肪になりにくいという特徴があります。もちろん、とりすぎるとどれも最終的には脂肪になってしまいます。日本人の食事摂取基準での1日の摂取目標量は、体重1kg当たり、2g程度であれば問題ないといわれています。体重50kgの人であれば、100gということになります。とはいえ、一般的な食事でたんぱく質をとりすぎるということは、ほとんどありません。

ただし、腎臓の機能が低下している方や、疾患を抱えている方は、たんぱく質の摂取に制限がかかっている場合がありますので、主治医と相談のうえ、必要量を摂取するようにしてください。

Q 動物性と植物性ではどちらがよいですか

A 大切なのは、どちらもバランスよくとること。その理由として、植物性のたんぱく質、たとえば大豆などには食物繊維が豊富に含まれていて、腸内環境を整えてくれる働きもあります。また、大豆などは脂肪が少ないため、カロリーを気にしている方には植物性たんぱく質を活用してもらえればと思います。ただし、植物性たんぱく質の場合、消化吸収効率（DIAAS）が低いという面が。吸収率の高い動物性とバランスよくとることがよいのです。

Q プロテインのような飲み物でも大丈夫ですか固形物でないとダメでしょうか

A プロテインは、たんぱく質だけを抽出した食品です。ほかの栄養素がほとんど入っていないので、栄養のために基本的には3食の食事で摂取するのがよいでしょう。そのうえで、足りていないたんぱく質量をプロテインで補うという活用法がよいかと思います。

Q ちくわの磯辺揚げが大好きなのですが、油で揚げるとたんぱく質が壊れてしまいますか

A たんぱく質は、熱で変性することはありますが、体に吸収される際は、アミノ酸として吸収されるので、加熱することは問題ありません。ただし、油が表面についていると、体に吸収される速度が緩やかになり、DIAASが低くなるので、たんぱく質を作りにくくなります。

Q たんぱく質は、やせるのにも必要ですか。

A たんぱく質は、やせるためにも、筋肉をつけるためにも、とても効率的な栄養素です。その理由として、1つ目は、たんぱく質をとると間食が減るからです。ある研究によると、「朝にしっかりたんぱく質をとった人は、1日の摂取カロリーが減った」という報告があります。2つ目は、筋肉がつきやすい、という点です。しかも夜よりも朝にたんぱく質を足したほうが、筋肉がつきやすいことがわかっています。筋肉がつくということは、代謝がアップするということ。1日の消費カロリーが増えて、いわゆる「太りにくい」体質になり、肥満予防効果が期待できるといえます。

Q たんぱく質の量が足りているか知りたい

A 目安となる簡単なチェック方法があります。それが「指わっかテスト」。まずイスに腰かけて、両手の親指とひと指し指で、わっかを作ります。このわっかで、ご自身の片脚のふくらはぎのいちばん太いところを囲ってみて、両方の親指とひと指し指が触れてしまう場合は、筋肉量が少なく、たんぱく質の摂取量が少ない、もしくは運動量が少ない可能性が。じつは体の全身の筋肉の量と、ふくらはぎの太さは関係しており、ふくらはぎの太さはひとつの指標となるのです。

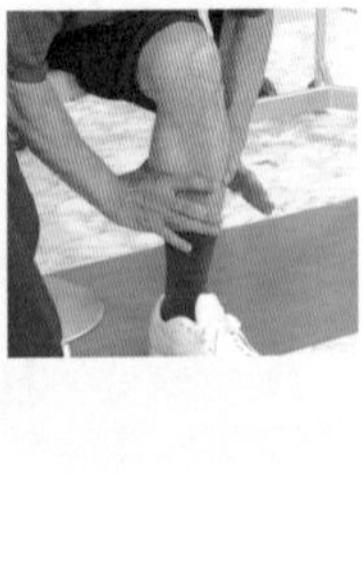

【特別収録】

めざせ合計 20g 以上

朝たんぱく質カードで 朝のたんぱく質量を簡単チェック

冷え症改善、目覚めスッキリ、疲れがとれる「朝たんぱく質しっかり生活」のススメ。
朝ごはんに食べる食品以外にも、日頃食べる機会が多い食品のたんぱく質を、わかりやすくカードにしました。
楽しみながら、しっかりたんぱく質補給にチャレンジしてみてください。

朝たんぱく質カードの使い方

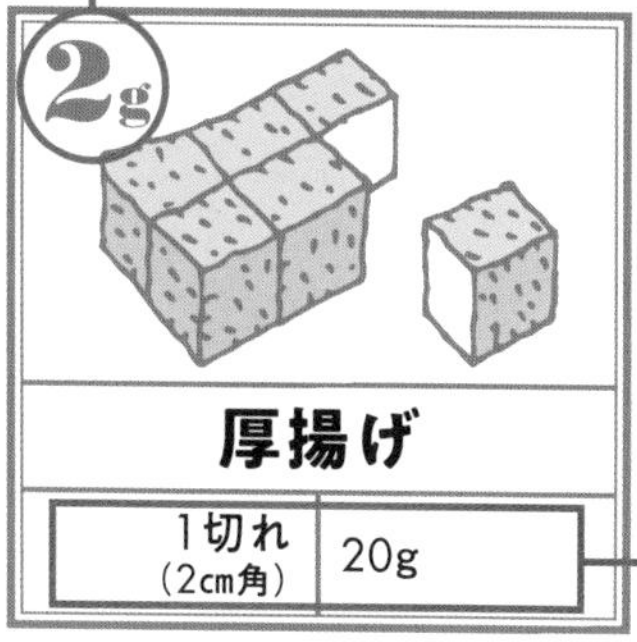

たんぱく質量の目安
カードに書かれた分量の食品に含まれる、たんぱく質の量の目安です。

食品の分量の目安
一般的にとりやすい量と、重さにするとどのくらいかを示してあります。

色ごとに食品群を区別
カードの色はそれぞれ以下の食品群を示しています。

炭水化物 / 肉類 / 卵 / 乳製品・豆類 / 魚類

1. ふだんの朝食でとっている食品のカードを選ぶ。
2. 左上に書いてある数字を足す。
3. 合計が20gになるように、カードを選んでプラスする。

※食事全体の栄養バランスが重要です。カードの色をバランスよくとることに加え、野菜などもしっかりとるように心がけましょう。
※腎臓の持病などがある場合は、医師や管理栄養士に相談しながら、たんぱく質の摂取量を決めてください。

組み合わせ例

ふだん朝食をとらない人でも、まずは10gから

朝のたんぱく質は20gとるのが理想的ですが、ふだん朝食を食べない人でも、まずは10gとるだけでも筋肉増加にいい影響があると考えられます。また、日本人の一般的な朝食に含まれるたんぱく質は約10gといわれます。そのため、ふだんから朝食を食べている人は、そこに10gのたんぱく質を足すことを意識してみてください。

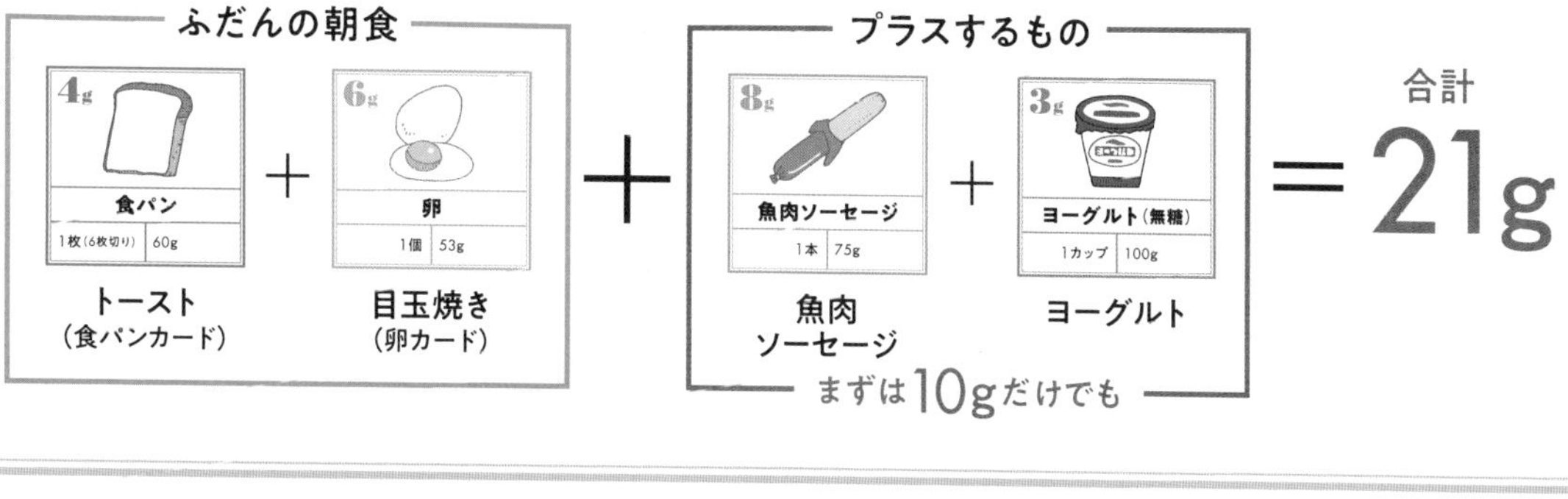

※P47～55の記事は、番組の放送内容に、当社刊行物『NHKガッテン!』に掲載した記事と編集部独自の取材を加えて構成した、編集部責任編集の記事となります。

コピーして、破線で切り取ってお使いください。

冷え症改善！
目覚めスッキリ！
疲れがとれる！

めざせ！たんぱく質20g以上！

特製朝たんぱく質カード

全86枚

オリジナル
「朝たんぱく質カード」
が作れる
フォーマット付き
※55ページをご覧ください。

番組で紹介した「朝食にとるたんぱく質量の目安表」を、
さらに充実させてカード化しました。
朝だけでなく、毎日の効果的なたんぱく質補給に、ぜひお役立てください。

※カードの使い方は、47ページをご覧ください。<48～55ページをコピーして、カードごとに破線で切り取ってお使いください>

※たんぱく質量は、あくまで目安の量となります。

監修◎愛国学園短期大学 准教授・管理栄養士　古谷彰子さん　イラスト◎小島サエキチ

2g

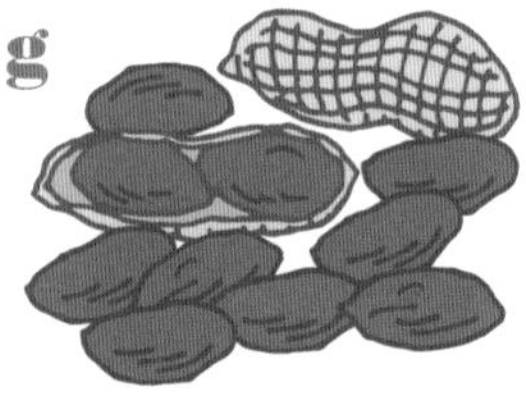

ピーナッツ

大きめ10粒　9g

2g

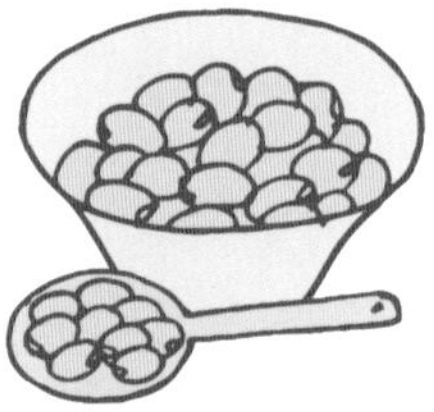

水煮大豆

大さじ1杯　15g

乳製品・豆類のたんぱく質カード（20枚）

3g

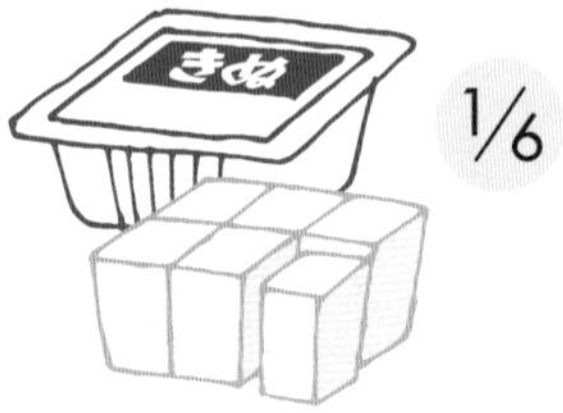

豆腐（絹）

1/6丁　50g

3g

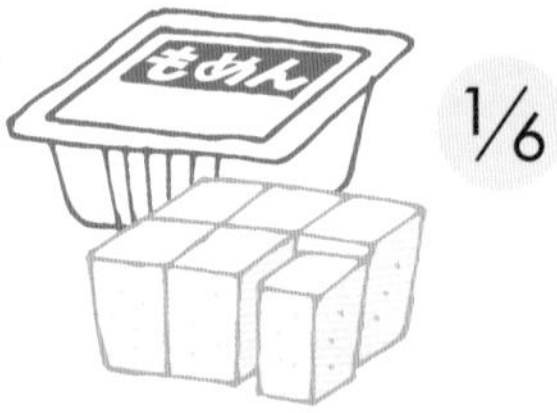

豆腐（木綿）

1/6丁　50g

2g

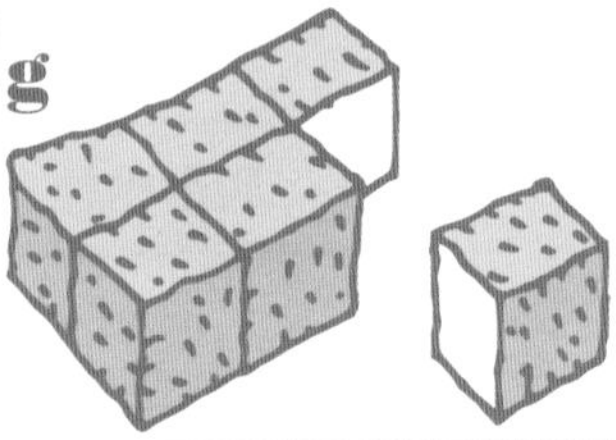

厚揚げ

1切れ（2cm角）　20g

3g

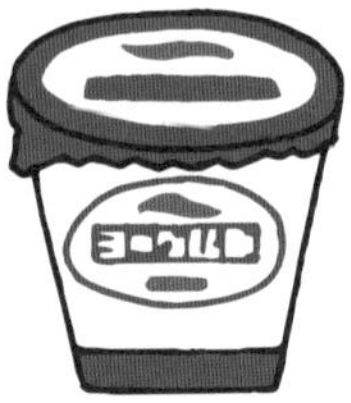

ヨーグルト（無糖）

1カップ　100g

6g

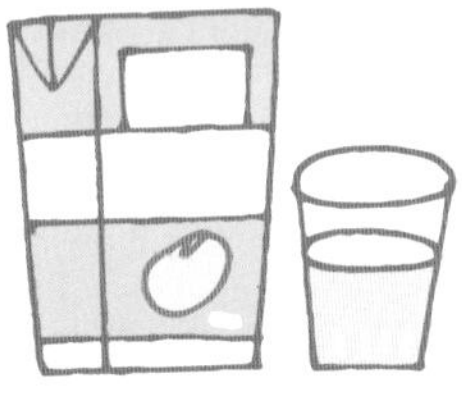

豆乳

コップ1杯　200g

4g

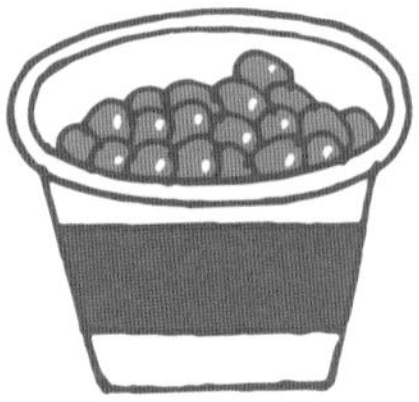

納豆

1パック（ミニカップ）　30g

15g

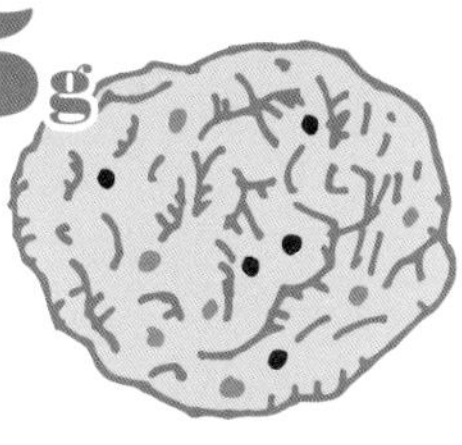

がんもどき

1個	100g

4g

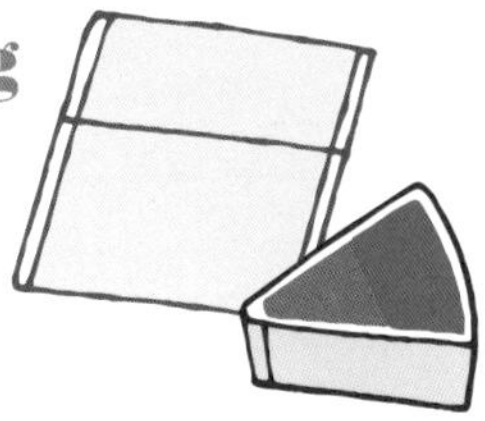

チーズ

スライス1枚 6P1個	18g

6g

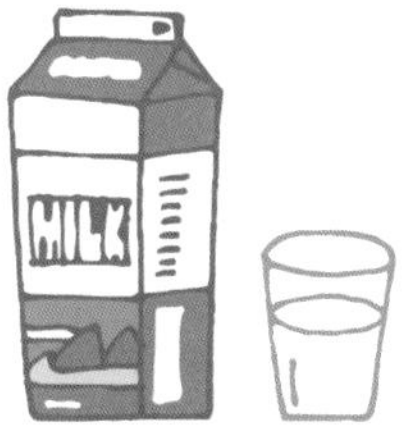

牛乳

軽くコップ1杯	200g

1g

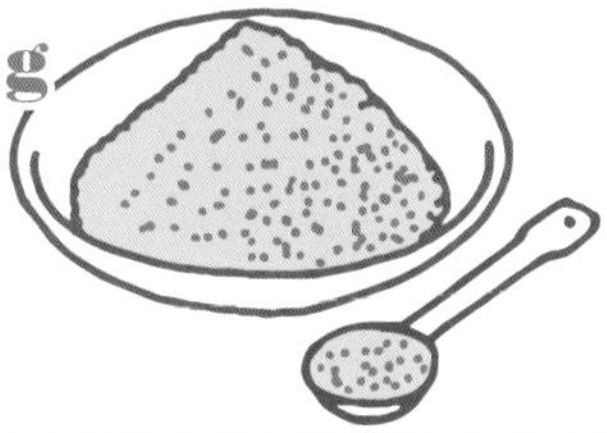

きな粉

大さじ1	9g

7g

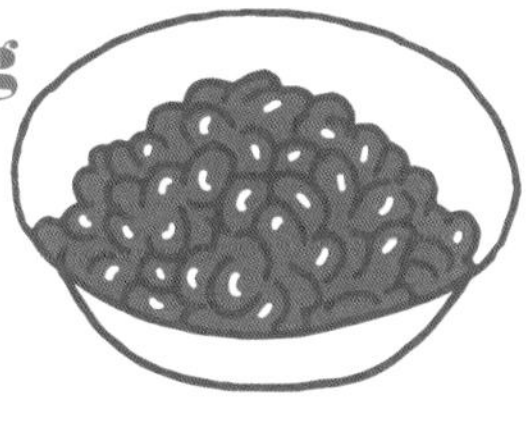

あずき（ゆで）

1/2カップ	100g

9g

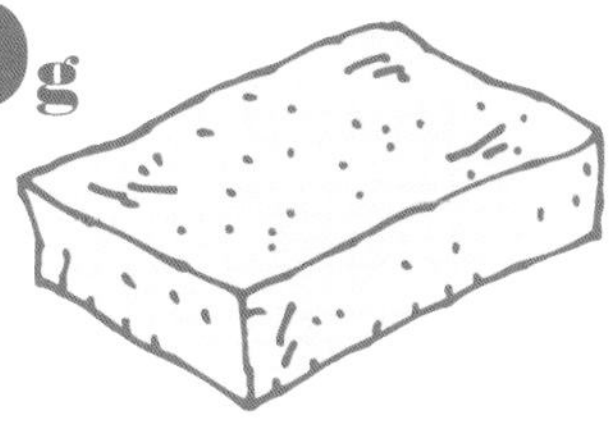

高野豆腐

1個（乾燥）	18g

10g

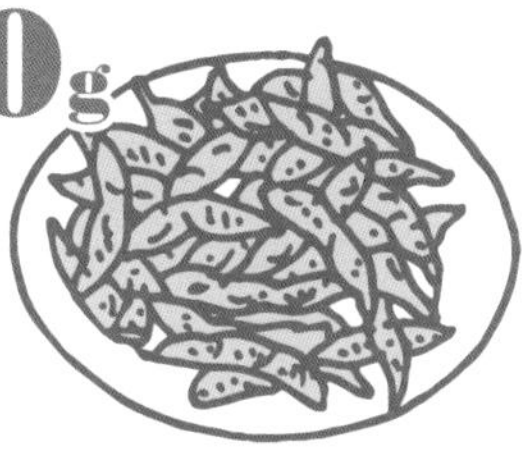

えだまめ

1/2カップ	100g

9g

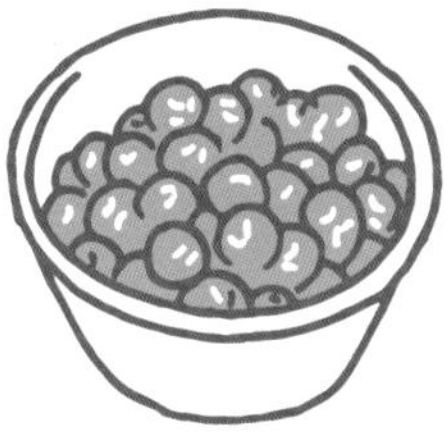

グリーンピース

1/2カップ	100g

0.2g

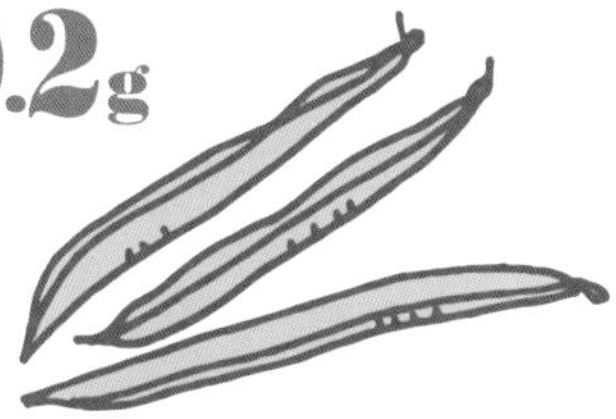

さやいんげん

3本	20g

3g

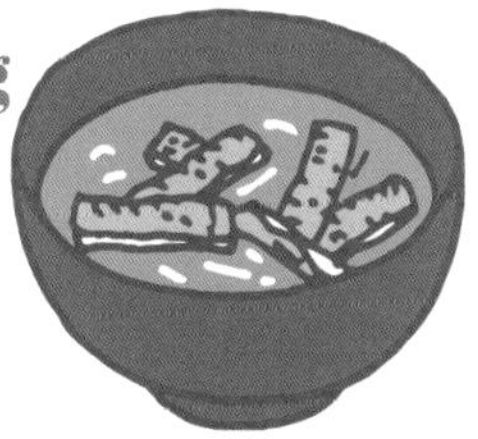

油揚げのみそ汁

1杯	190g

3g

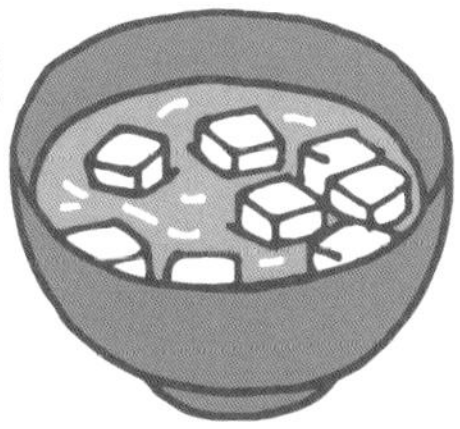

豆腐のみそ汁

1杯	190g

0.6g

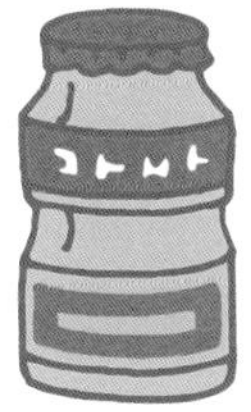

乳酸菌飲料

1本	70g

＜コピーして、破線で切り取ってお使いください。

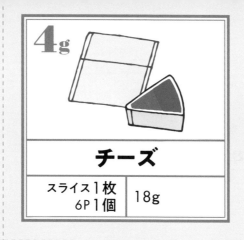

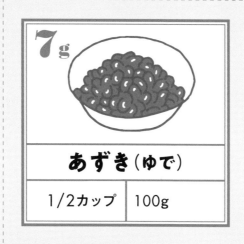

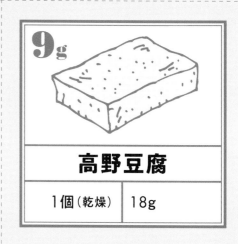

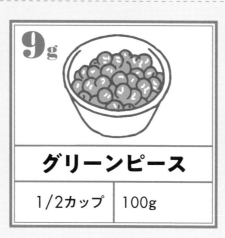

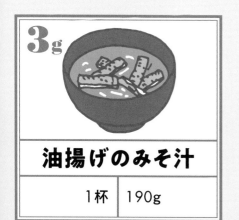

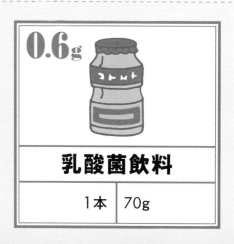

コピーして、破線で切り取ってお使いください。

魚類のたんぱく質カード（20枚）

12g

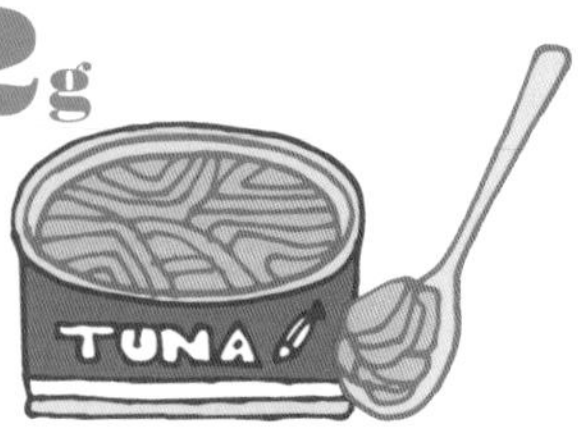

ツナ缶

小1缶	80g

10g

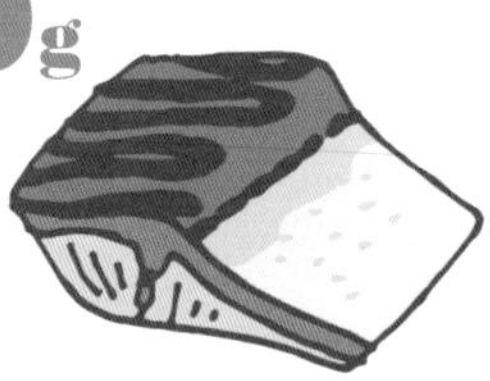

さば

1切れ	55g

2g

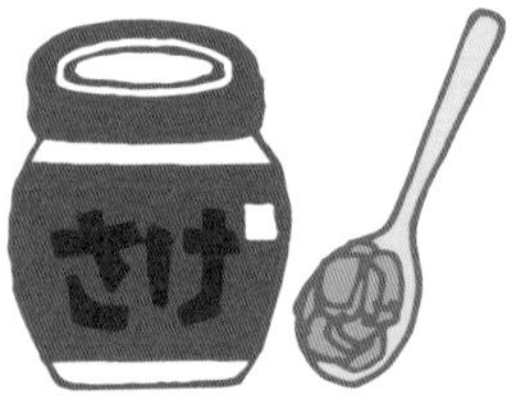

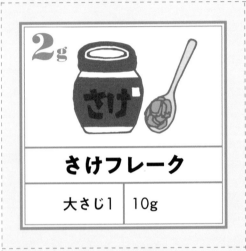

さけフレーク

大さじ1	10g

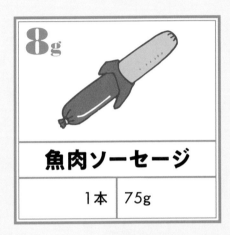

8g

魚肉ソーセージ

1本	75g

4g

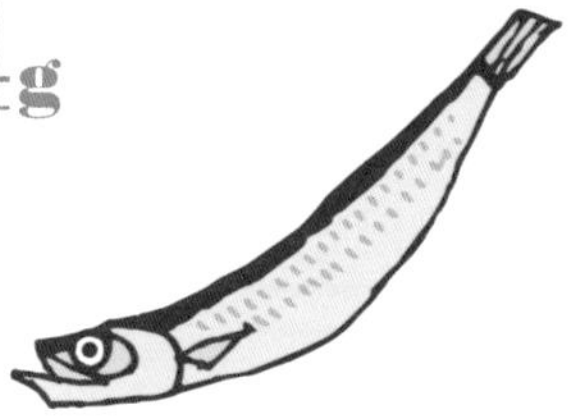

ししゃも

1本	18g

4g

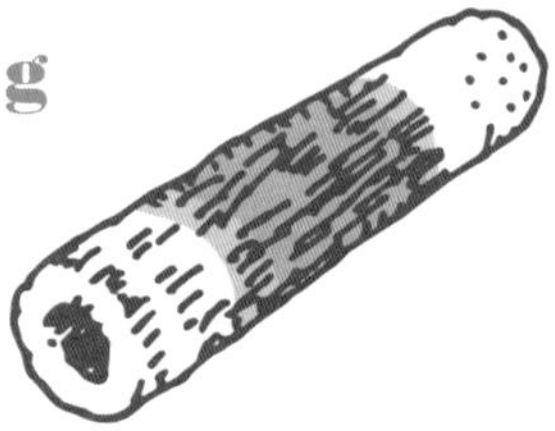

ちくわ

1本	30g

3g

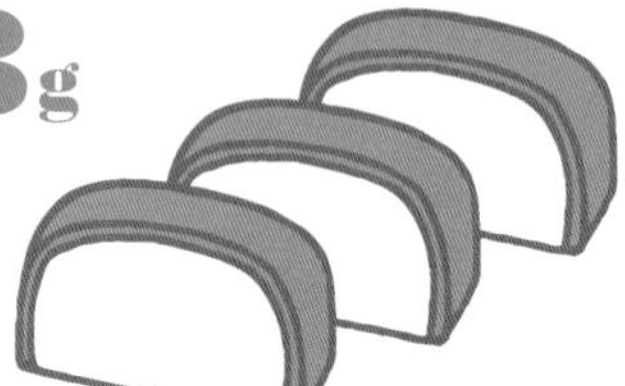

かまぼこ

3切れ	20g

14g

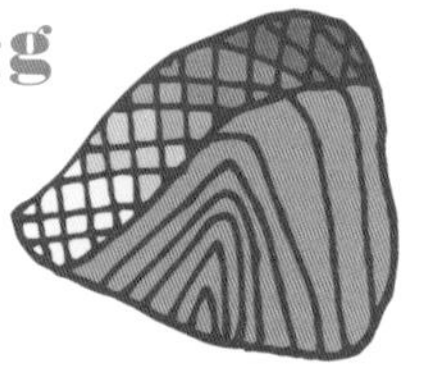

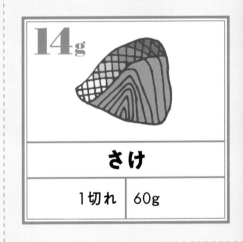

さけ

1切れ	60g

3g

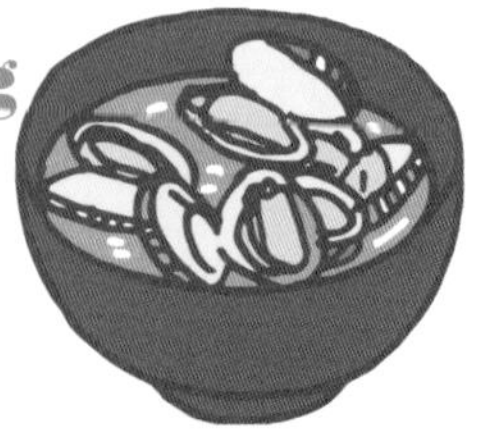

あさりのみそ汁

1杯	211g

6g

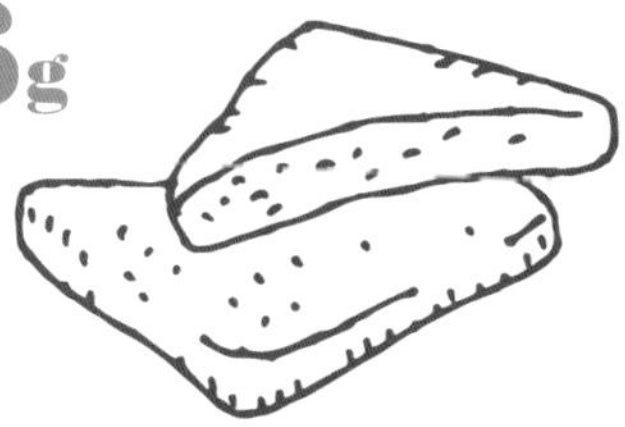

はんぺん

小1枚	60g

4g

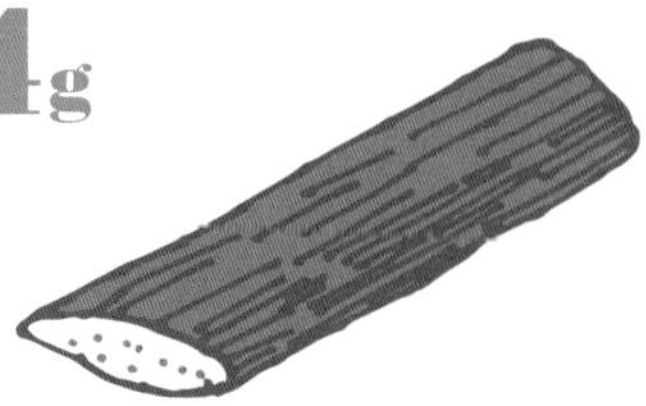

かにかまぼこ

1本	15g

コピーして、破線で切り取ってお使いください。

14g

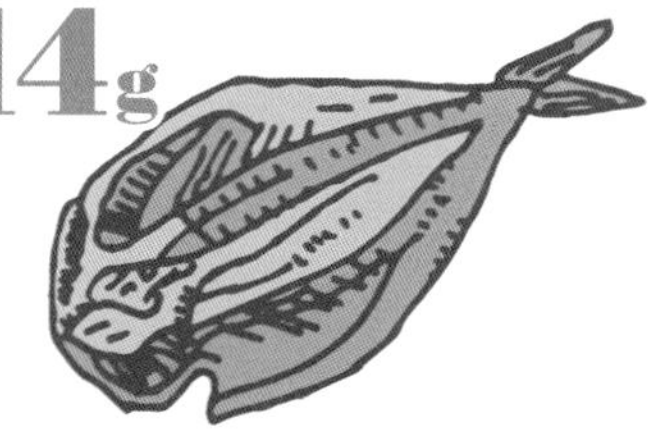

あじ（干物）

1枚	65g

11g

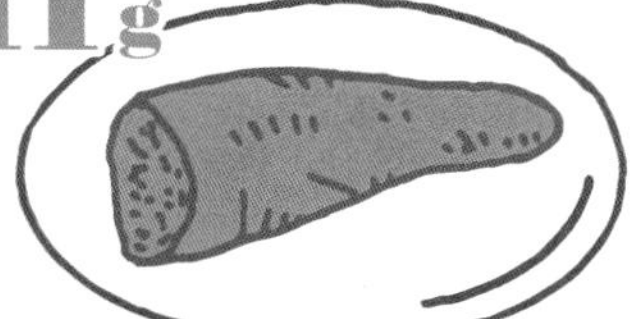

たらこ

1/2腹	50g

5g

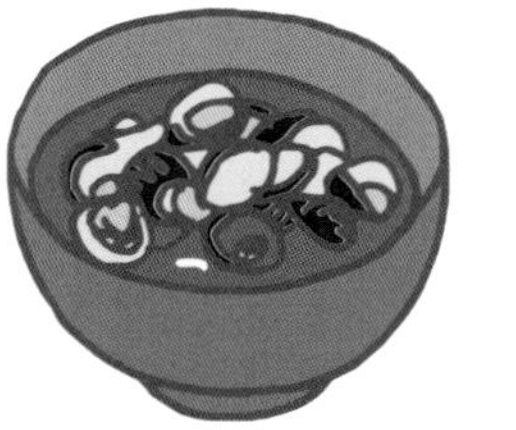

しじみのみそ汁

1杯	212g

9g

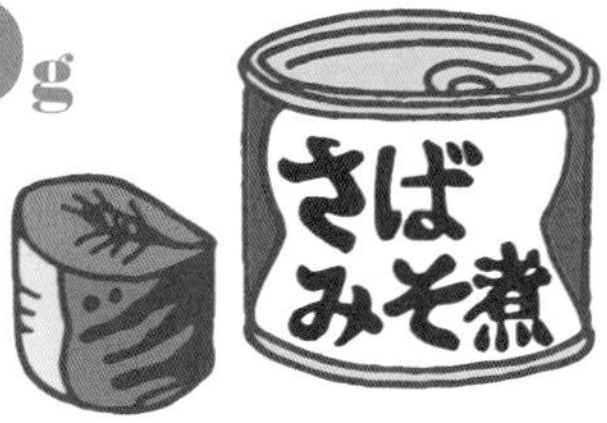

さば（みそ煮缶）

1/3缶	66g

10g

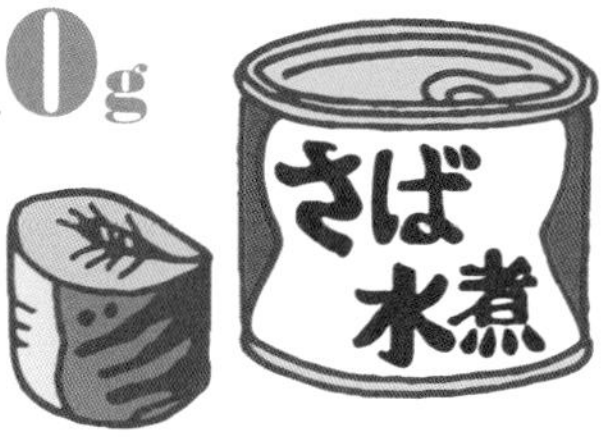

さば（水煮缶）

1/3缶	60g

2g

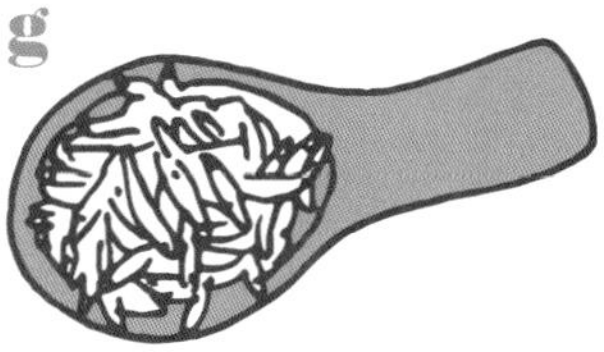

しらす干し

大さじ1	5g

12g

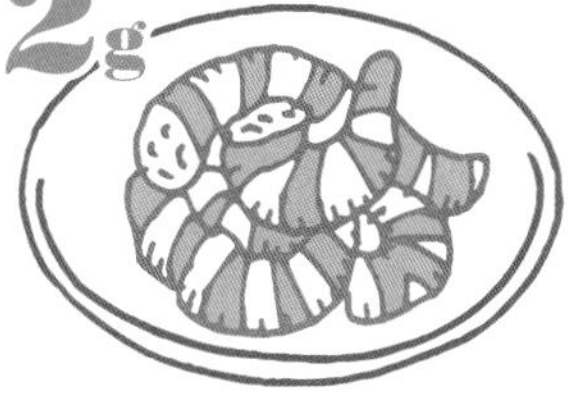

えび

5尾	50g

9g

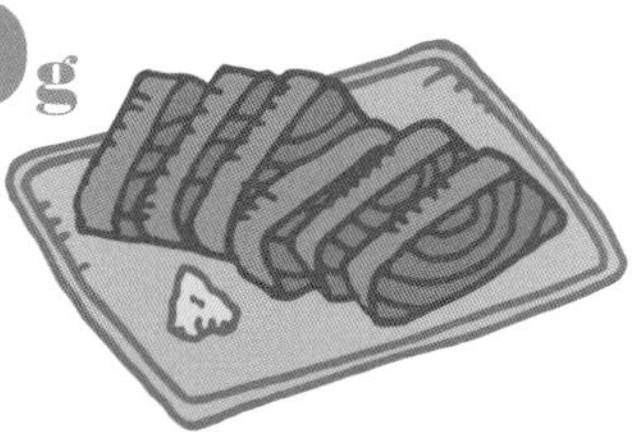

まぐろ刺身（赤身）

1食分	60g

2g

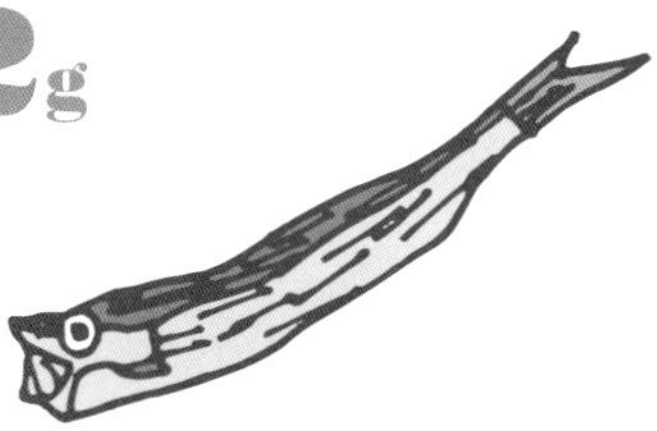

めざし

1尾	10g

3g

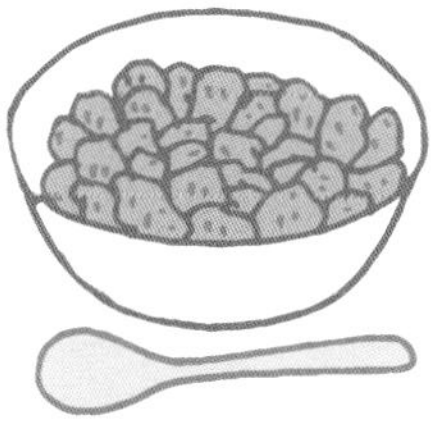

コーンフレーク（無糖）

1食	40g

3g

白米

1膳	150g

炭水化物のたんぱく質カード（26枚）

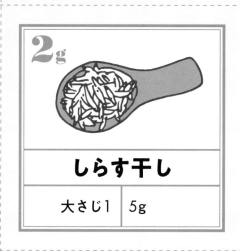

コピーして、破線で切り取ってお使いください。

4g

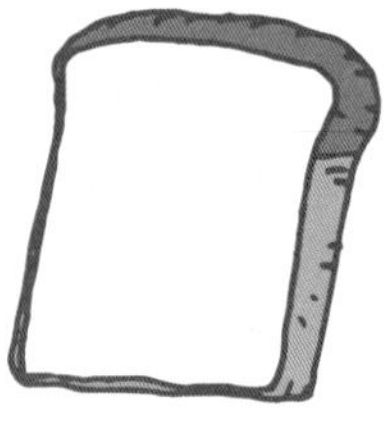

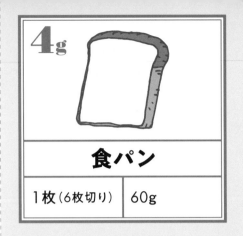

食パン

1枚（6枚切り）	60g

4g

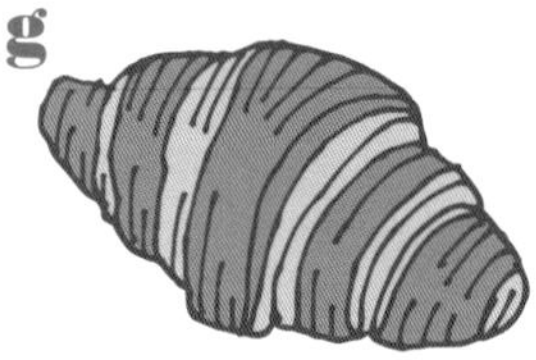

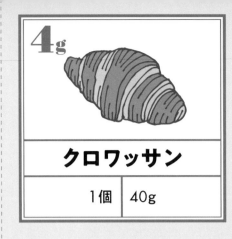

クロワッサン

1個	40g

4g

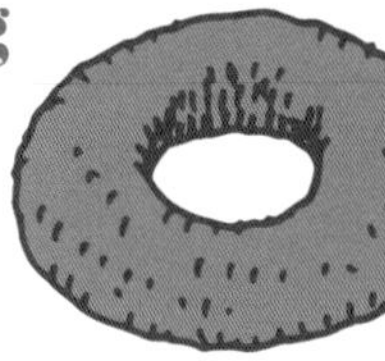

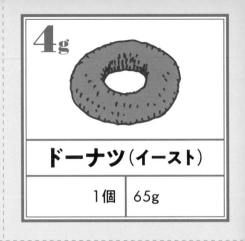

ドーナツ（イースト）

1個	65g

7g

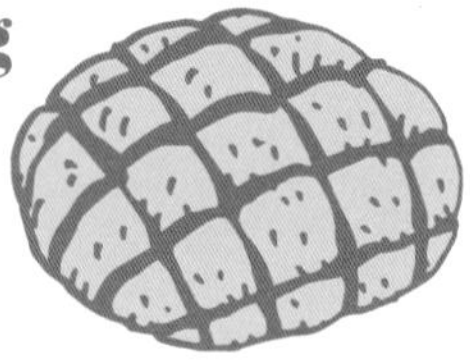

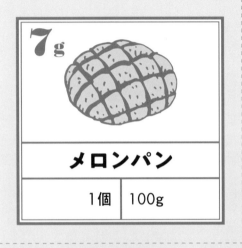

メロンパン

1個	100g

4g

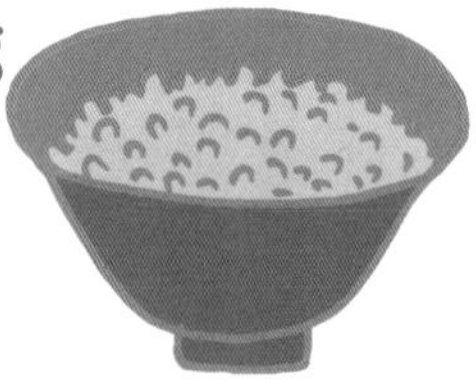

玄米ご飯

1膳	150g

4g

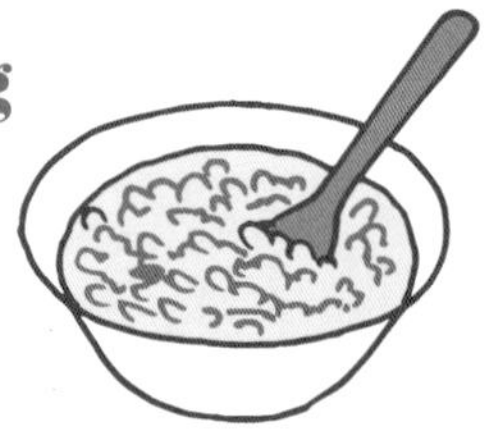

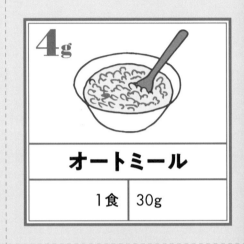

オートミール

1食	30g

6g

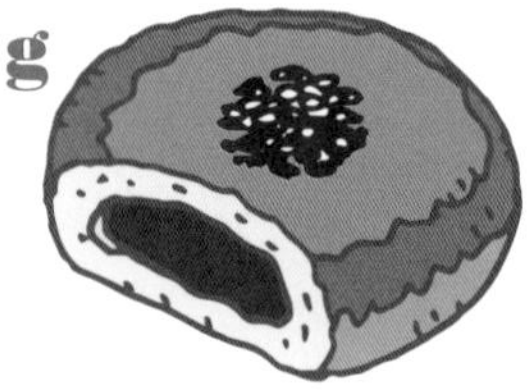

あんぱん

1個	100g

3g

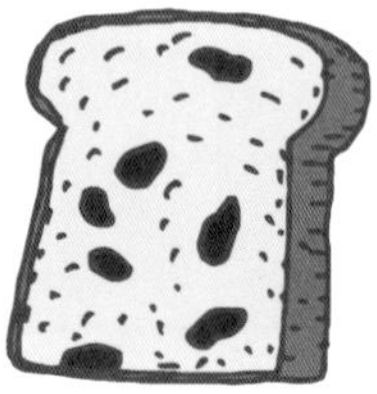

レーズンパン

1枚	40g

4.6g

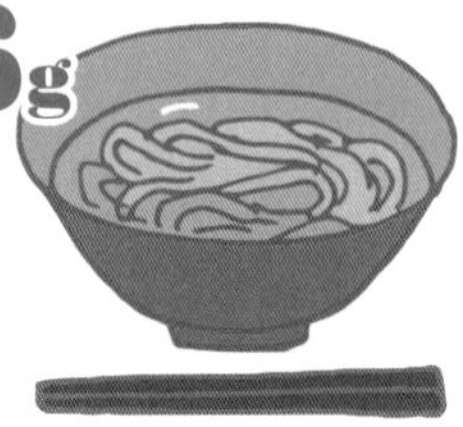

うどん

1玉	200g

1.5g

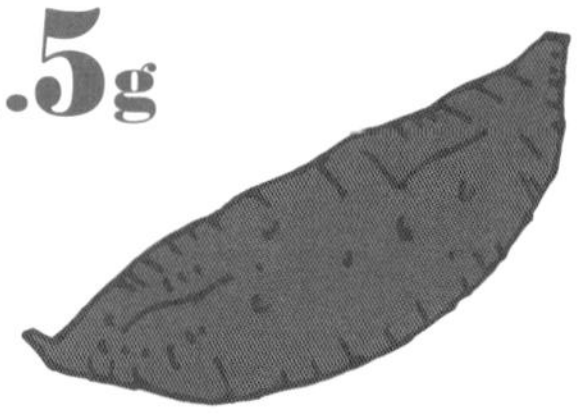

さつまいも

1本	200g

1.5g

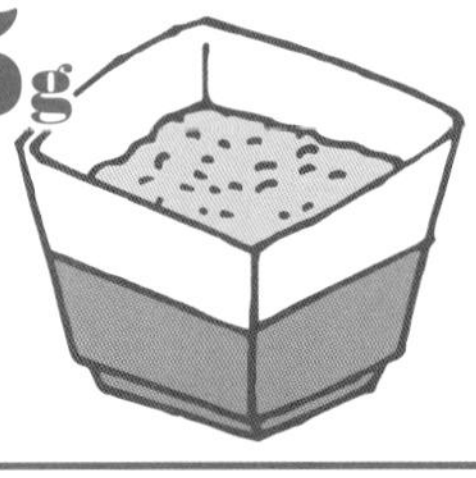

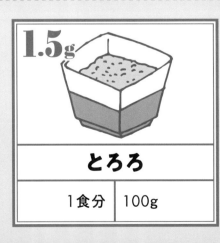

とろろ

1食分	100g

2g

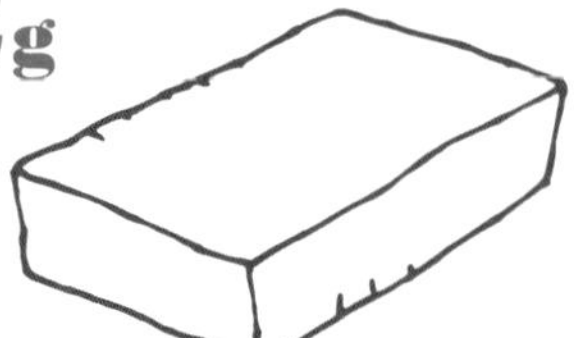

もち

1個	50g

コピーして、破線で切り取ってお使いください。

9g

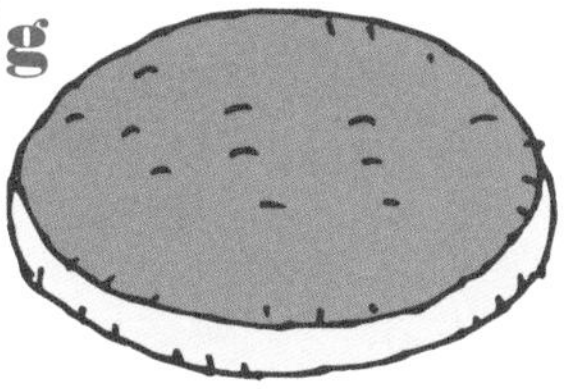

パンケーキ

1枚 120g

3g

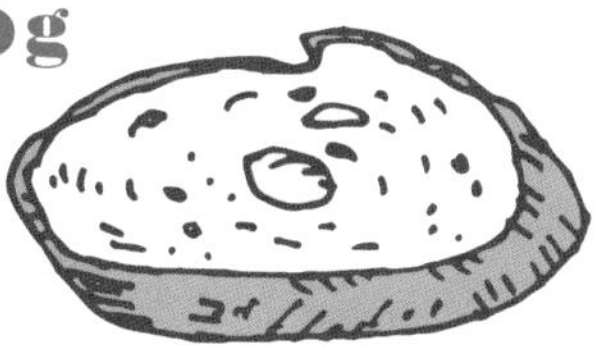

フランスパン

1切れ 30g

2g

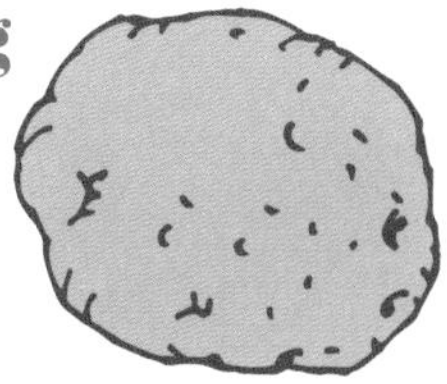

じゃがいも

1個 130g

6g

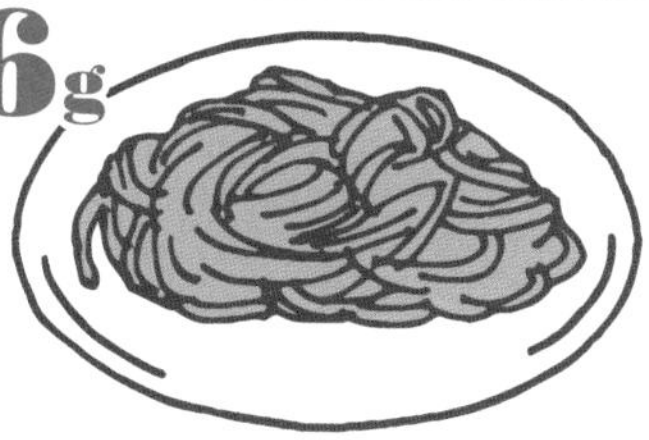

そば

1玉 160g

8g

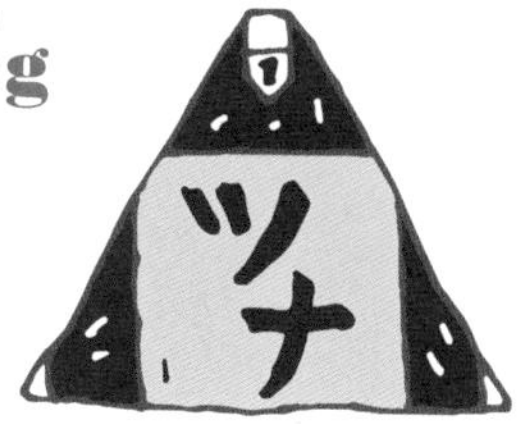

ツナマヨのおにぎり

1個 121g

4g

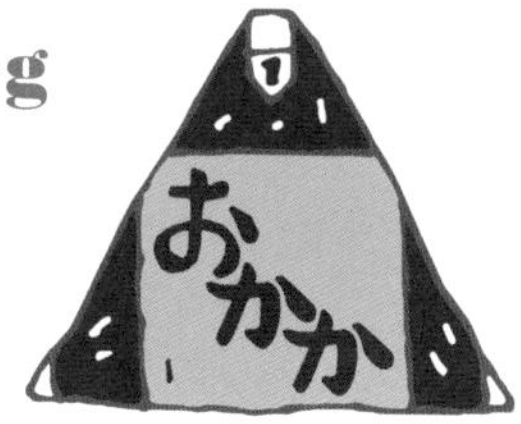

おかかのおにぎり

1個 107g

10g

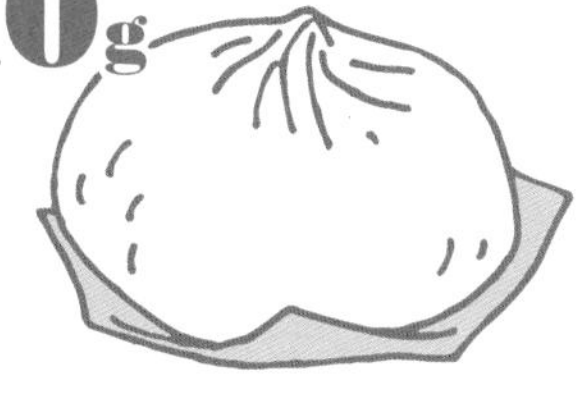

肉まん

1個 110g

12g

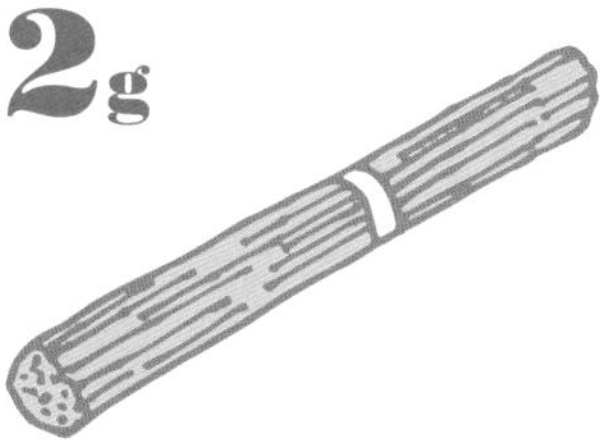

スパゲッティー（乾麺）

1食分 220g

11g

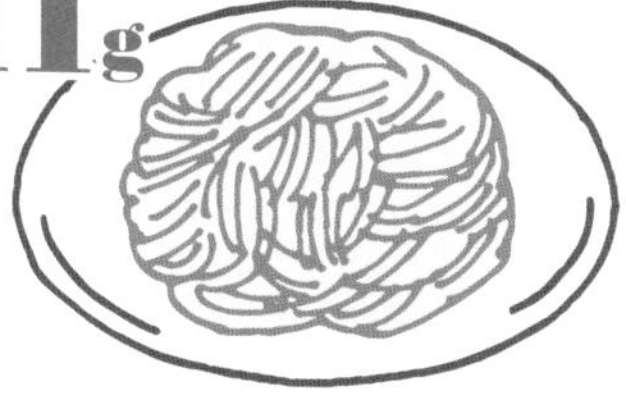

中華麺

1玉 230g

10g

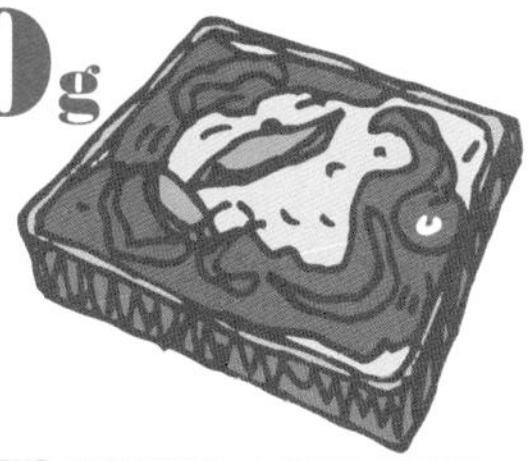

ピザトースト

1枚 121g

7g

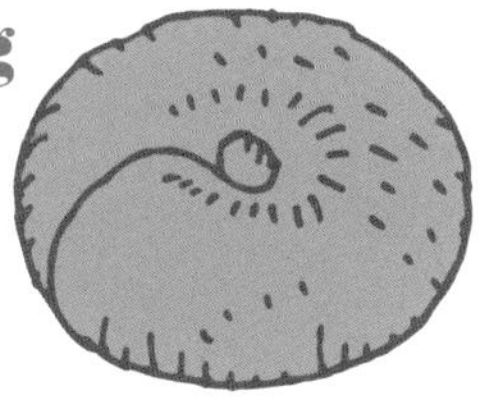

ベーグル

1個 90g

11g

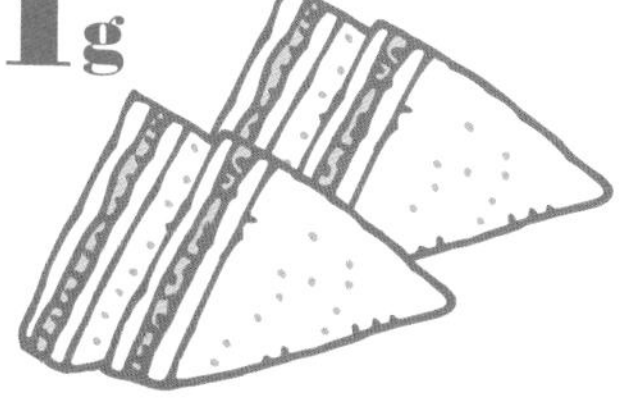

ツナサンド

4切れ 150g

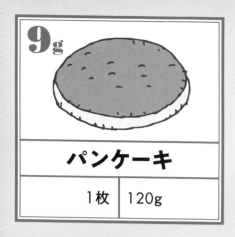

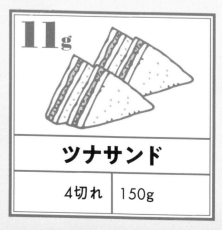

コピーして、破線で切り取ってお使いください。

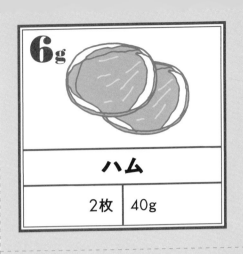

6g

ハム

2枚 40g

2g

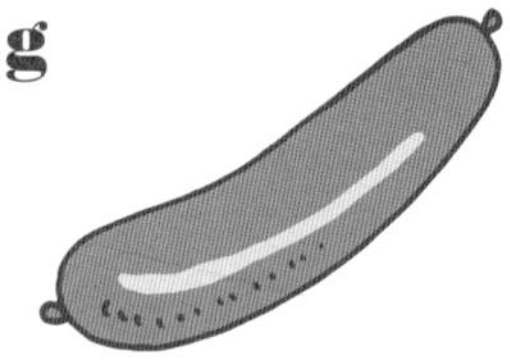

ソーセージ

1本 20g

肉類のたんぱく質カード（8枚）

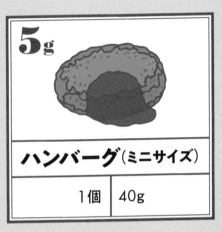

5g

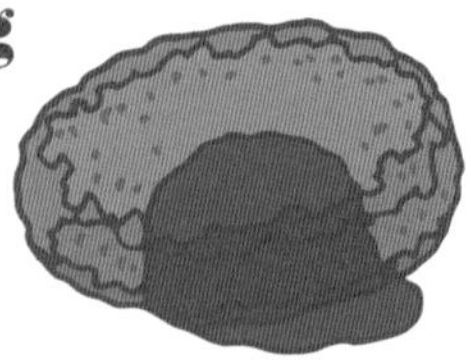

ハンバーグ（ミニサイズ）

1個 40g

5g

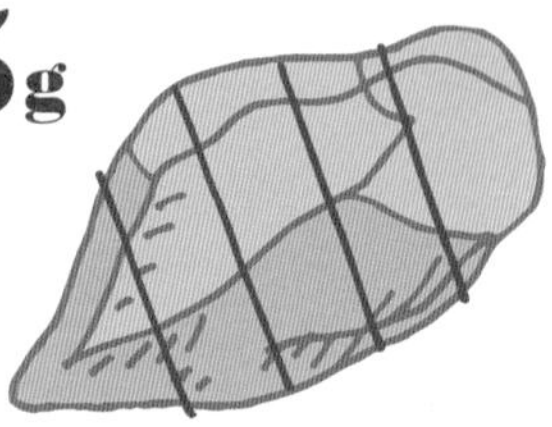

鶏むね肉

1/5枚 16g

2g

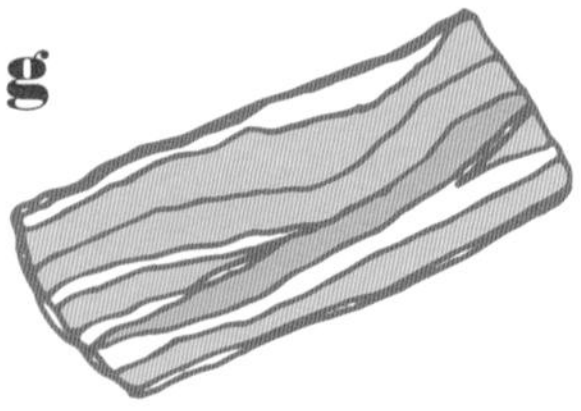

ベーコン

1枚 17g

9g

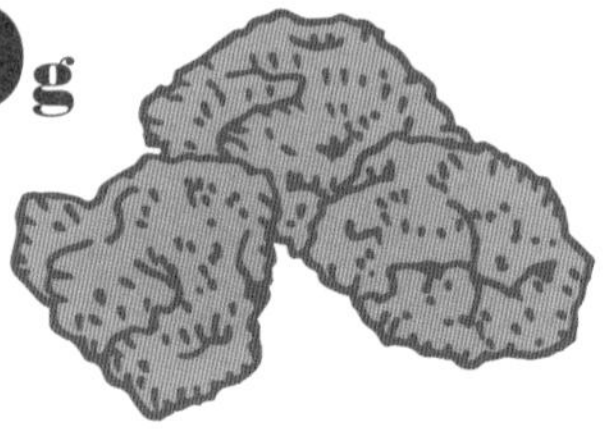

から揚げ

2～3個 45g

7g

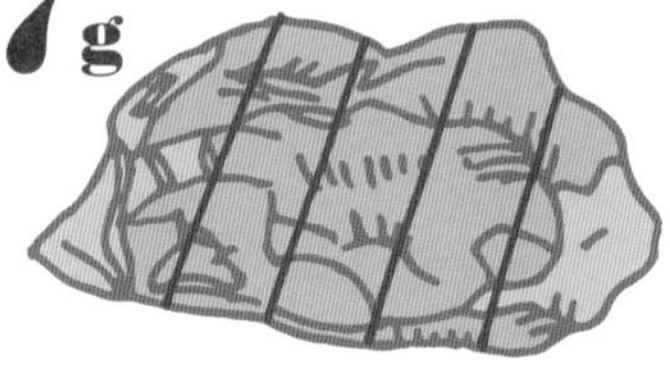

鶏もも肉

1/5枚 30g

11g

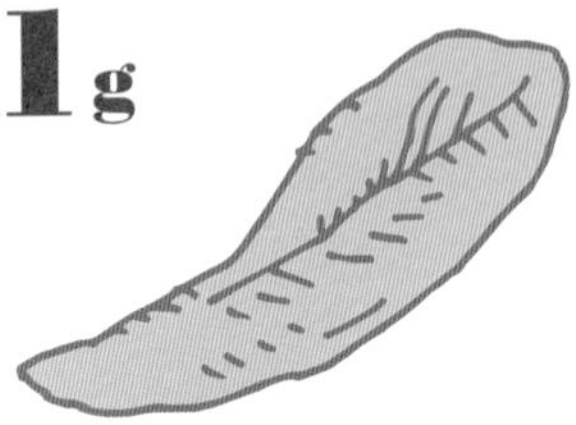

鶏ささみ

1本 40g

2g

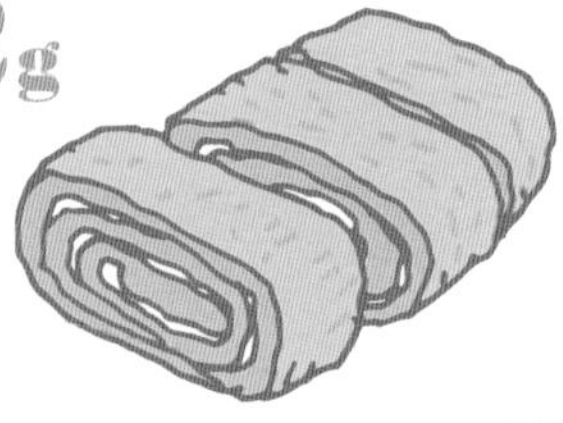

卵焼き（厚焼き）

1切れ（卵1/3個） 17.3g

6g

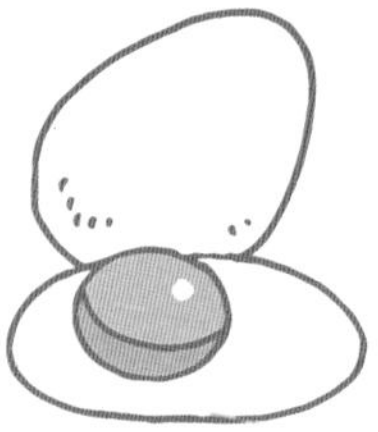

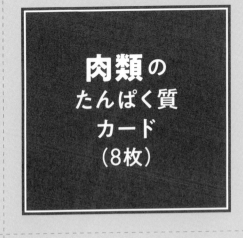

卵

1個 53g

卵のたんぱく質カード（6枚）

コピーして、破線で切り取ってお使いください。

4.5g

プリン

1個	114g

11g

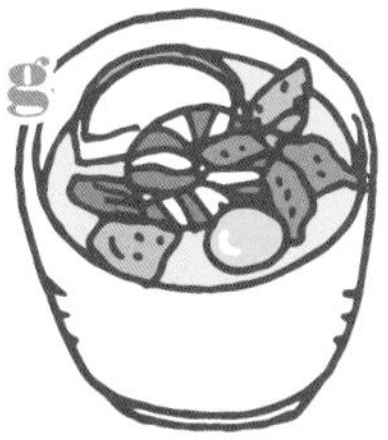

茶碗蒸し

1杯	192g

1g

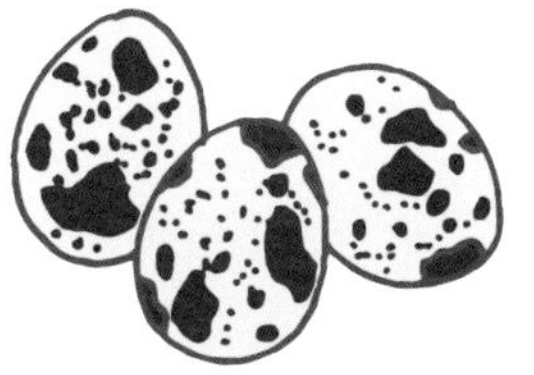

うずら卵

3個	10g

オリジナル朝たんぱく質カードの作り方

同じ食材でも、商品によってたんぱく質量が異なることも。パッケージの裏面などを参考に、自分がよく口にする食品の情報を書き込んで、自分だけのカードを作ってみましょう。

記入例

10.2g …… 含まれるたんぱく質量

ギリシャヨーグルト（無糖） …… 食品の名前

100g …… 分量（大きさ、重さなどの目安）

メモ

99kcal
塩分0.09g …… メモ（カロリーや塩分量など）

5g

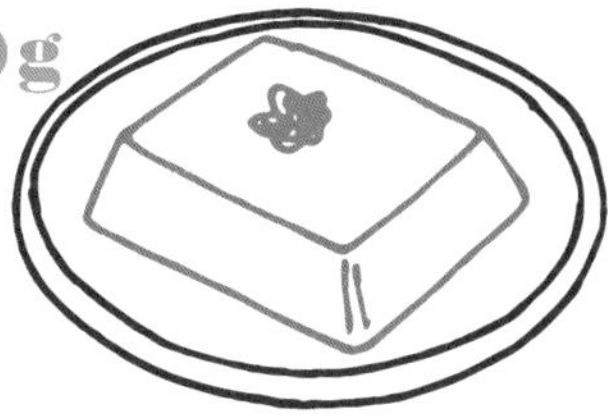

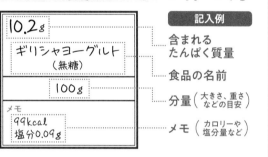

卵豆腐

1個	111g

メモ

メモ

メモ

メモ

メモ

メモ

第3章

運動が苦手な人でもできる!
代謝をよくする暮らし

コロナ禍以降、在宅勤務や自粛生活などで代謝が落ちたことを実感している人が増えています。

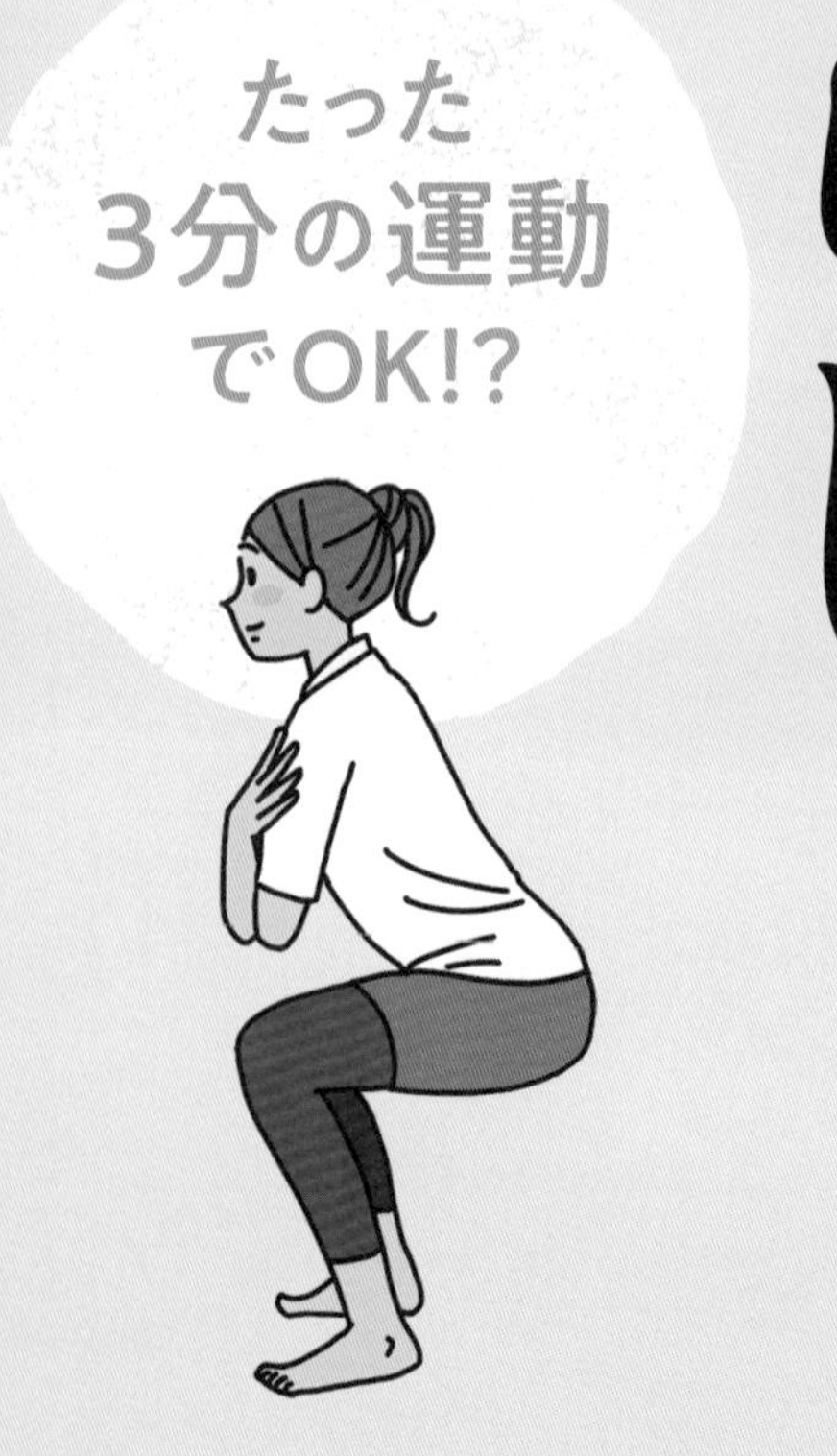
たった
3分の運動
でOK!?

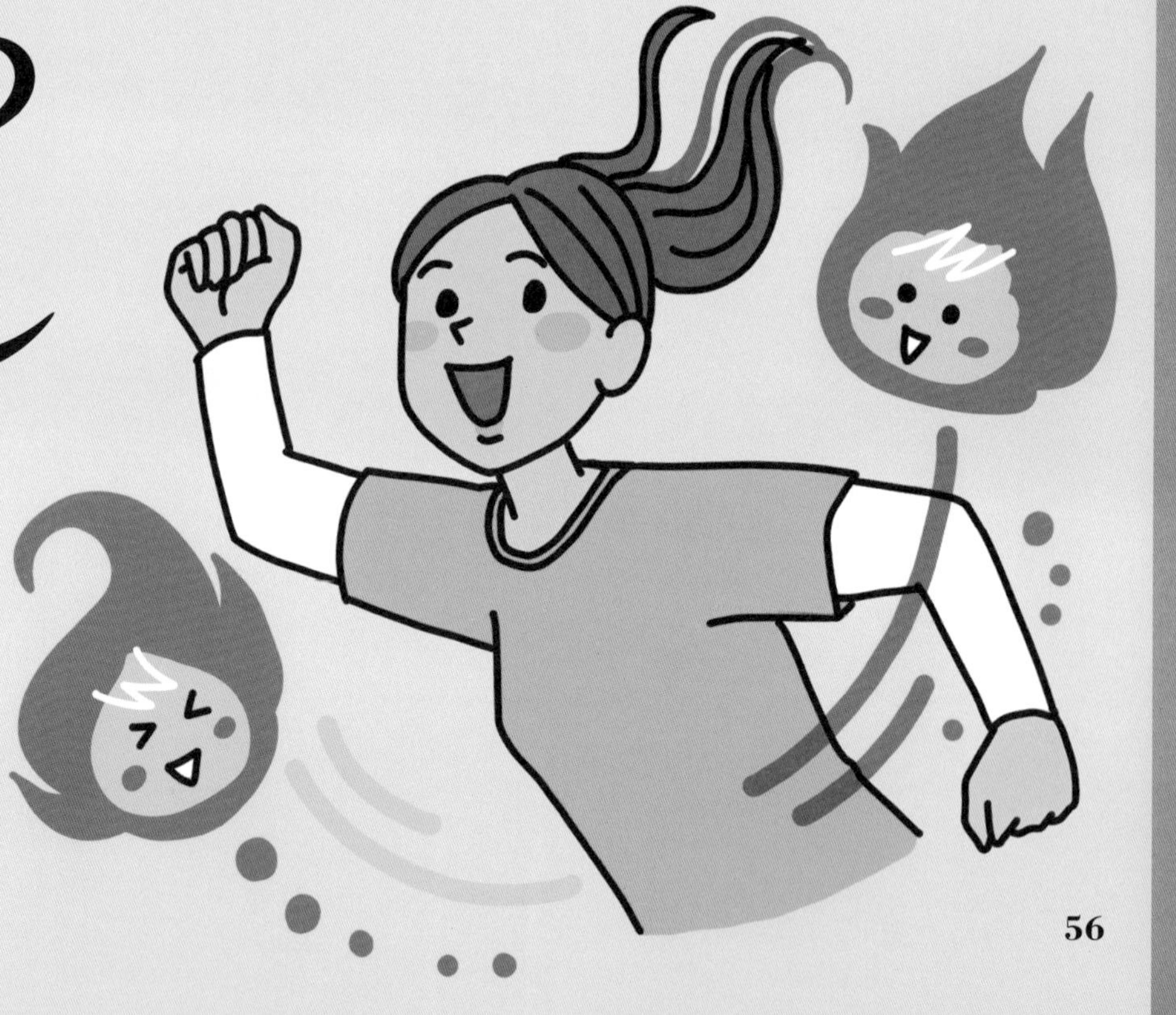

そこで、代謝のスペシャリストに聞いた、
代謝をアップさせる方法をご紹介。
運動はちょっと苦手という人でも
実践しやすい方法も
併せてお伝えします。

そもそも、代謝とは？

よく、「汗をかく人は代謝がいい」
と思われていますが、
汗をかくこととエネルギー消費量の問題は
必ずしも関係しているわけではありません。
重要なのは、体を動かして汗をかいて、
エネルギー消費量を増加させること。
これが代謝アップにつながります。

■エネルギー消費量の内訳

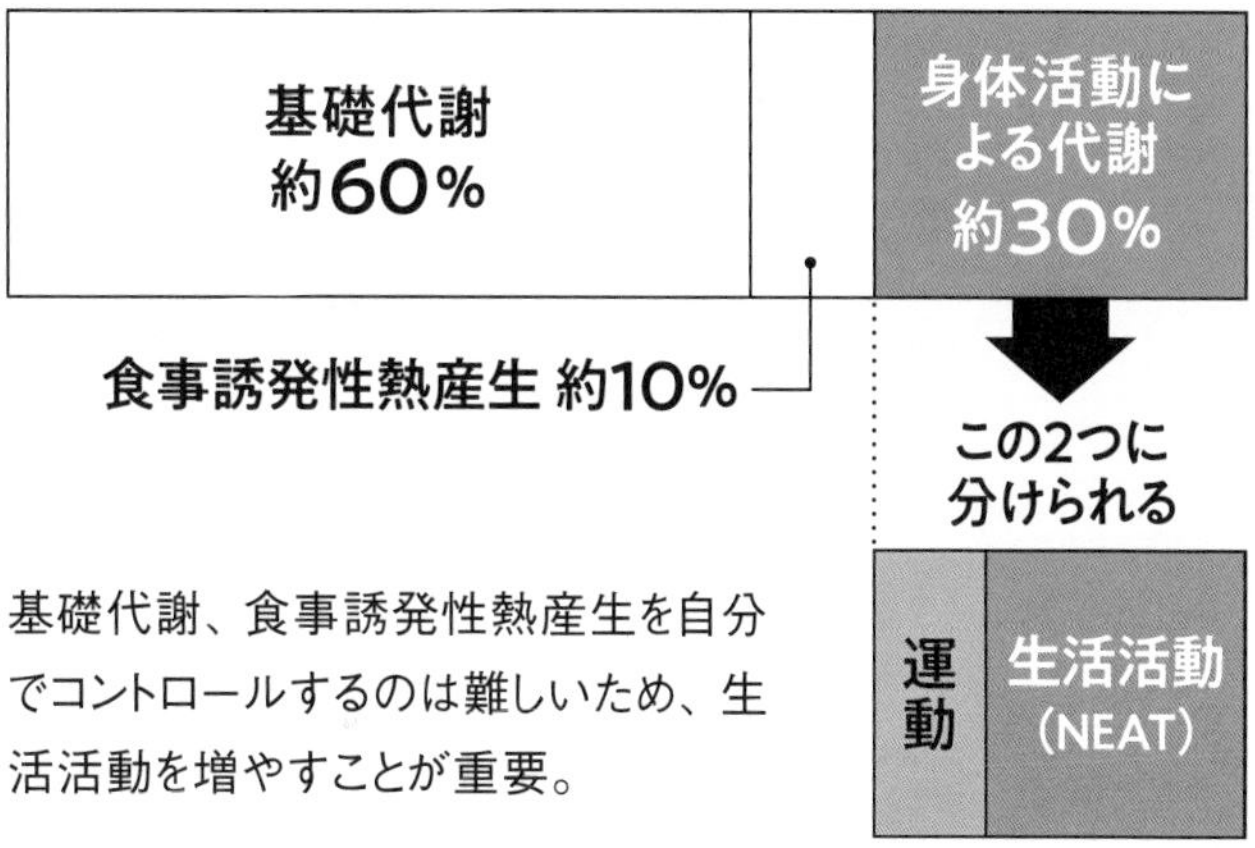

基礎代謝、食事誘発性熱産生を自分でコントロールするのは難しいため、生活活動を増やすことが重要。

手を水につけるだけ!?

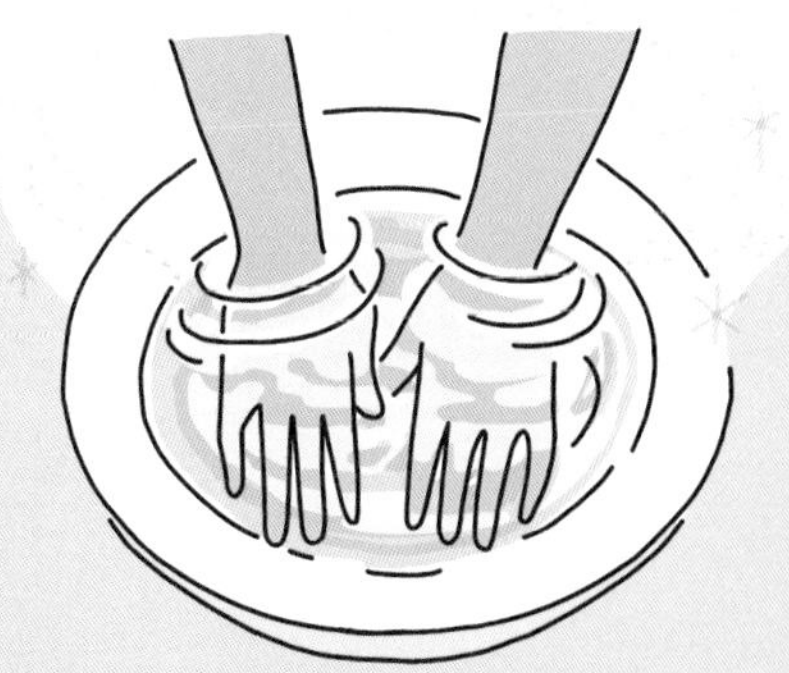

関連放送回
「生活習慣病のリスク軽減 コロナ禍の冬こそ代謝アップ大作戦!」(2021年12月13日放送) より

イラスト◎鈴木みゆき　文◎梶原綾乃

代謝が下がるとどうなる？

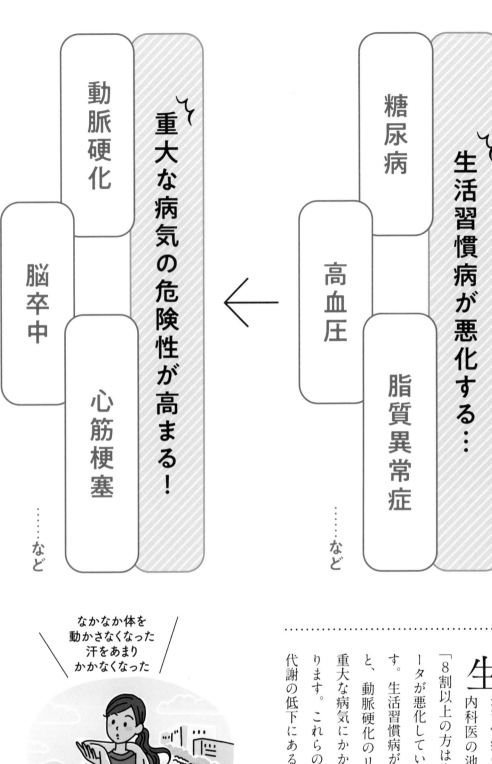

生活習慣病が悪化する…

糖尿病

高血圧

脂質異常症

……など

←

重大な病気の危険性が高まる！

動脈硬化

脳卒中

心筋梗塞

……など

生活習慣病の治療をしている内科医の池谷敏郎さんは、「8割以上の方は生活習慣病のデータが悪化している」と指摘します。生活習慣病が悪化してしまうと、動脈硬化のリスクが上がり、重大な病気にかかる危険性が高まります。これらの原因のひとつが、代謝の低下にあると言います。

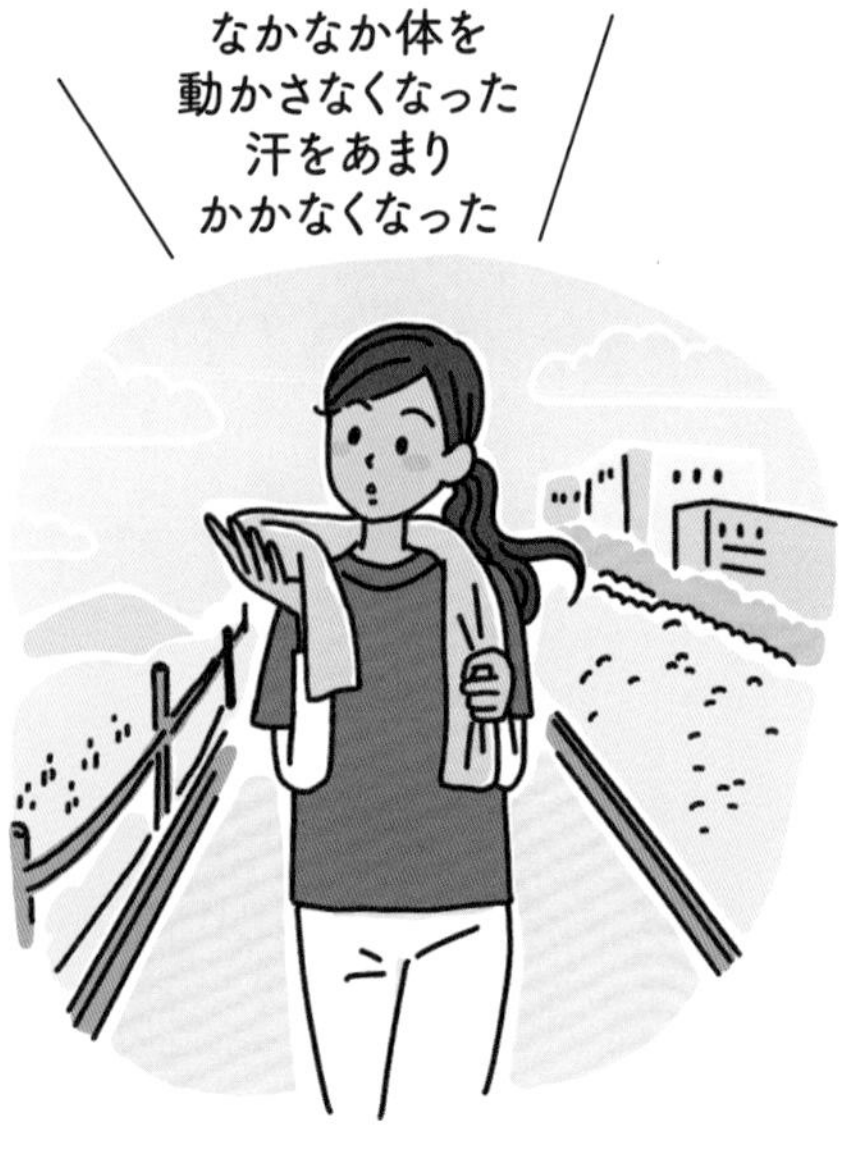

なかなか体を
動かさなくなった
汗をあまり
かかなくなった

コロナ禍以降で、65.7%の人が
「代謝が下がった」と実感

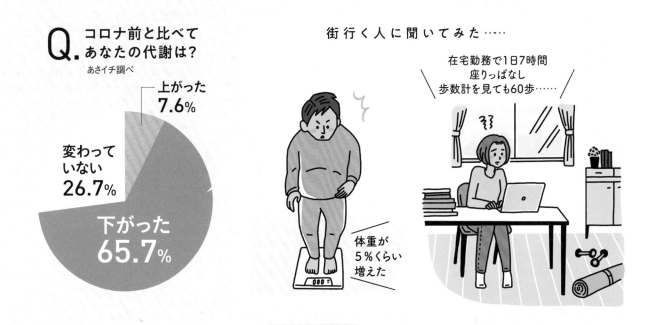

Q. コロナ前と比べて あなたの代謝は?

あさイチ調べ

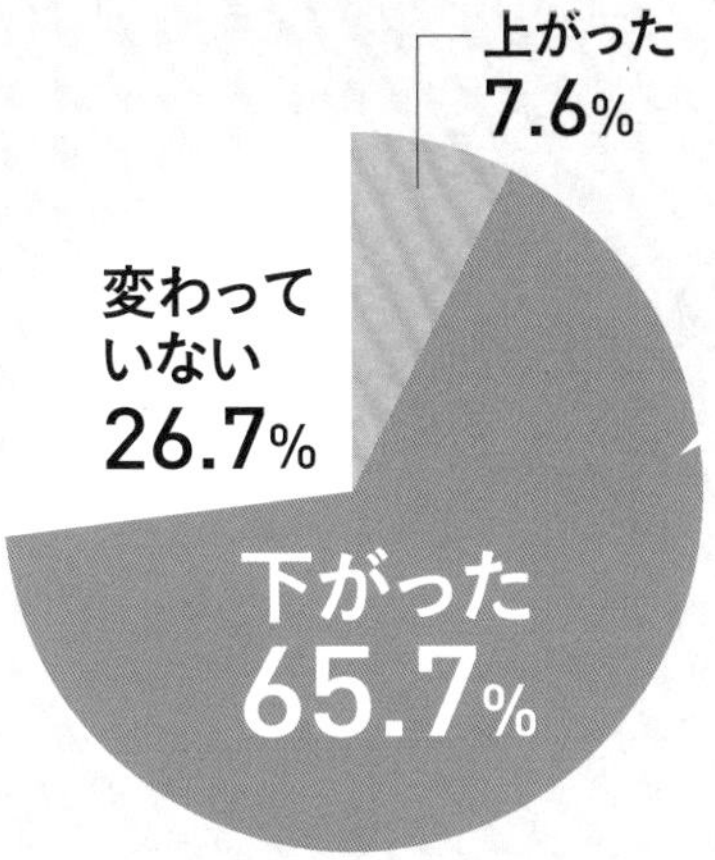

街行く人に聞いてみた……

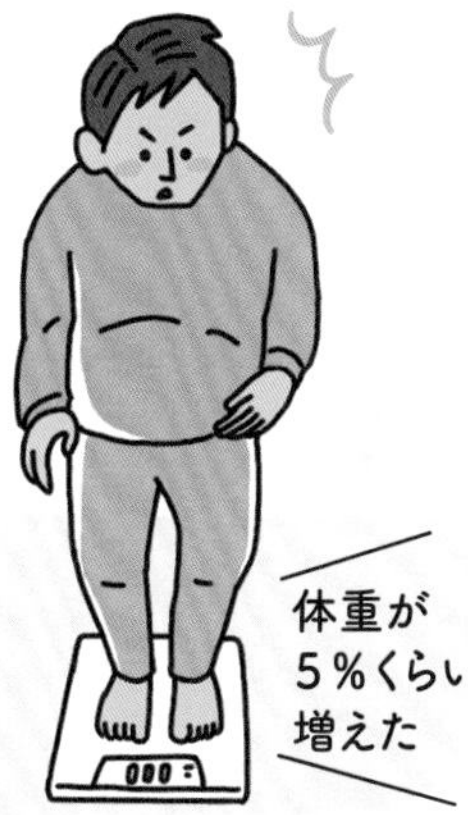

在宅勤務で1日7時間
座りっぱなし
歩数計を見ても60歩……

そこで……代謝のスペシャリストたちが集結しました!

代謝に関する悩みにお答えします!

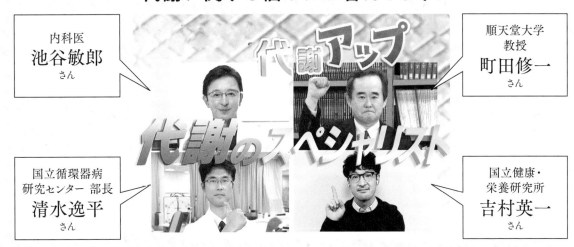

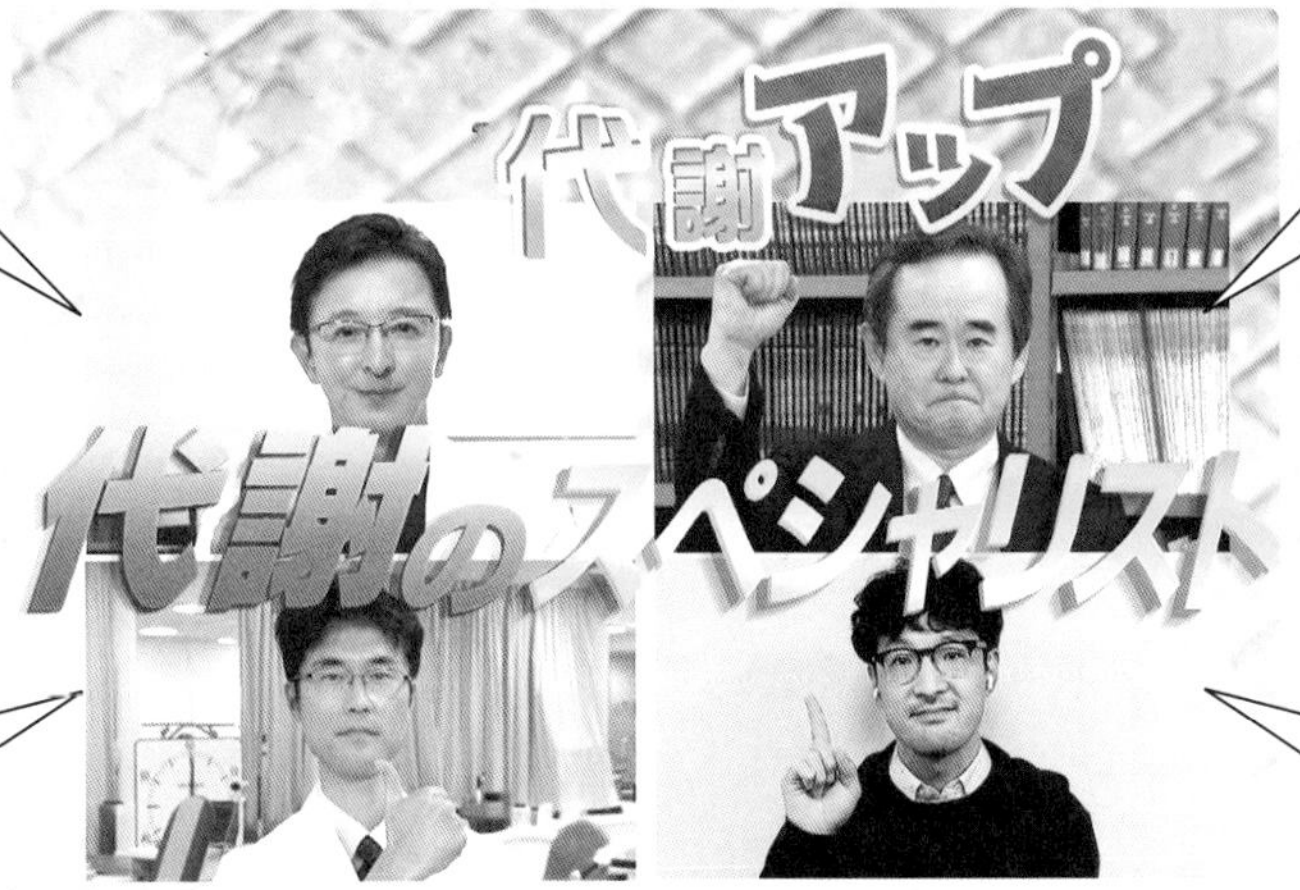

内科医
池谷敏郎さん

順天堂大学
教授
町田修一さん

国立循環器病
研究センター 部長
清水逸平さん

国立健康・
栄養研究所
吉村英一さん

次のページから、代謝のスペシャリスト直伝、**代謝をアップさせる方法**をご紹介します!

たった15分、手を水につけるだけで代謝アップ!?

〝冷たい刺激〟で褐色脂肪を活性化!

8人中7人がエネルギー消費量アップ!

手を水につけるだけで、代謝がアップするという研究があります。番組では40代から50代の女性8人に協力してもらい、首の周りの温度を測定、その後両手を17度から20度のちょっと冷たい水に15分間つけてもらいました。

　すると、実験参加者の首の周りの温度が上昇していることがわかり、8人のうち7人のエネルギー消費量が増加していることも明らかになりました。

国立循環器病研究センター部長の清水逸平さんによると、体の中にある「褐色脂肪」が活性化することによって代謝が上がったと考えられるそうです。

　じつは脂肪には、エネルギーを蓄える「白色脂肪」と、脂肪を分解する「褐色脂肪」が存在します。今回のケースは、寒さの刺激によって交感神経が活性化し、褐色脂肪が活発化。脂肪を分解し、熱を生み出したのだそうです。

褐色脂肪とは？

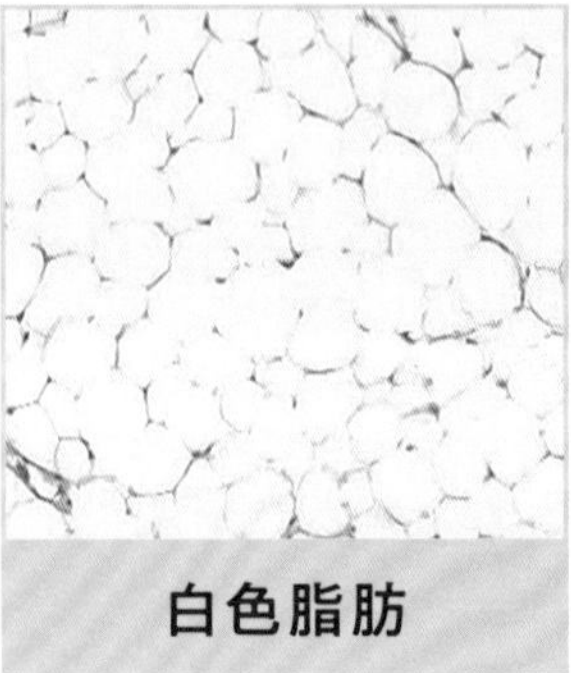

白色脂肪

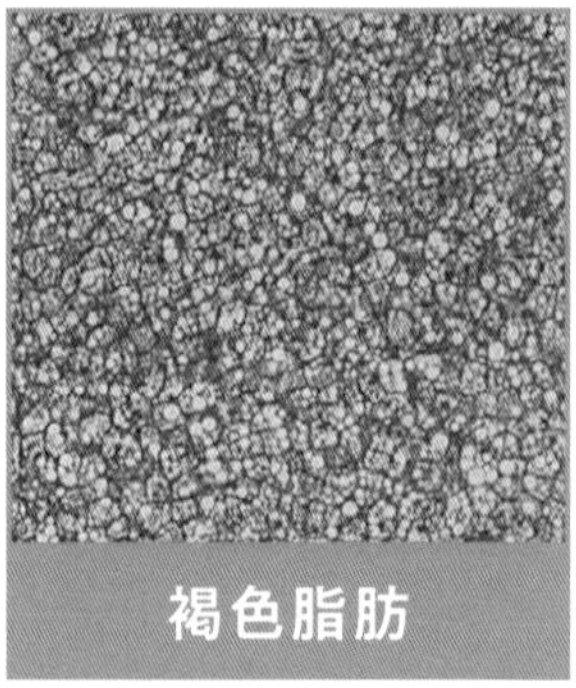

褐色脂肪

体の中で脂肪を分解して、熱を生み出す役割を持つ、まるで“ヒーター”のような脂肪のこと。首や肩甲骨の周りに多くあると考えられている。

（画像はマウスのものです）

教えてくれた人

清水逸平さん

褐色脂肪は年齢とともに減っていきますが、増やすこともできることが最近の研究で明らかになりました。専門家協力のうえ、長期間にわたって首を冷やす実験を行ったところ、8人中7人の皮膚の温度が、上昇したのです。

寒冷刺激による代謝アップ作戦は、日常生活でもとり入れられます。しかし、血圧が上がりやすくなるため、無理のない範囲で行いましょう。

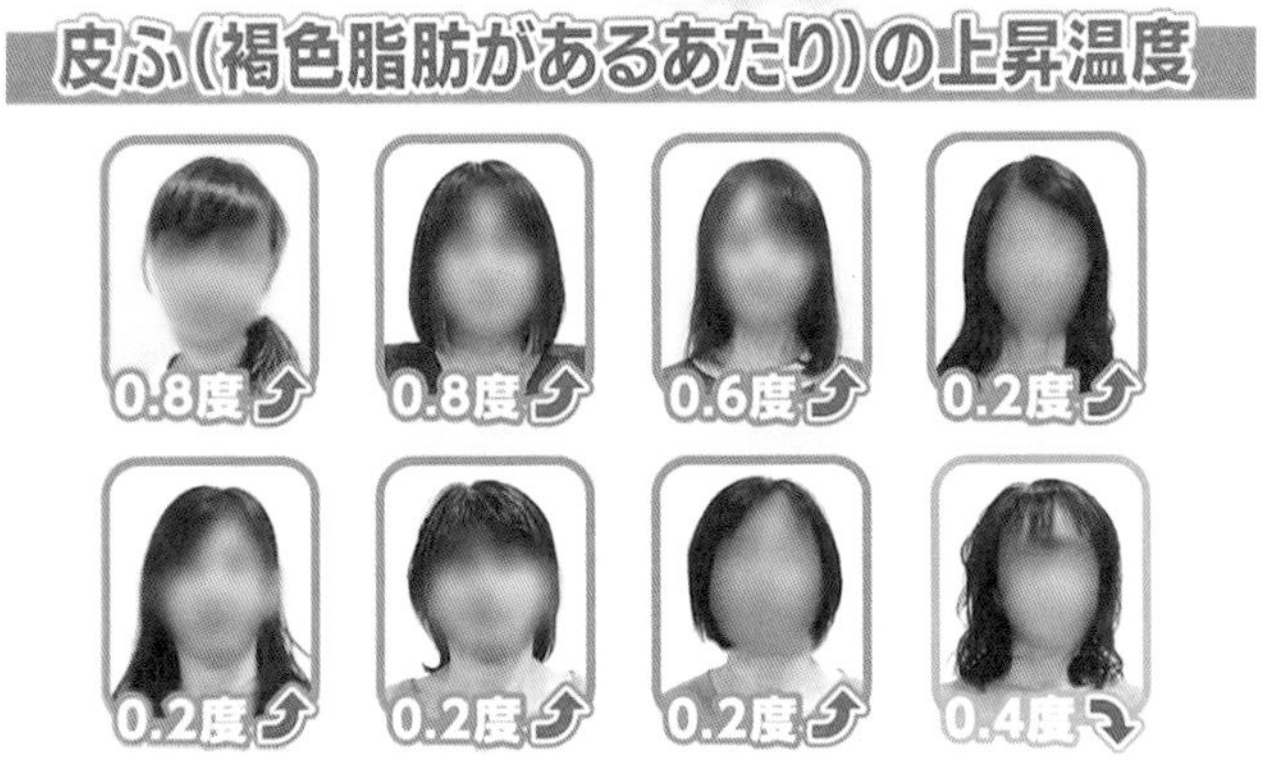

首に保冷剤入りのベルトを巻き、一定期間過ごした結果、8人のうち7人の皮膚の温度が上昇した。

※専門家の指導のもと行っています。まねはしないでください。

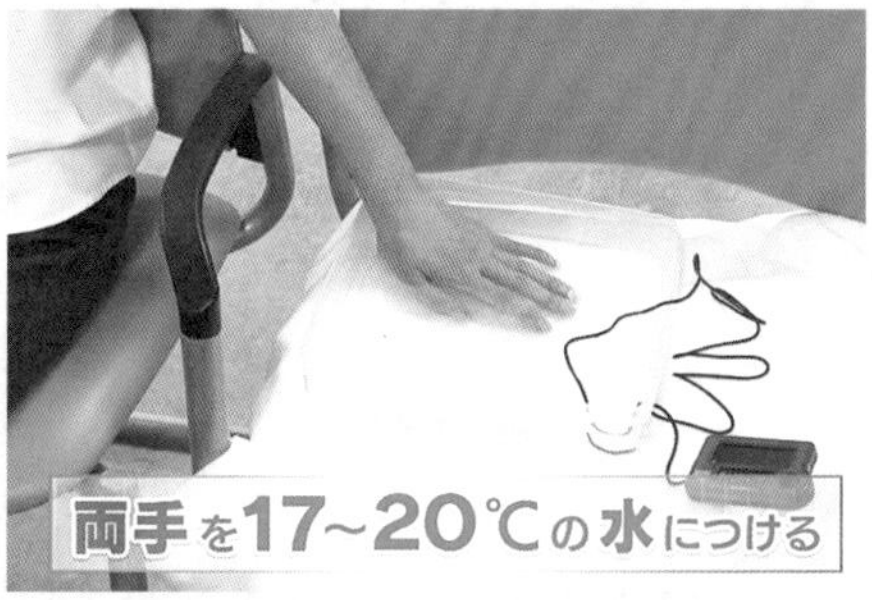

両手を水につける

両手を17度～20度のちょっと冷たい水に15分間つける。

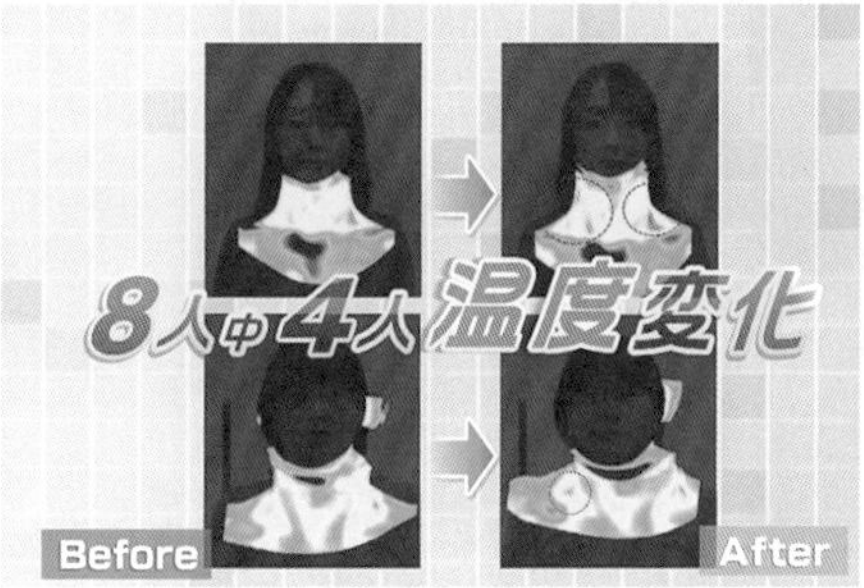

首もとの温度が上昇

サーモグラフィーで見てみると、8人中4人の首もとが、手を水につけていないときに比べて赤くなっており、温度が上がっていた。

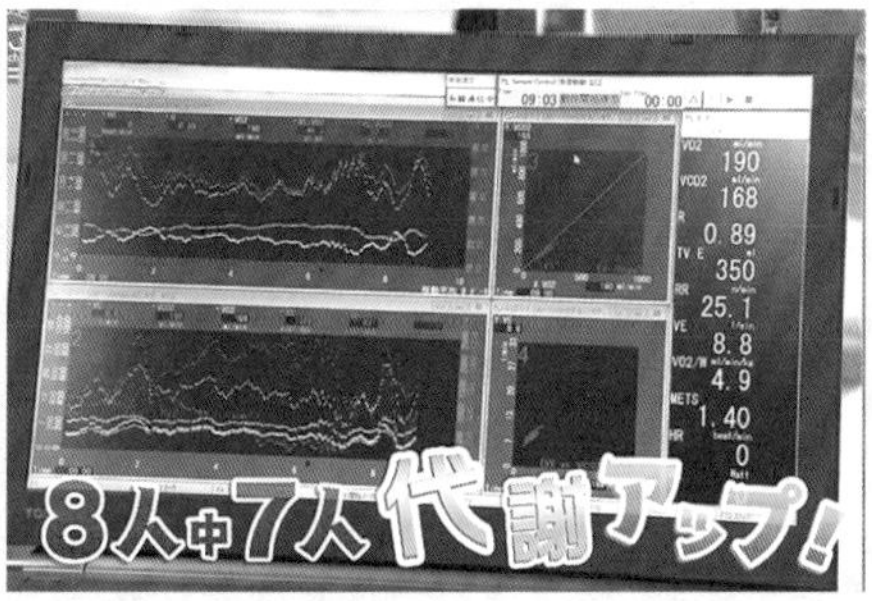

エネルギー消費量がUP

さらに代謝の量を計測してみると、8人中7人のエネルギー消費量が増加していた。

日常生活でとり入れられる寒冷刺激で代謝アップテクニック

両手を水につける

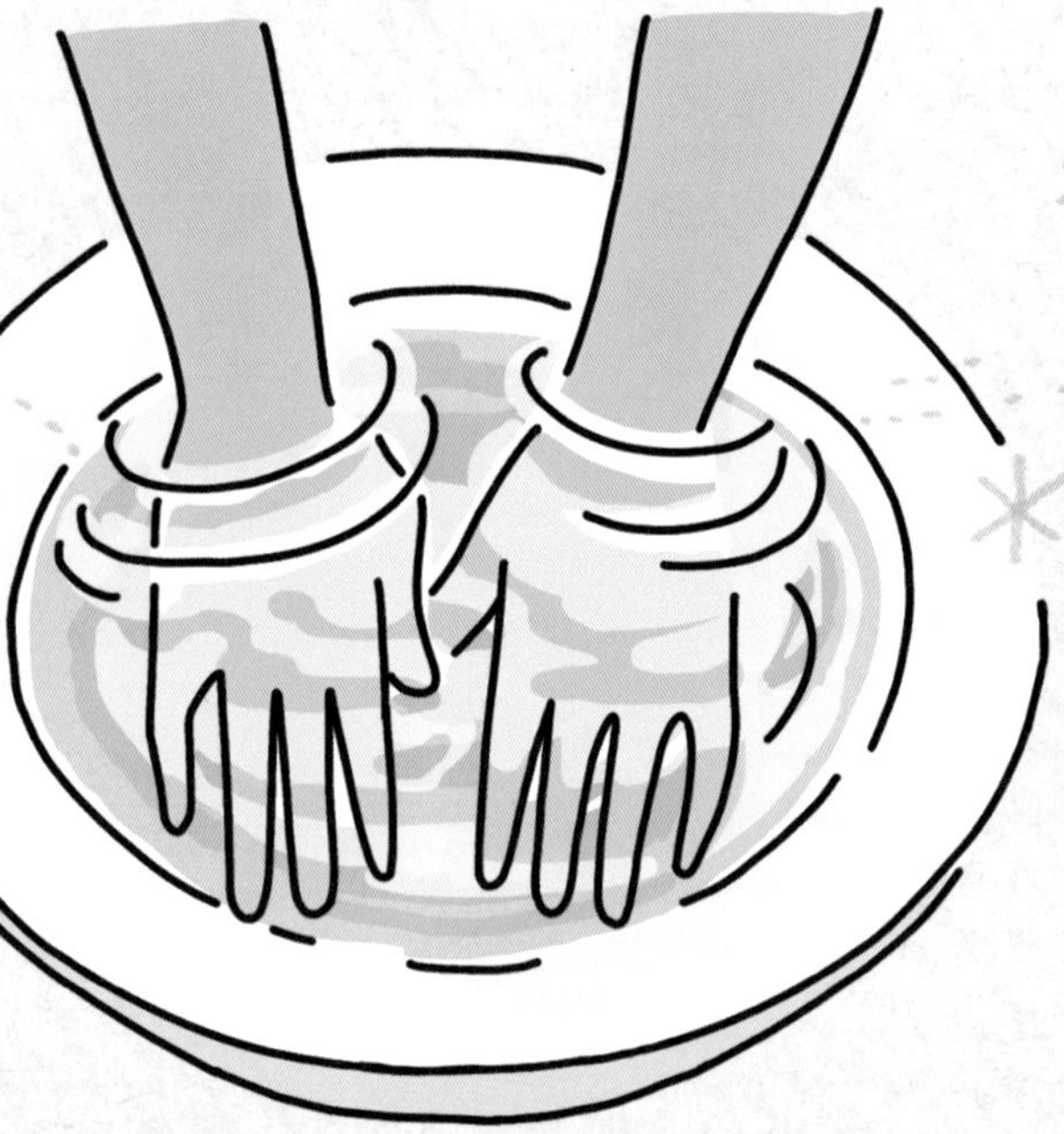

両手を17度～20度のちょっと冷たい水に15分間つける。

※高齢者や血圧が高めの人、心臓疾患のある人など、健康に不安のある人は行わないでください。

注意事項

- 効果には個人差があります。
- 夏より冬に行うほうが代謝が上がりやすいという研究結果があります。
- 無理のない範囲で行ってください。環境温度が低いと、血圧が上がりやすくなったり、風邪をひきやすくなったりすることがあります。
- 冬場に冷たい水に触れると、交感神経を刺激し、血圧が上がるとされています。高齢者や血圧が高めの人、心臓疾患のある人など、健康に不安のある人は行わないでください。

教えてくれた人

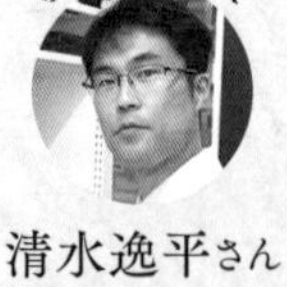

清水逸平さん

上着を1枚脱ぐ

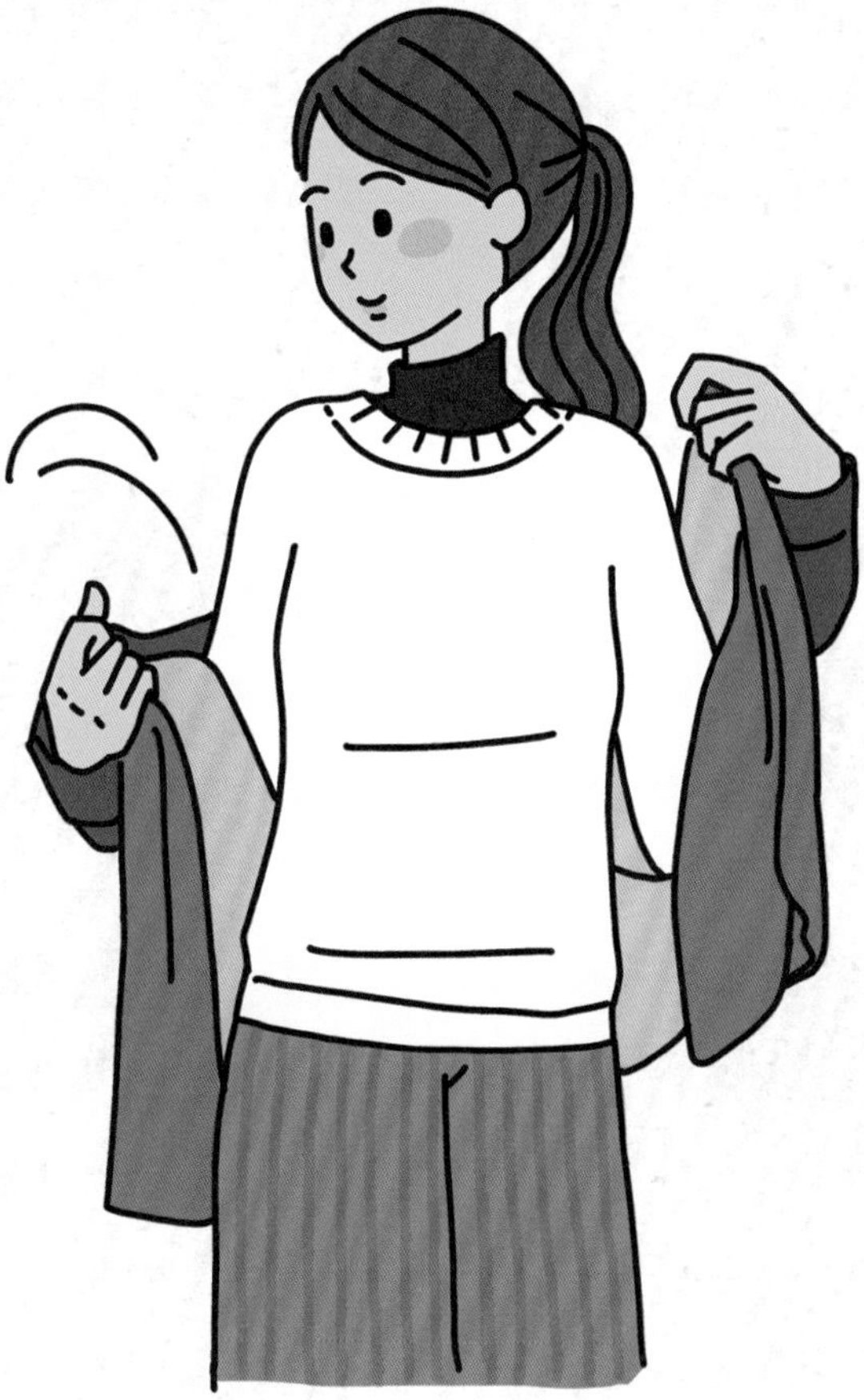

過剰に厚着を
してしまっている場合は、
上着を1枚脱ぐ。

暖房の温度を少し下げる

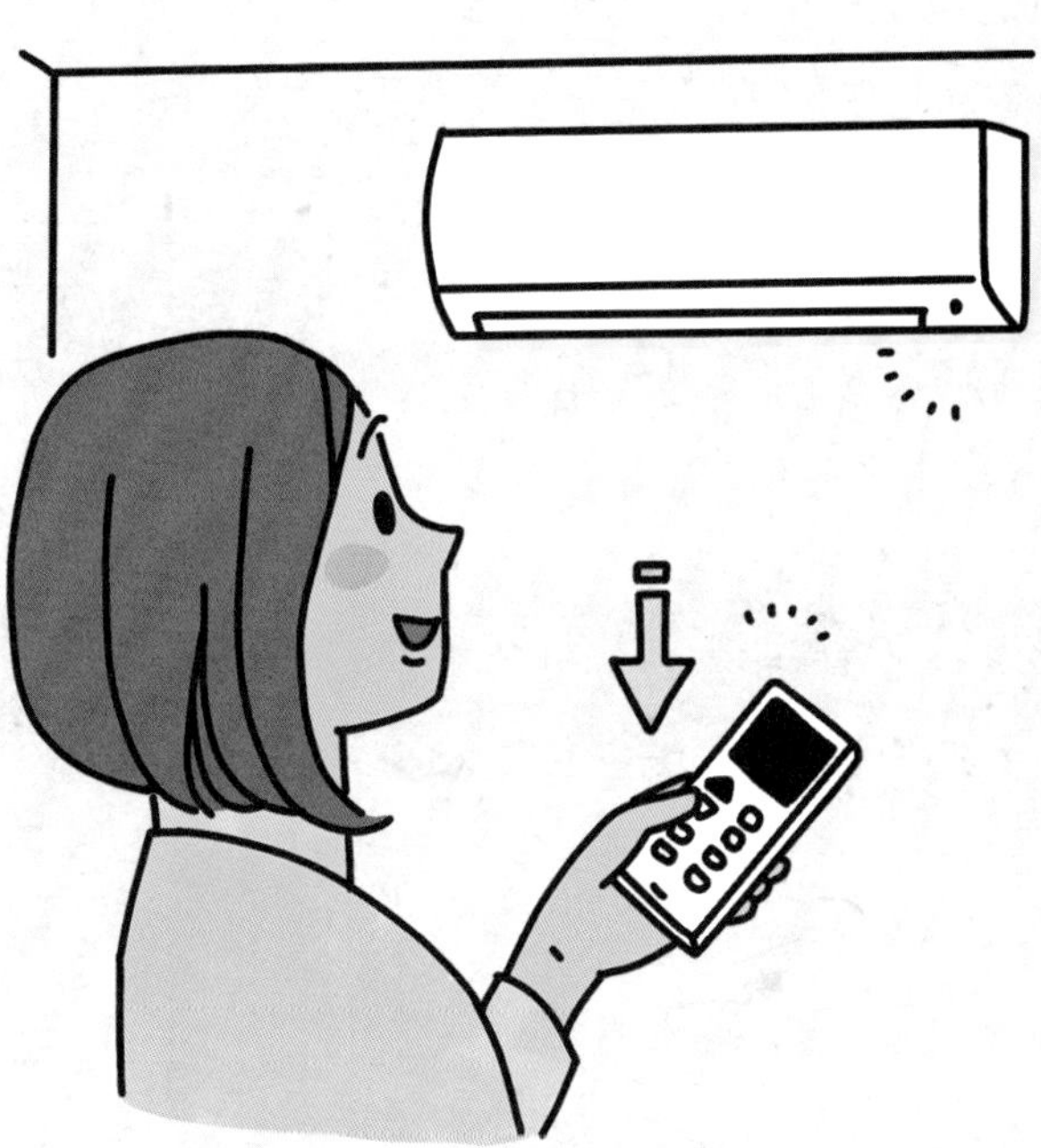

暖房で暑くなっている
部屋の温度設定を、
少し低くする。

作戦2

簡単なのに、即効性アリ！
1分の運動×3で、糖代謝をアップさせる！

「5ミニッツエクササイズ」で糖の代謝を改善！

「コロナ禍からの運動不足により、筋肉が糖をとり込む能力が落ちている」と話すのは、順天堂大学教授の町田修一さん。運動不足になってしまったという女性に集まってもらい、ためしに実験を行いました。

実験では、空腹時の血糖値と、ブドウ糖を飲んで安静にしてもらったあとの血糖値を比較しました。筋肉が糖をとり込む能力が落ちていると数値は大きく上がってしま

「糖代謝」とは？

血液の中を流れている糖（体にとり込まれた糖質）が、
脳や筋肉にとり込まれていって、
エネルギーとして使われていくこと。
運動不足が続くと、筋肉が糖をとり込む量が減る。
すなわち、代謝が下がってしまう。

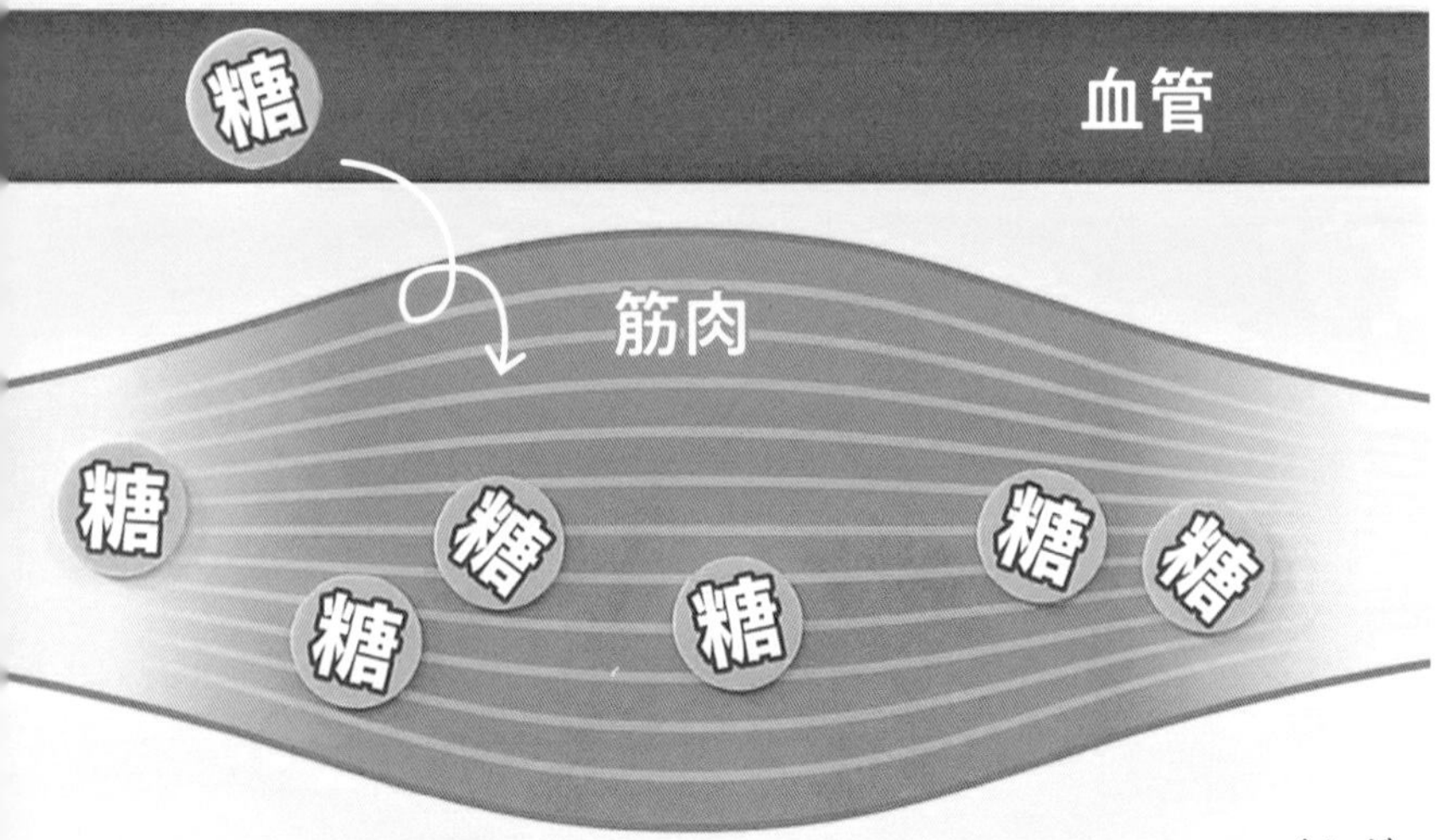

筋肉を使うと血管の糖が筋肉にとり込まれやすくなります。

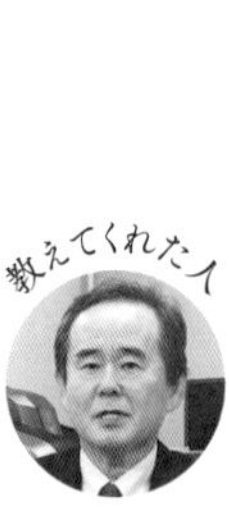

町田修一さん

いますが、参加者の数値は大きく上昇していることが判明。

そこで翌日、同様の実験に加えて、簡単な運動を行ってもらいました。町田さん考案の「5ミニッツエクササイズ」は、1分のスクワットと1分の休憩を交互に行うものです。運動後、息が整ったところでブドウ糖を飲み、血糖値を比較しました。すると、参加者3人のうち、2人の血糖値の上昇率が抑えられました。この実質3分の運動で、8割〜9割の人の糖代謝に、改善の効果が認められたといいます。

大切なのは、ゆっくりとしゃがんで、ゆっくりと立つことで、筋肉がつねに力を出している状態にすること。

体力に自信のない人は1回あたりの回数を減らしてもいいので、続けてみましょう。

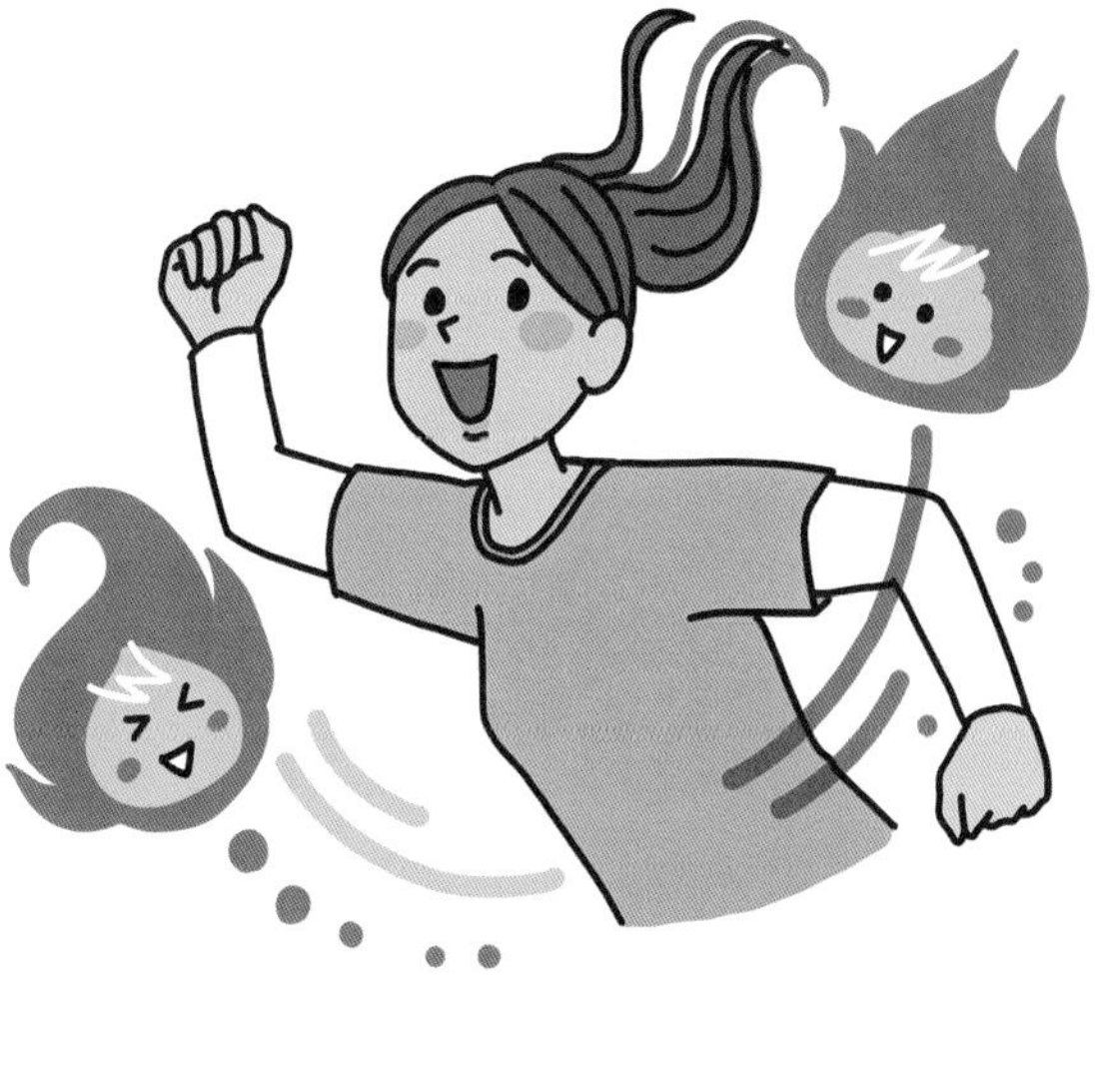

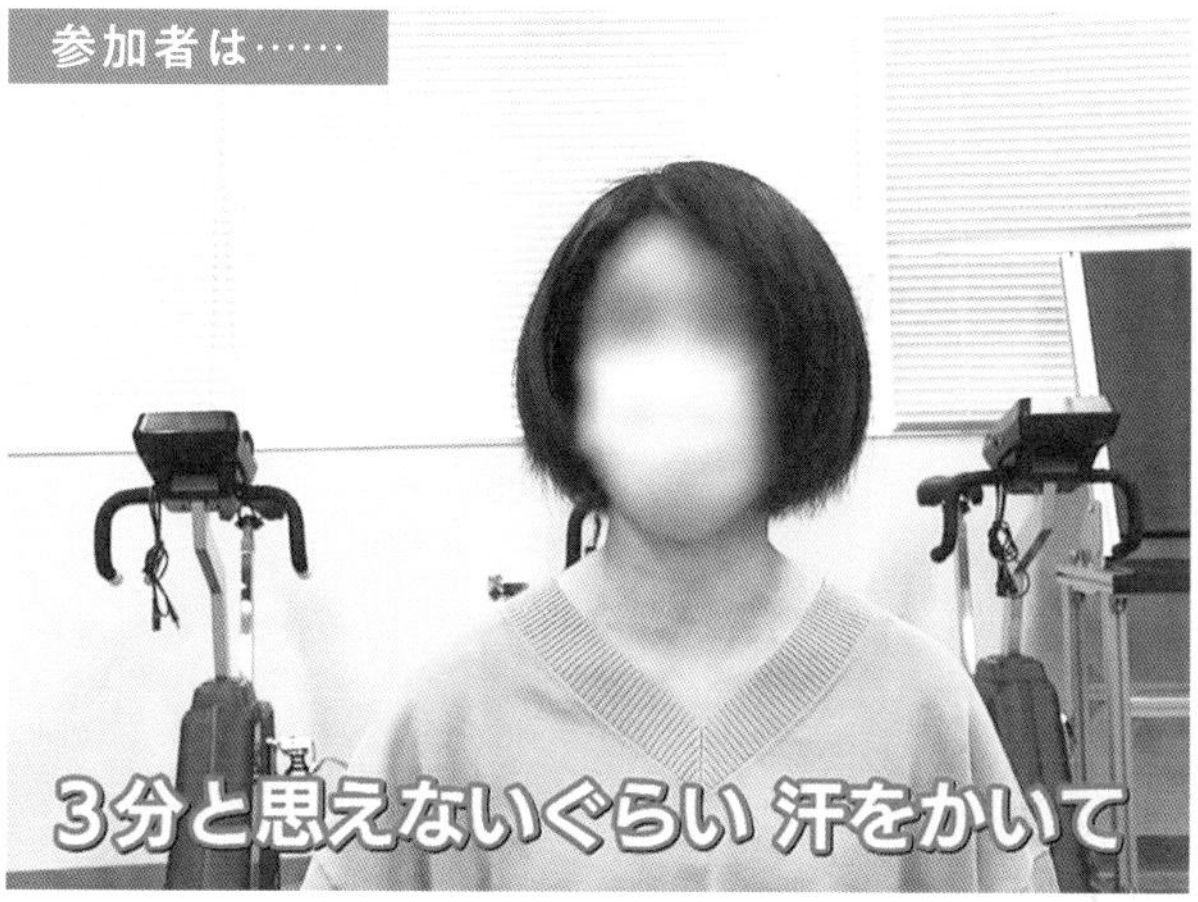

たった3分の運動でも息が上がり、汗をかくなど、軽い運動をした実感が得られ、「これなら続けられそう」と喜んでいた。

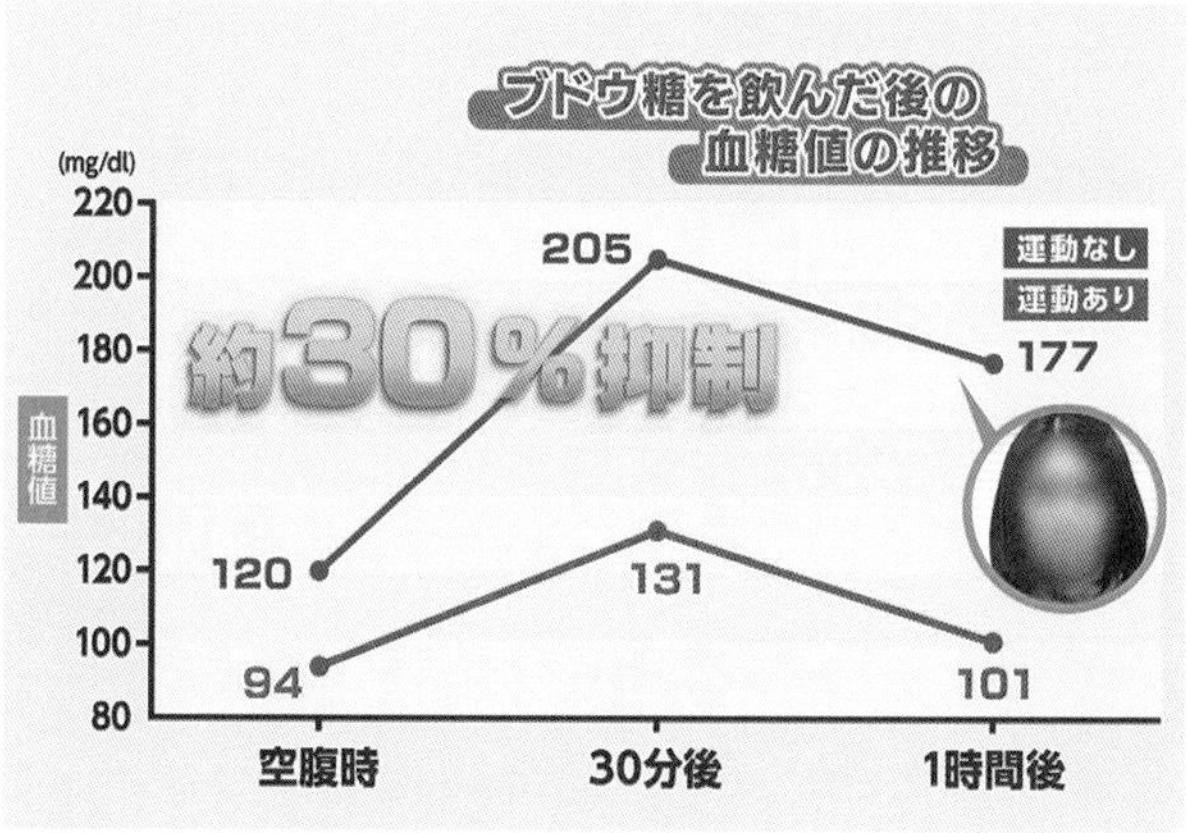

実験前は大幅に血糖値が上昇していた
こちらの女性は、上昇率を約30%抑えることができた。

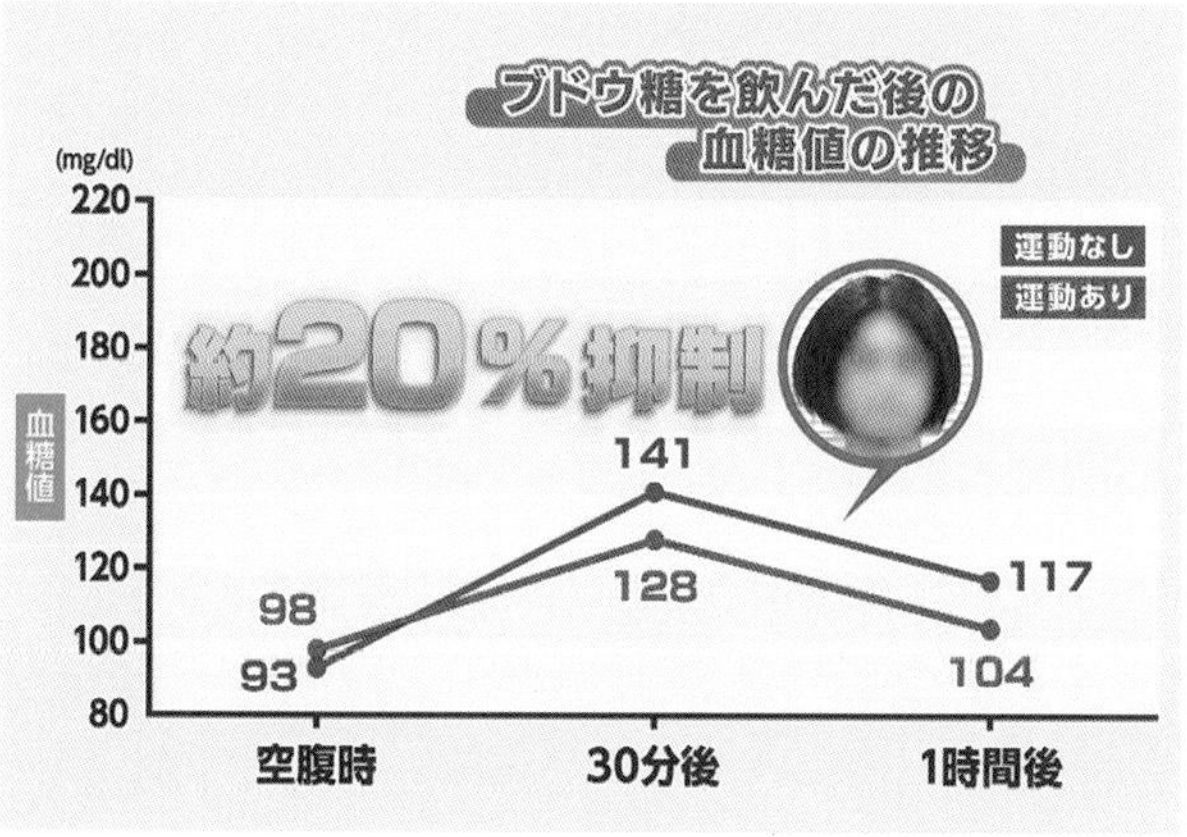

「5ミニッツエクササイズ」をすることで、
血糖値の上昇率を約20%抑えることができた。

今日からできる！
糖代謝UPの5ミニッツエクササイズ

**両手をクロスさせて立ち
3秒かけてしゃがみ、3秒かけて立つ**

ゆっくりとしゃがみ、ゆっくりと立つ。
この動きを10回行うと、
ちょうど1分間の運動となる。
1分休み、1分運動するのを
3回繰り返す。

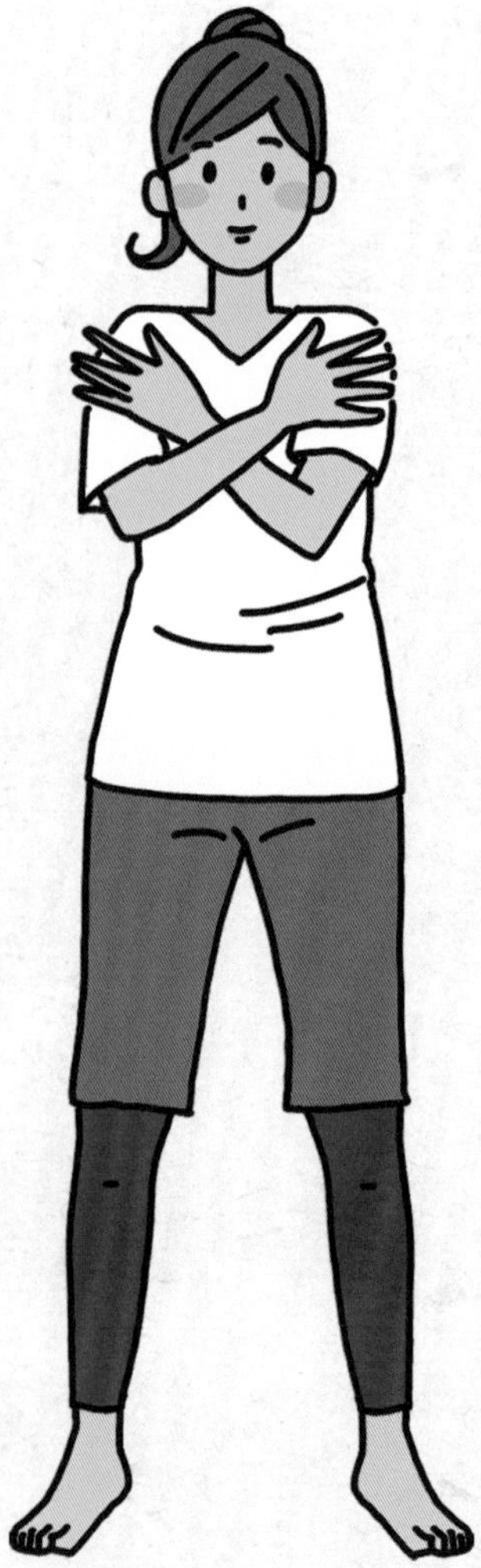

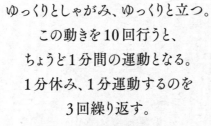

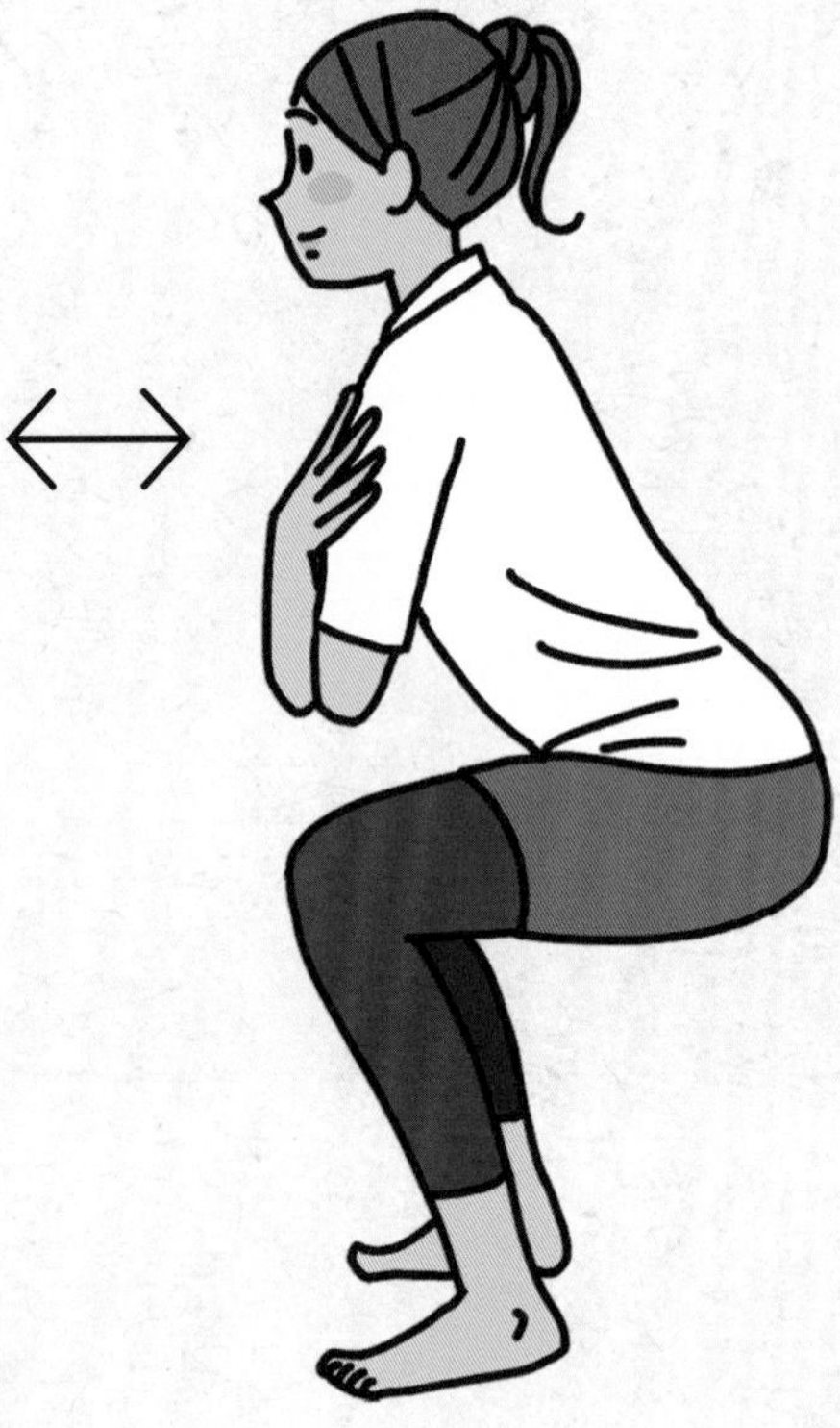

下を1セットとし、1日おきで週3回を目安に行う

運動 1分 ＋ 休憩 1分 ＋ 運動 1分 ＋ 休憩 1分 ＋ 運動 1分

あなたの筋肉は糖をとり込めていますか？

カンタン筋力チェック

①

何も考えず、イスから立ち上がったときにチェック。このとき、手をひざや机に当てていた人は要注意。足の筋肉が衰え始めている可能性がある。

②

イスに座り、30秒間で何回立って座る動作ができるかをチェック。20回を下回ると筋肉が衰えているサイン。男性は17回、女性は15回を下回ると転倒のリスクも。

※筋力の弱い人や血圧が高い人は注意して行ってください。

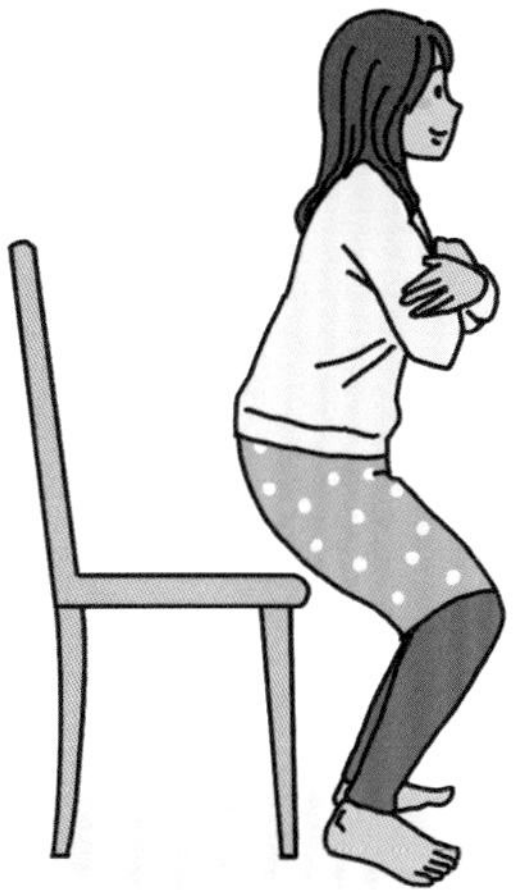

体力に自信のない人はイスを使って

3秒かけてイスに座り、3秒かけて立つのでもOK。無理のない範囲で行う。

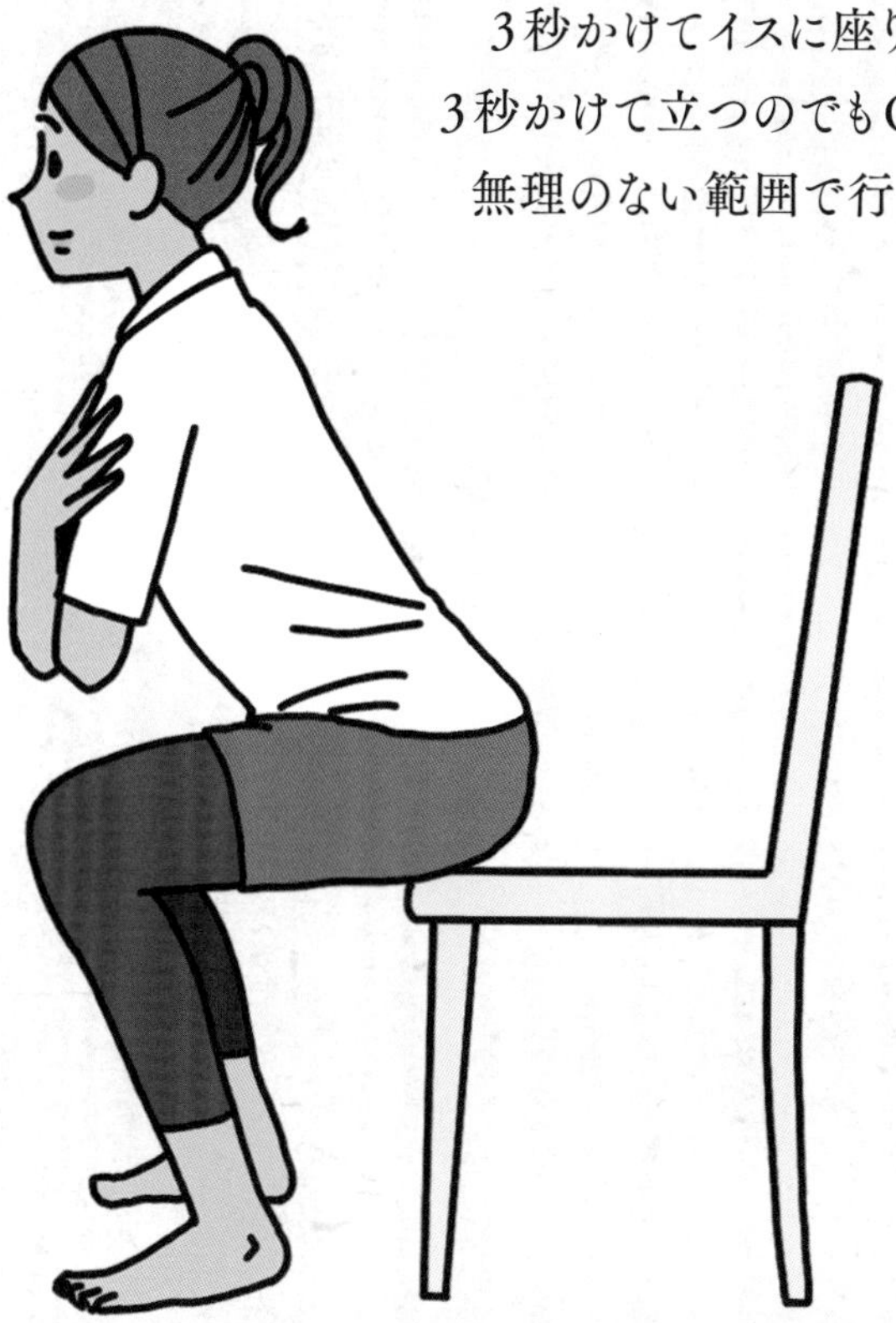

ポイント

- 体力に自信のない人は、1分の運動を2回だけする、もしくは1回だけでもOK。
- ゆっくりしゃがんで、ゆっくり立つこと。できるだけ筋肉がつねに力を出している状態にする。
- 運動をやめてしまうと、糖代謝は数日でもとに戻ってしまうため、定期的な運動がおすすめ。
- 糖代謝を維持するためには、1セットを1日おきに週3回行うこと。毎日できる人は毎日行っても。
- 行う時間帯は、朝方もしくは昼間のうちがおすすめ。
- イスを使う場合は、後ろにずれて転倒しないよう、背もたれのある安定したものを使う。
- 妊娠中の人でも行える。その際、ゆっくりとした動作でOK。

作戦3

運動がニガテ……そんな人でも大丈夫！

〝ゾンビ体操〟で、筋肉をムダに動かす！

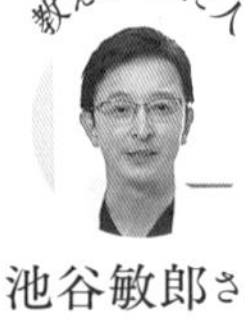

教えてくれた人

池谷敏郎さん

言い訳できない簡単さ　およそ8割が実行できた！

代謝アップには運動が大切ですが、運動がニガテという人も多いと思います。そんな人にぴったりの運動を、生活習慣病の治療に取り組む内科医の池谷敏郎さんが教えてくれました。

「時間がなかった」「寒くてできなかった」など、患者さんが運動できなかったときの言い訳を聞いてきた池谷さんは、言い訳できないような運動を、と「ゾンビ体操」を考案。指導したところ、およそ8割の人が実行してくれているそうです。

この動きは、日常生活のさまざまな場面で使えます。たとえば、のどが渇いてキッチンに飲み物を取りに行くときや、キッチンから戻るときなど。テレビを見ているときも、ただ座って見るのではなく、背すじを伸ばして上半身でゾンビ体操をしましょう。

上半身だけでも効果が期待できます。

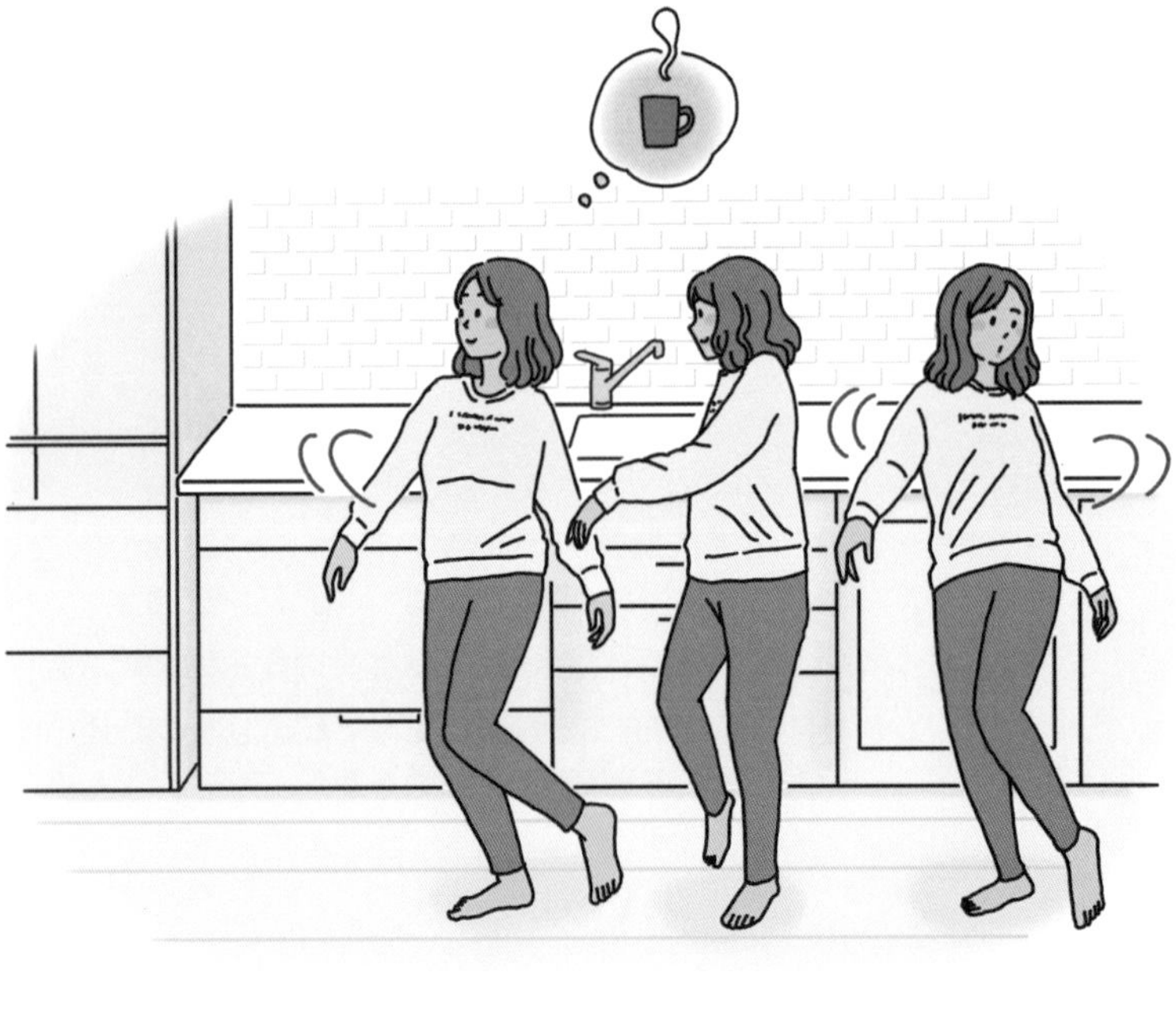

代謝アップに大切なのは……

筋肉を保つためにたんぱく質をとること

食事のカロリーは足りていても「新型栄養失調」のおそれあり

筋肉は年齢とともに減っていき、代謝の低下にもつながります。筋肉を保つためには、たんぱく質をとることが大切。管理栄養士の内野美恵さんによると、食事のカロリーは足りているのにたんぱく質などの必要な栄養素が足りていない「新型栄養失調」になる人が最近増えているのだそうです。高齢者や、仕事が忙しく生活が不規則な人は要注意です。

女性が摂取すべきたんぱく質の量は1日50g。番組に登場した女性アナウンサーがたんぱく質を意識した食事をとってみたところ、推奨量を満たすには、工夫が必要なことがわかりました。1食当たり20gを目安にとり入れていきましょう。

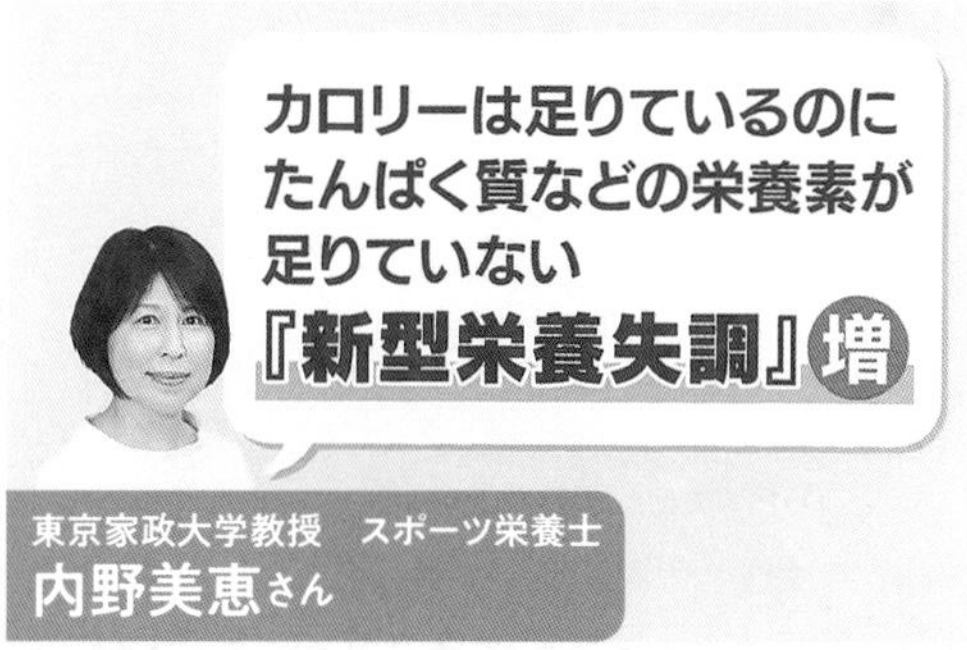

東京家政大学教授　スポーツ栄養士
内野美恵さん

たんぱく質摂取推奨量（18歳以上）

女性	男性
50g	60g以上

妊婦（付加量）			授乳婦（付加量）
初期	中期	後期	
+0	+5	+25	+20

出典：厚生労働省　日本人の食事摂取基準（2020年度版）

効果的な食事のポイント

朝にたんぱく質をとる

簡易な食事をしがちな朝から、
しっかりたんぱく質をとることが大事。

3食バランスよく

朝はヨーグルトや牛乳、お昼は卵や練り物など、
朝、昼、夜の3食に分けてたんぱく質をとる。

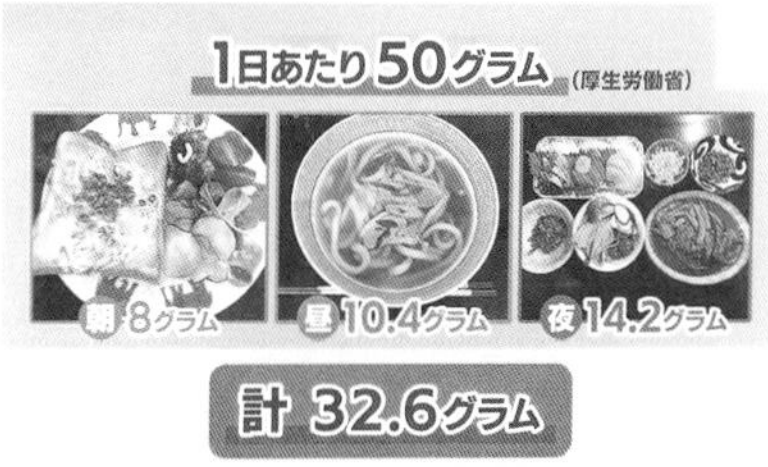
1日あたり50グラム（厚生労働省）
朝 8グラム
昼 10.4グラム
夜 14.2グラム
計 32.6グラム

女性アナのとある1日の食事。たんぱく質に気を遣ったメニューを選んだつもりだったが、摂取推奨量の50gには満たなかった。

日常動作の〝ながら〟でOK！
筋肉をムダに動かすゾンビ体操

姿勢よく立つ

背中が丸くならないように
背すじを伸ばし、
その場に立つ。

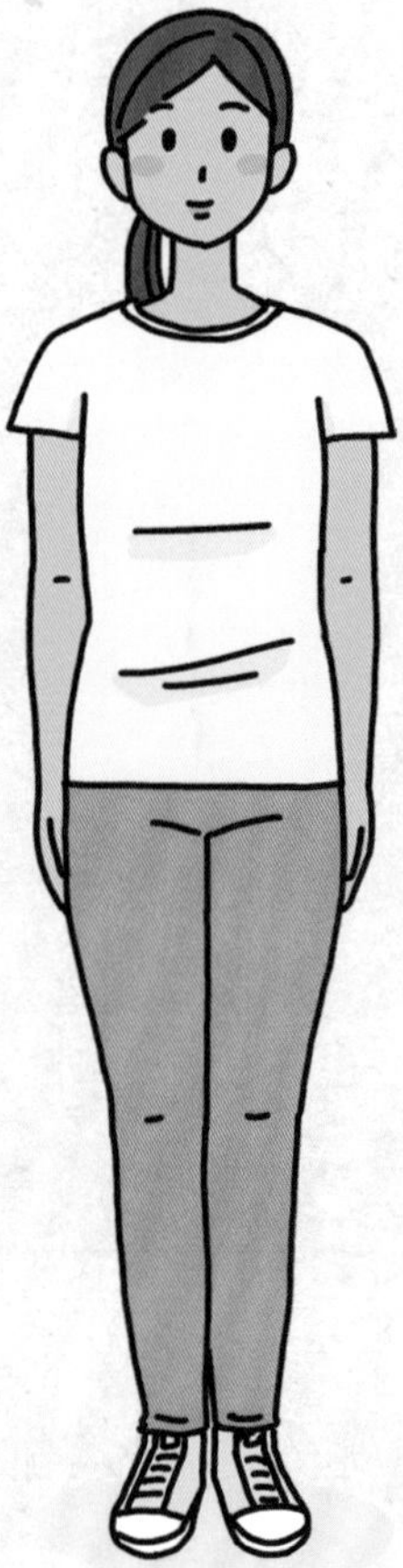

こんなときに
おすすめ

冷蔵庫に飲み物を
取りに行って戻るとき、
ごみ箱にごみを捨てに
立ち上がったときなど、
さまざまな場面で
使えます。

下を1セットとし、1日2回を目安に行う

ゾンビ体操 1分 ＋ 足踏み 30秒 ＋ ゾンビ体操 1分 ＋ 足踏み 30秒 ＋ ゾンビ体操 1分

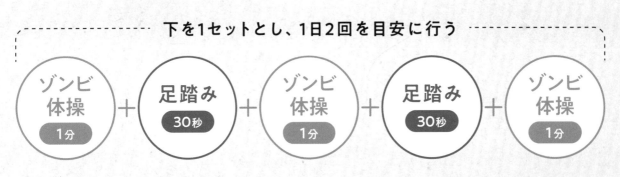

肩を大げさに動かし、ジョギング

ゆっくりその場でジョギングの動きをする。
肩は大げさに振り、
腕はぶらぶらと揺れるように動かす。

へそに力を入れてほかは脱力する

へそ周りに力を入れて、
おなかをぐっとへこませて、
ほかの部分はすべて脱力する。

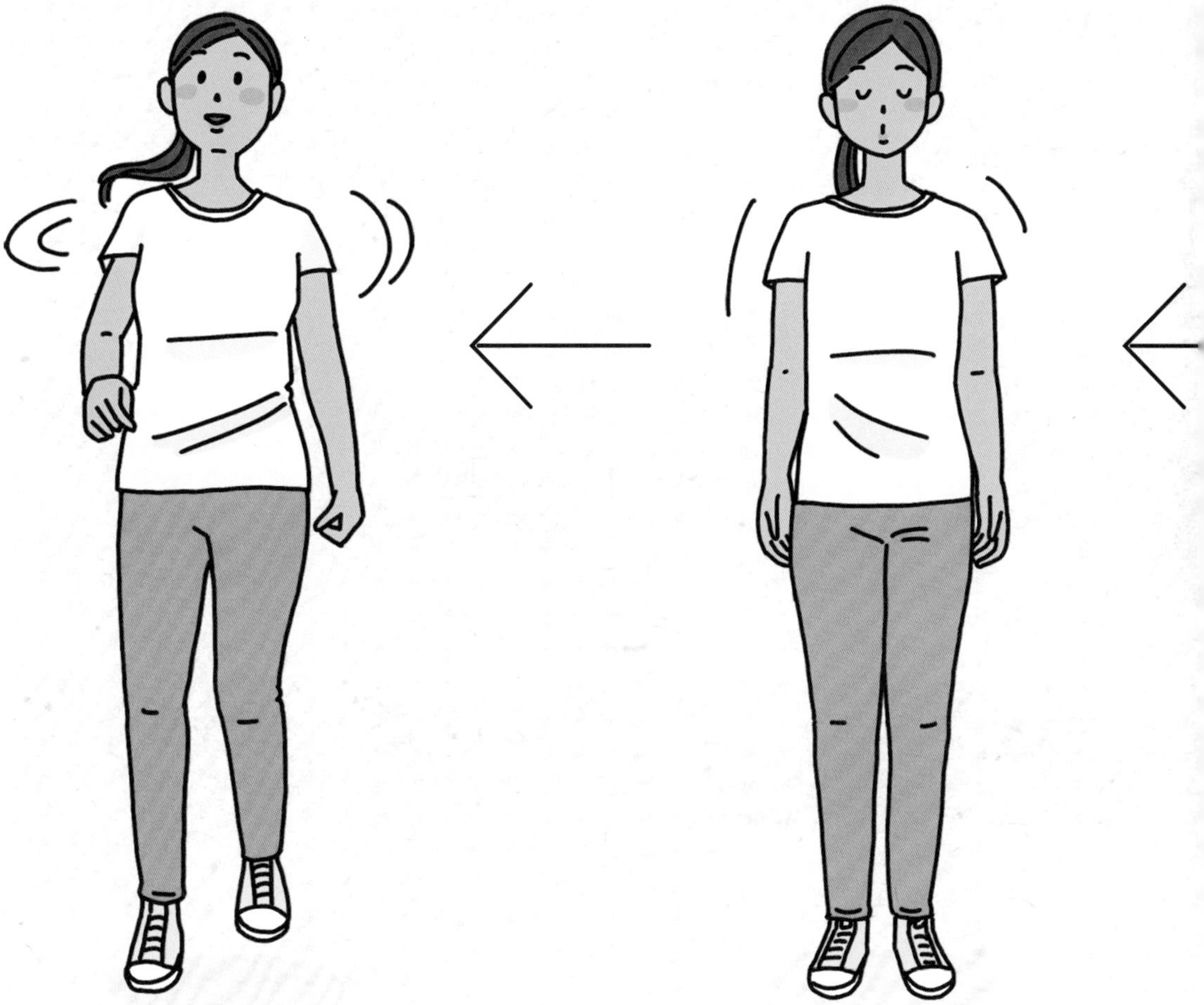

+αで効果アップ

トイレに行くとき

「ゾンビ体操」をしながら、スロージョギングをして向かう。便座に座るときと便座から立ち上がるときはスロースクワットでゆっくりと行う。

お風呂に入る前

寒い冬には、お風呂に入る前の脱衣所で1分ほどゾンビ体操をすると、体が温まり、寒暖差によるヒートショックの予防に。

ポイント

- 大切なのは、筋肉をムダに動かすこと。イヤイヤとだだをこねるような動きで行う。
- 座っているときに、上半身だけ行っても効果が期待できる。
- 足腰が弱い人は、ジョギングではなく歩くなどでもOK。負荷を調整して行うこと。
- スピードは、やりやすい速さで始めてOK。素早く行っても効果がある。
- 代謝アップには運動が大事。
座りがちな人は立って生活する、エスカレーターではなく階段を使うなどを、生活に取り入れても。

第4章

寒い季節を乗り切る！
極うまポカポカ汁物レシピ

血流をよくする「血管のばしストレッチ」や、たんぱく質を積極的にとり入れる方法など、冷え改善のための実践法や、代謝をアップする方法をこれまで紹介しました。とはいえ、冷えがつらい時期、

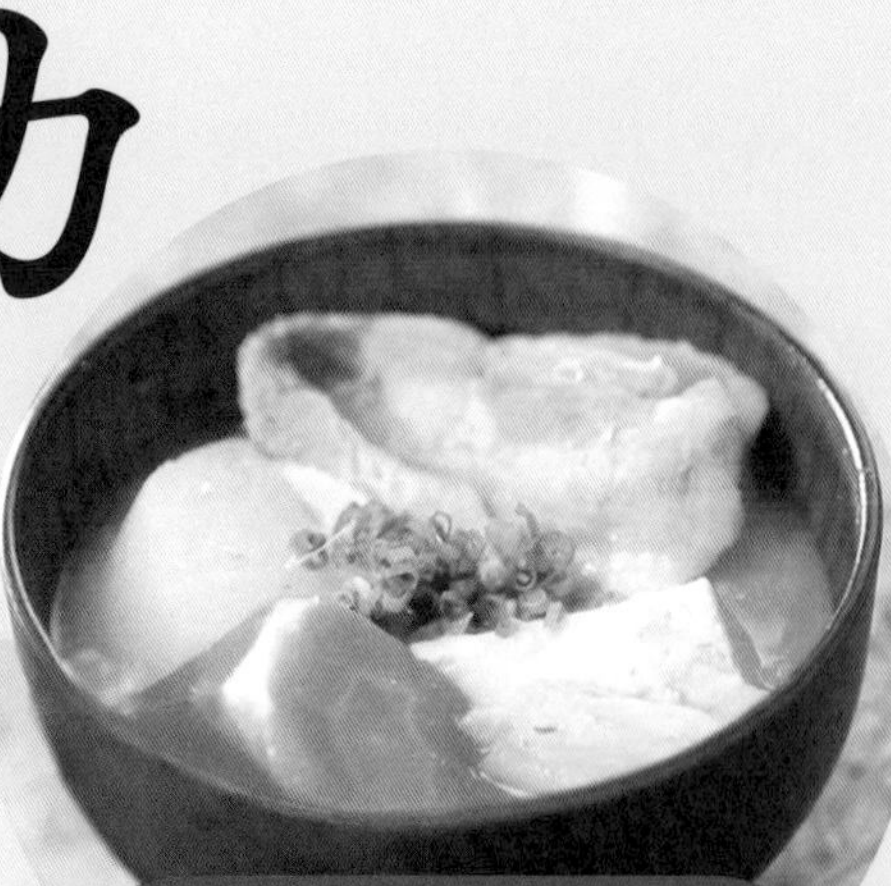

ご飯が進む！
最強豚汁レシピ

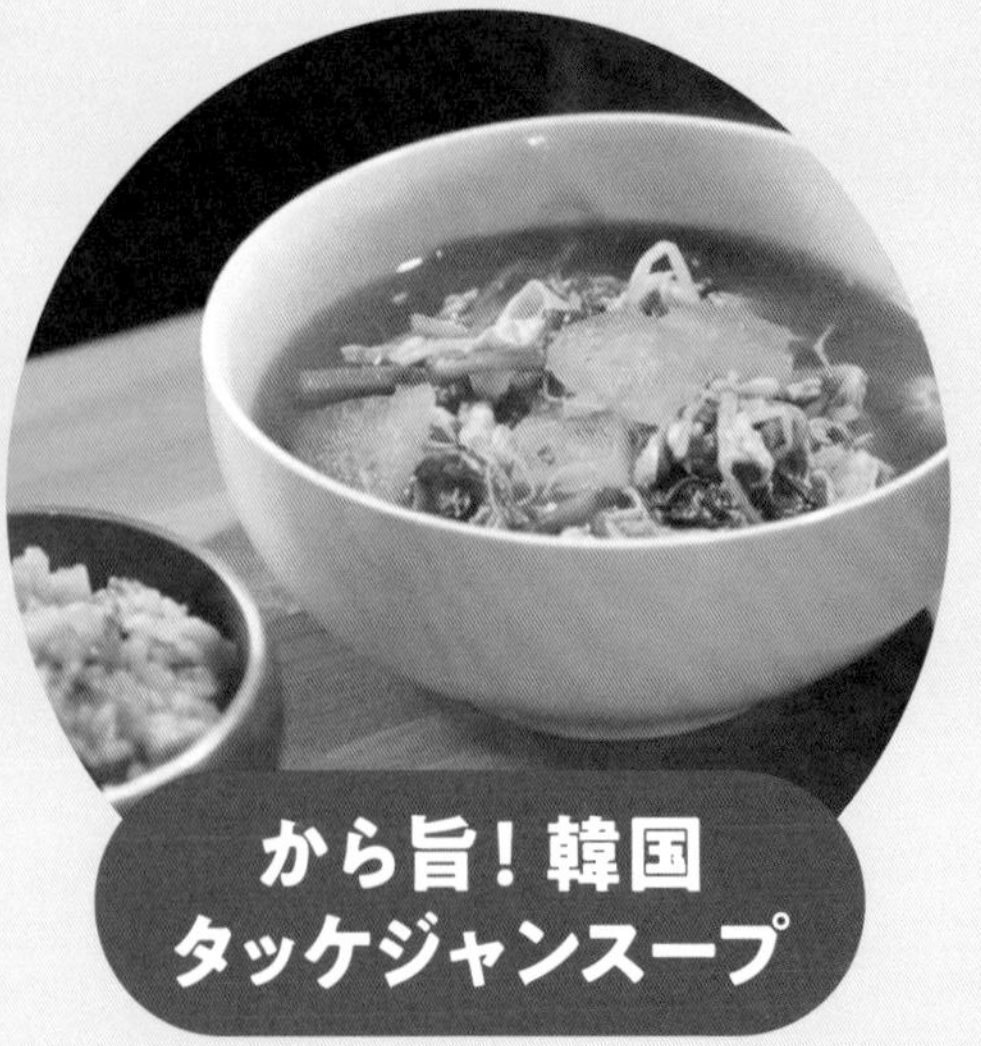

から旨！韓国
タッケジャンスープ

やっぱりおいしいもので暖まりたいですよね。
そこで、最後は、体が温まるポカポカ汁物レシピをご紹介！
特別収録として、冷蔵庫で余りがちな
小袋調味料を使ったお役立ちレシピもご紹介します。

＼粉末スープ活用レシピ／

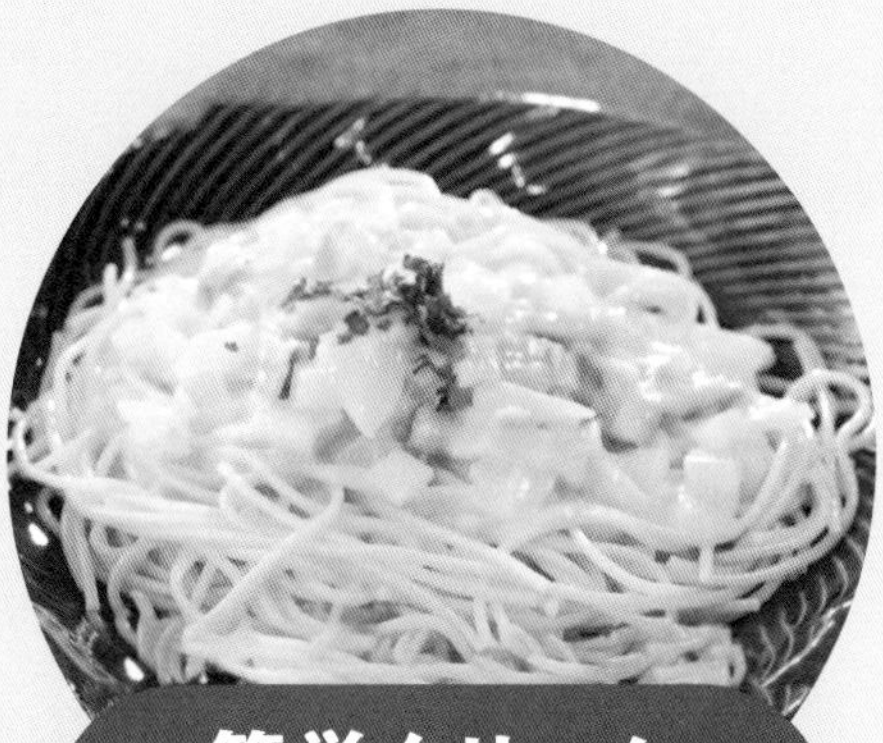

簡単クリームパスタ

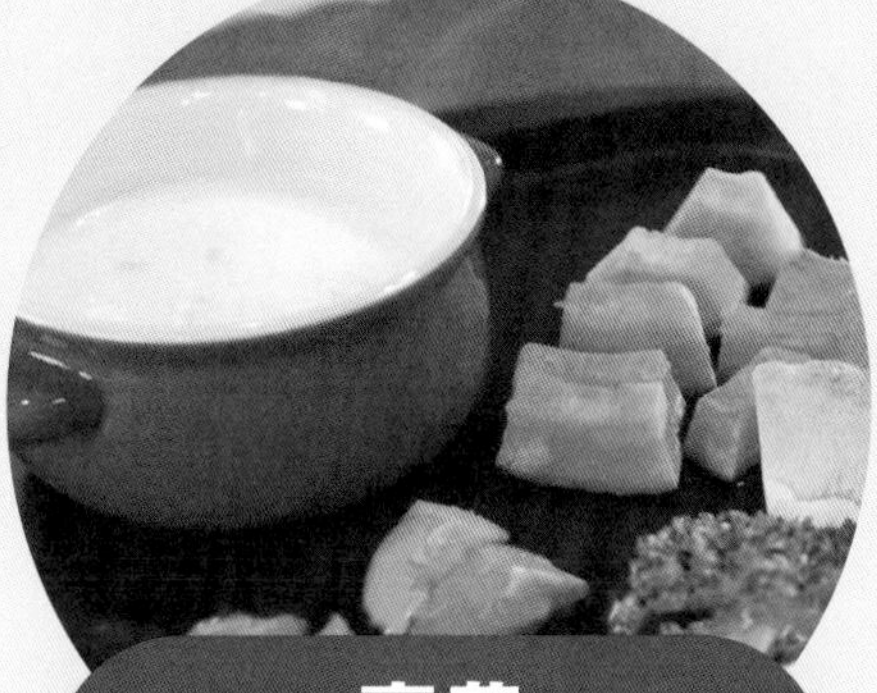

豪華チーズフォンデュ

だしいらず！＼めんつゆ＆ウーロン茶活用レシピ／

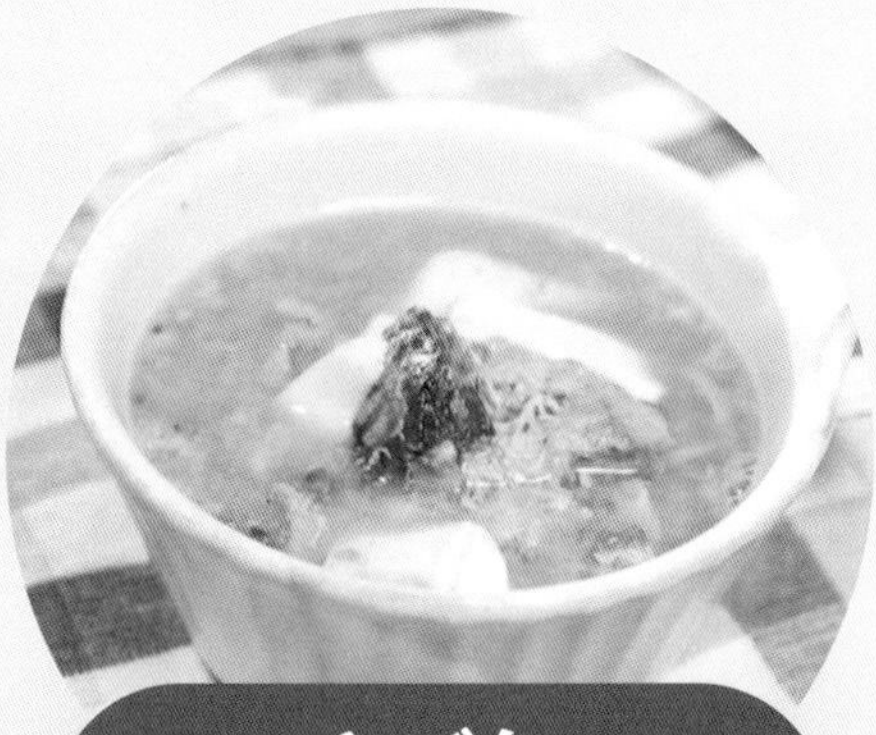

さば缶ウーロンスープ

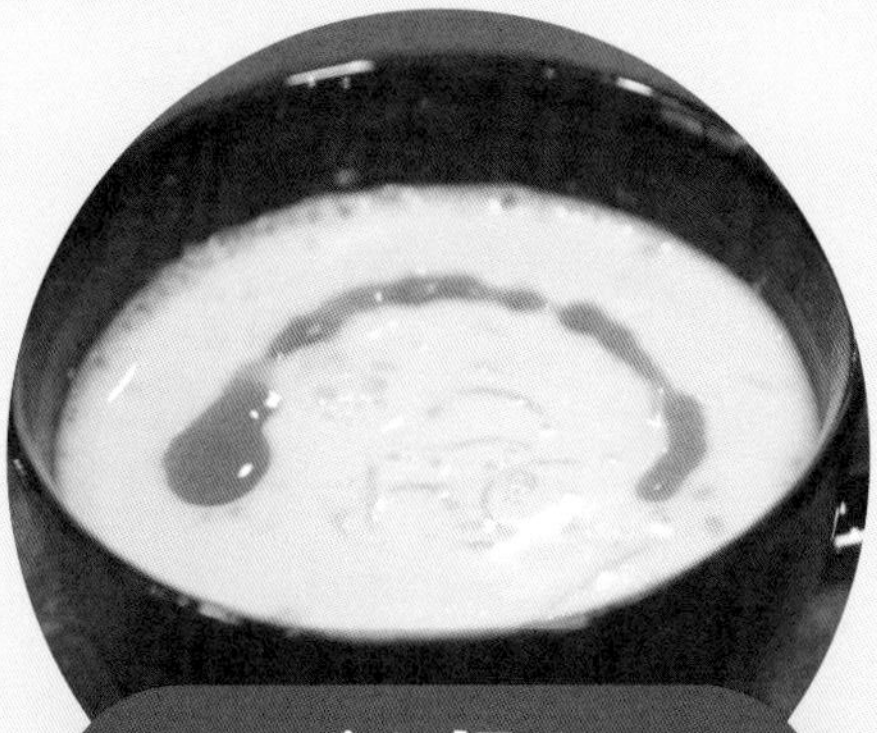

ごま坦々スープ

特別収録

スープのおともに！

小袋調味料アレンジ活用レシピほか

焼きそばの粉末調味料、うなぎのかば焼きのたれ、
納豆のたれ、ギョーザのたれ

関連放送回
「ツイQ楽ワザ“寒い季節を乗り切る！ポカポカ汁物SP”」（2022年12月13日放送）より

だしいらず！家庭で手軽に、豚汁専門店の味を再現！

ご飯が進む！おかずになる最強豚汁レシピ

これが最強！

白菜と豚肉のうまみによる相乗効果が！

食べ応えを出すために、野菜は大きめにカットします。とくに白菜は、うまみ成分が豊富で、豚汁のマスト食材。豚肉との相性も抜群です。白菜と豚ひき肉のうまみで、相乗効果が得られます。

だしを使わずにうまみとコクをプラス！

豚ひき肉を最初に炒めることで、うまみやジューシーさが出ます。この際、強火で加熱すると肉がくっついて水分も飛んでしまうので、弱火で炒めるのがポイントです。

2日目以降も煮崩れなし！

この最強豚汁は、野菜などを大きく切っているため、再加熱しても煮崩れしにくく、作ったときと同じ食べ応えが再現できます。多めに作れば2日目以降も楽しめます。

POINT

厚切り野菜はレンジで温めたあと鍋へ

野菜を大きめのまま鍋に入れると、厚切りにしている分、火の通りが悪いので、野菜を水に浸して電子レンジでいったん加熱してから鍋に移します。野菜の食感を失うことを防ぎ、食べ応えを生みます。

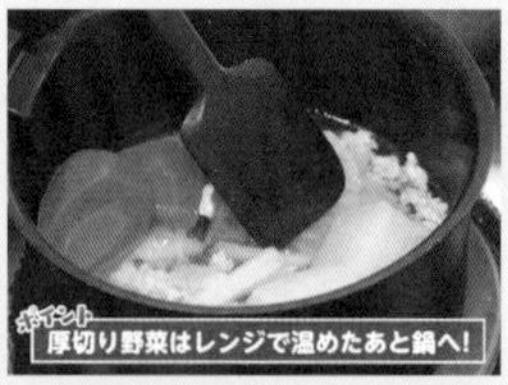

豚肉は切らずに入れる

細かく切ると断面から肉汁が出てしまうので、豚肉はカットしないで使うと、ジューシーでたっぷりとうまみを含んだ肉に。まな板や包丁を使う必要がないため、洗い物もラクに。

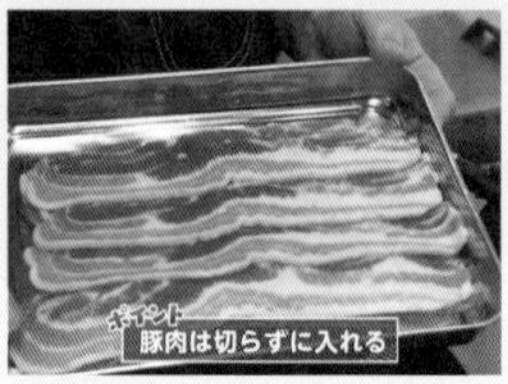

豚肉は具材の上に置く

豚肉を具材の上に置くことで、ふたをした蒸し焼き状態になるので、ふんわりとした豚肉になります。中の肉汁が汁にしみ出しにくくなり、ジューシーな味わいを楽しむことができます。

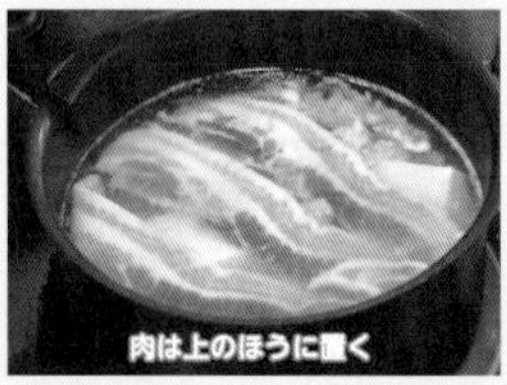

教えてくれた人

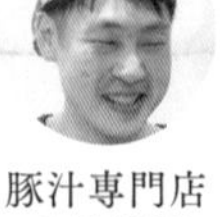

豚汁専門店
次長代理
月村宏明さん

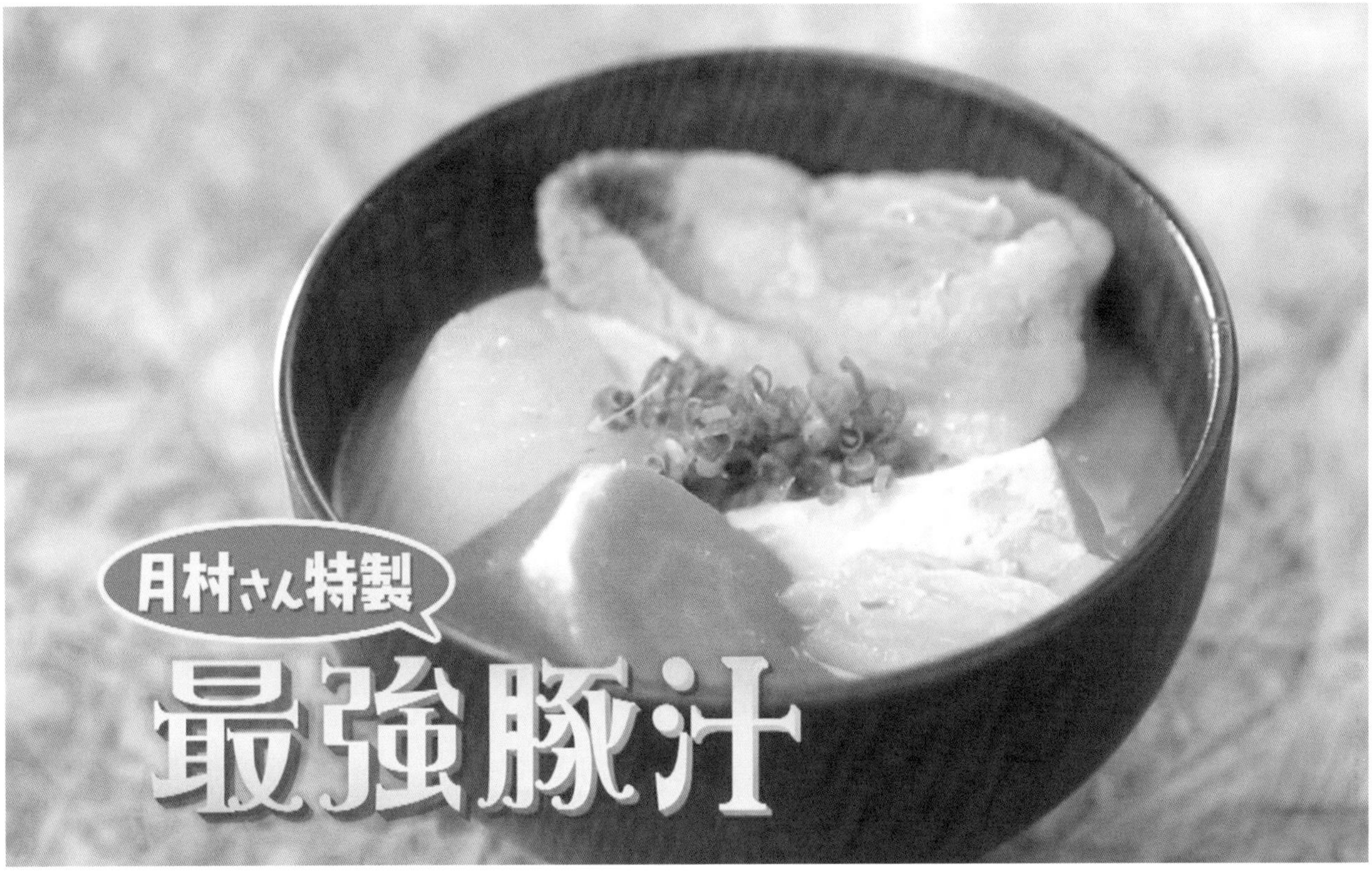

豚肉と白菜で
うまみの相乗効果が！

最強豚汁

材料（2人分）

豚バラ肉（薄切り）……150g
木綿豆腐……150g
みそ……大さじ5
細ねぎ（小口切り）……適量

A
大根……100g
にんじん……100g
白菜……100g
水……1・½カップ

B
豚ひき肉……100g
水……2カップ

作り方

1 Aの野菜を下ごしらえ。大根、にんじんは皮をむいて大きめに乱切り、白菜はざく切りに。切った野菜とAの水を耐熱容器に入れて、ふんわりとラップをしたら電子レンジ（500W）に10分かける。
※野菜は、お好みの野菜を加えてもOK。

2 鍋でBの豚ひき肉を弱火で炒める。じっくりと炒めることで、ひき肉からうまみと脂が出る。火が通ったら鍋にBの水を加える。

3 1を、2の鍋に入れ、木綿豆腐も大きめに切って入れ、中火で煮る。

4 豆腐が温まったら、豚バラ肉は切らずに大きなまま、3の野菜や豆腐の上に広げて置く。かき混ぜずに、ふたをして中火で蒸すように煮ることで肉がジューシーになる。

5 肉に火が通ったら、弱火にしてみそを溶かし入れて2分ほど煮込む。風味が飛ばないよう沸騰に注意。

6 みそが溶けたら器に盛り付けて完成。お好みで細ねぎを入れる。
※バターや豆乳を入れてコクをだしたり、白ごまをかけるアレンジもおすすめ。
※冷蔵保存する際は、しっかりと粗熱をとってから冷蔵庫へ。

スープにちょい足し

豚汁おすすめアレンジ

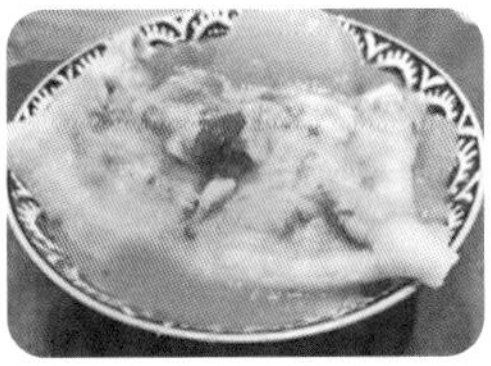

チゲ風豚汁
辛みそを足すとチゲ風に。

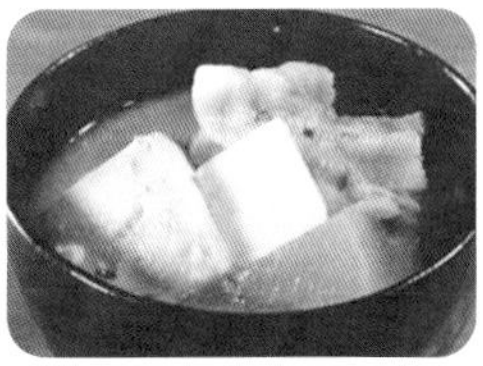

バター de 濃厚豚汁
バターを足すと、コクがプラスされさらに濃厚に。

うまみたっぷりで万能調味料代わりに！手間も省ける！

驚きアレンジ

粉末スープ活用レシピ

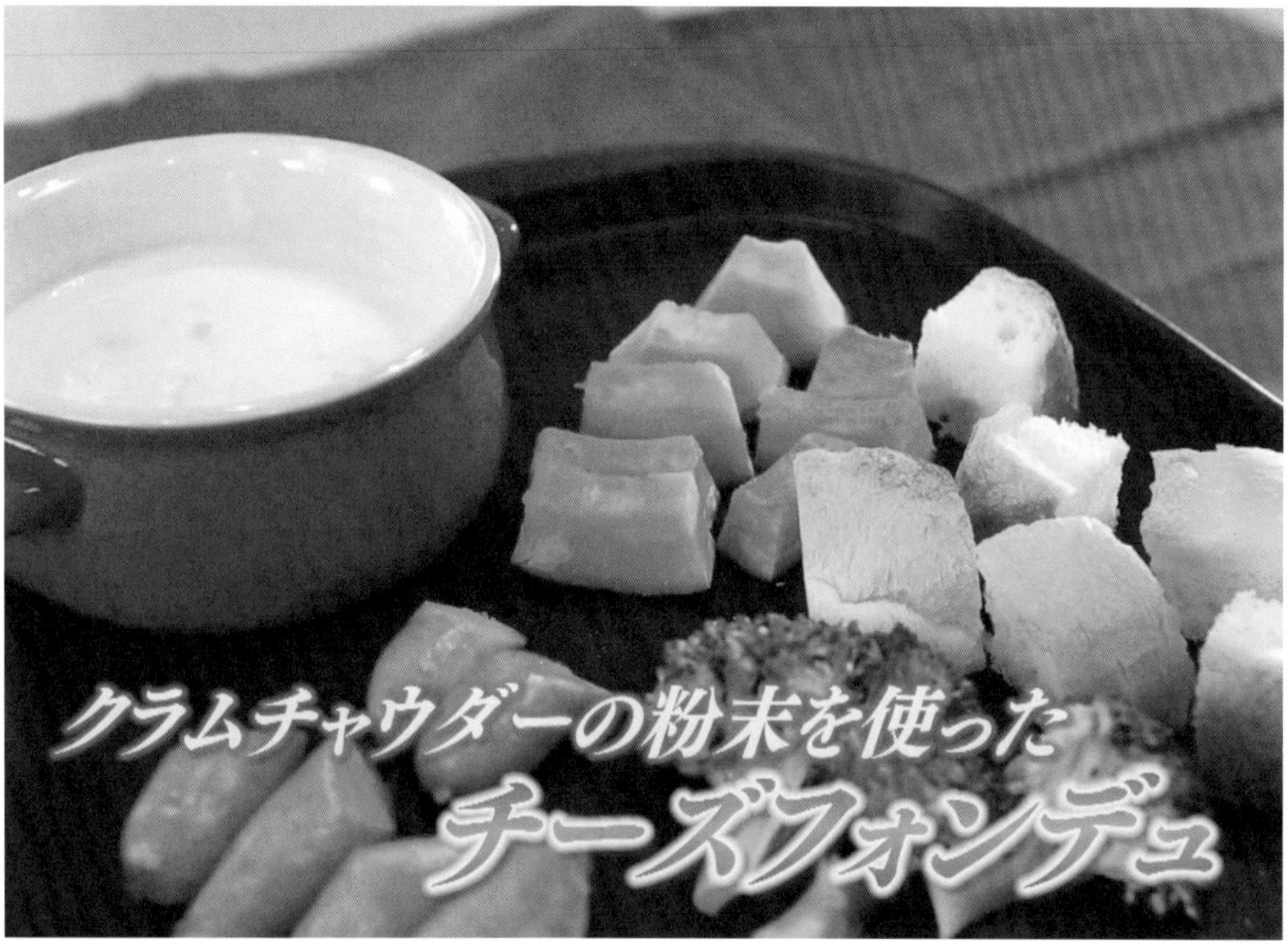
クラムチャウダーの粉末を使った
チーズフォンデュ

ご家族でわいわい楽しめる

クラムチャウダーでちょっと豪華なチーズフォンデュ

材料（2人分）

クラムチャウダー（粉末）……1袋（1杯分）
牛乳……1カップ
ピザ用チーズ……50g
お好みの具材
（ゆでたかぼちゃ、ゆでたブロッコリー、バゲット、ソーセージなど）……5～6切れ

作り方

1 小鍋に牛乳を入れて中火で熱し、クラムチャウダーの粉末を入れてかき混ぜる。
2 1にピザ用チーズを加え、焦がさないように絶えず混ぜながらチーズを溶かす。
3 チーズフォンデュと具材を器に盛り付ければ完成。

POINT

ほたてやあさりといった貝のうまみがたっぷり

粉末スープを使えばうまみがアップ。とくにクラムチャウダーの粉末スープには、ほたてやあさりのうまみが溶け込んでいるため、でチーズのおいしさが引き立ち、濃厚なチーズフォンデュを作ることができます。

粉末スープのでんぷんでチーズの分離の失敗なし！

チーズフォンデュを作る際によくある失敗なのが、チーズが分離してしまうこと。でも粉末スープなら、中に入っているでんぷんがとろみの役割を果たし、チーズとのつなぎ役となって、分離することなく作れます。

教えてくれた人

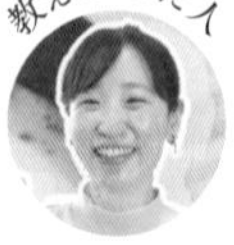

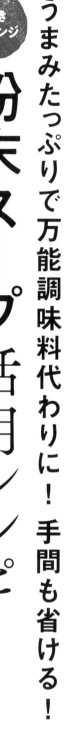

食品メーカー社員
若林久美子さん

めんどうな材料や道具を削減!

粉末コーンポタージュで簡単クリームパスタ

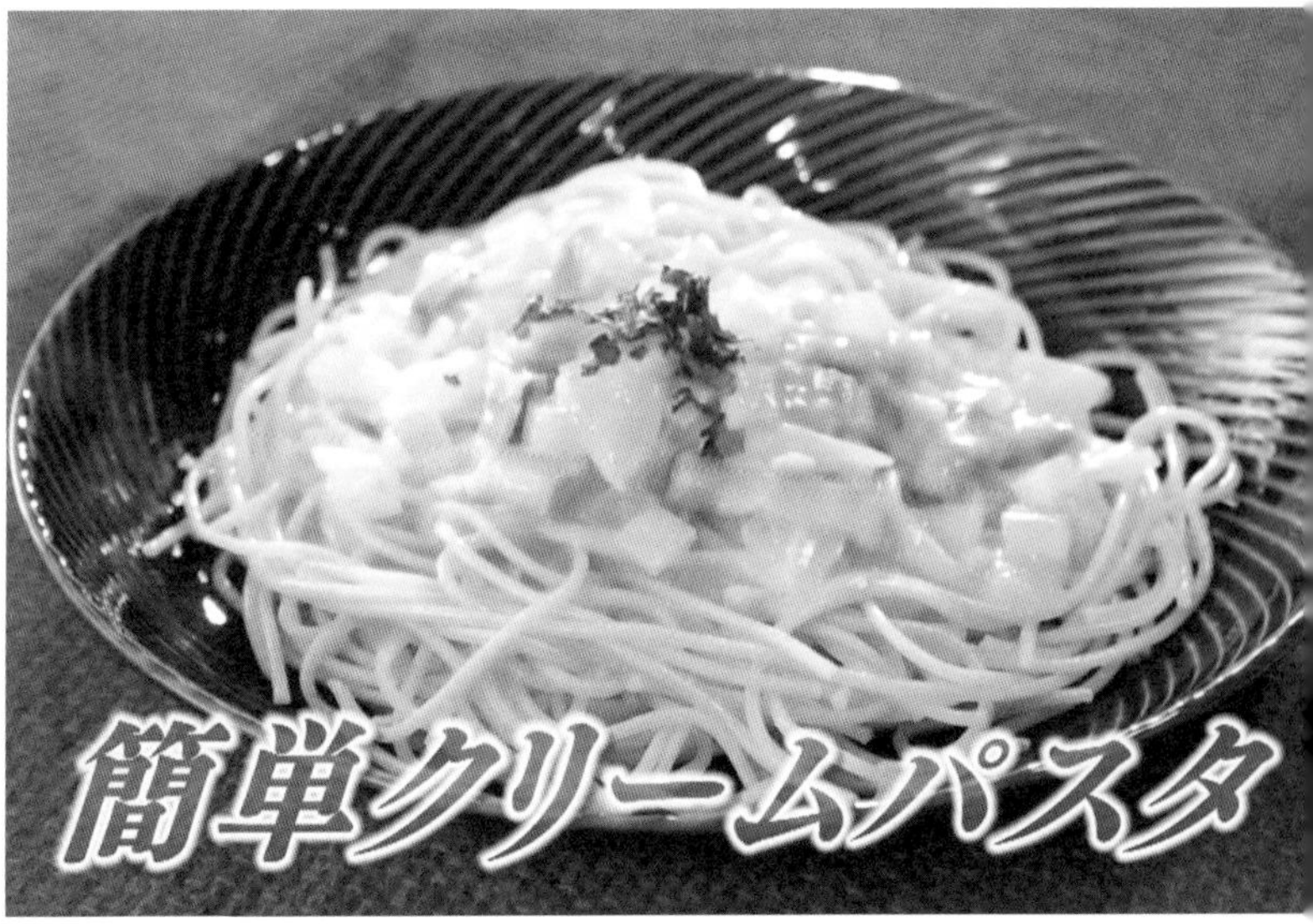
簡単クリームパスタ

材料（1人分）

スパゲッティ（1.6mm）……100g
水……1・½カップ
塩……小さじ1
オリーブ油（お好みで）……小さじ1
A｜たまねぎ（みじん切り）……¼個
｜薄切りベーコン……50g（1枚）
｜水……¾カップ
コーンポタージュ（粉末）……1袋（1杯分）
粉チーズ……適量　　パセリ……適量

作り方

1 深めの耐熱容器にスパゲッティを半分に折って入れ、全体が浸かるように水、塩を入れる。
2 電子レンジ（600W）で、袋に表示されているゆで時間プラス3～4分加熱する。吹きこぼれ防止のためにふたやラップはしない。
3 加熱後、スパゲッティを湯切りして、お好みでオリーブ油を軽く混ぜ、器に盛っておく。
4 Aのたまねぎと1㎝幅に切ったベーコン、水を耐熱容器に入れて、ふたをして電子レンジ（600W）に3分半かける。
5 粉末のコーンポタージュを4に入れて、ダマにならないよう、すぐに10秒ほどしっかりとかき混ぜ、1分ほどおくと粉末スープに入っているでんぷんでとろみがつく。
6 3に5をかけて、お好みで粉チーズ、パセリをふれば完成。

POINT

鍋もフライパンも必要なし!
市販の粉末スープには、野菜やうまみ成分を含んだ調味料がたっぷり! これを上手に活用して、今回は鍋もフライパンも使わずにクリームパスタにアレンジします。

バター、生クリーム、牛乳も必要なし!
粉末スープには乳製品を粉末化したクリーミングパウダーが入っているので、バター、生クリーム、牛乳を使わずに作ることができます。

粉末スープは、投入してかき混ぜてから1分待つ
粉末スープには、とろみのためにでんぷんが入っていますが、お湯を注いだ直後には、まだとろみがつかないため、入れてから1分ほど待つのがポイント。

驚きアイデア!

粉末スープ　おすすめアレンジ

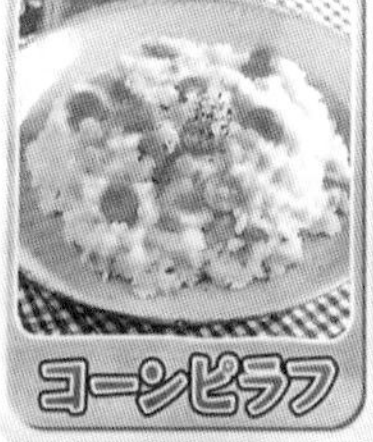
コーンピラフ

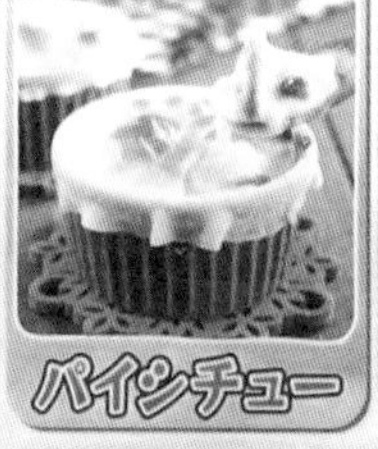
パイシチュー

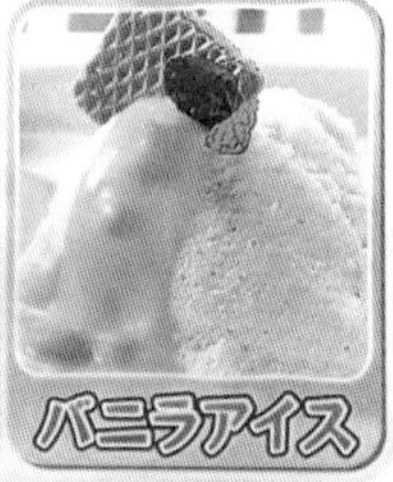
バニラアイス

コーンピラフ　お好みの具材とコーンポタージュの粉末を混ぜて、いつものようにお米を炊くだけ。
パイシチュー　パイ生地は、ギョーザの皮を使用。皮の周りに水をつけて、スープを入れた耐熱容器にふたをするようにしっかりとかぶせる。ギョーザの皮の表面に卵黄を塗って、オーブントースターで焼き色がつくまで焼いて完成。
バニラアイス　コーンポタージュの粉末をお湯で溶かして、粗熱を取ったら、バニラアイスにかけます。

驚きアレンジ

だしいらずで、塩分控えめ！まな板も包丁も不用
めんつゆ&ウーロン茶活用
濃厚スープレシピ

めんつゆは、しょうゆとみりんと砂糖とだしが入っている、
いわば合わせ調味料。そのため、いろんな調味料を用意しなくても、
これ1つで味つけができるのです。
また、かつおなどが含まれているため、だしをとらなくてもOK。
しょうゆと比べると塩分も控えめなんです。
またすべてのスープは、電子レンジだけでも調理可能です。

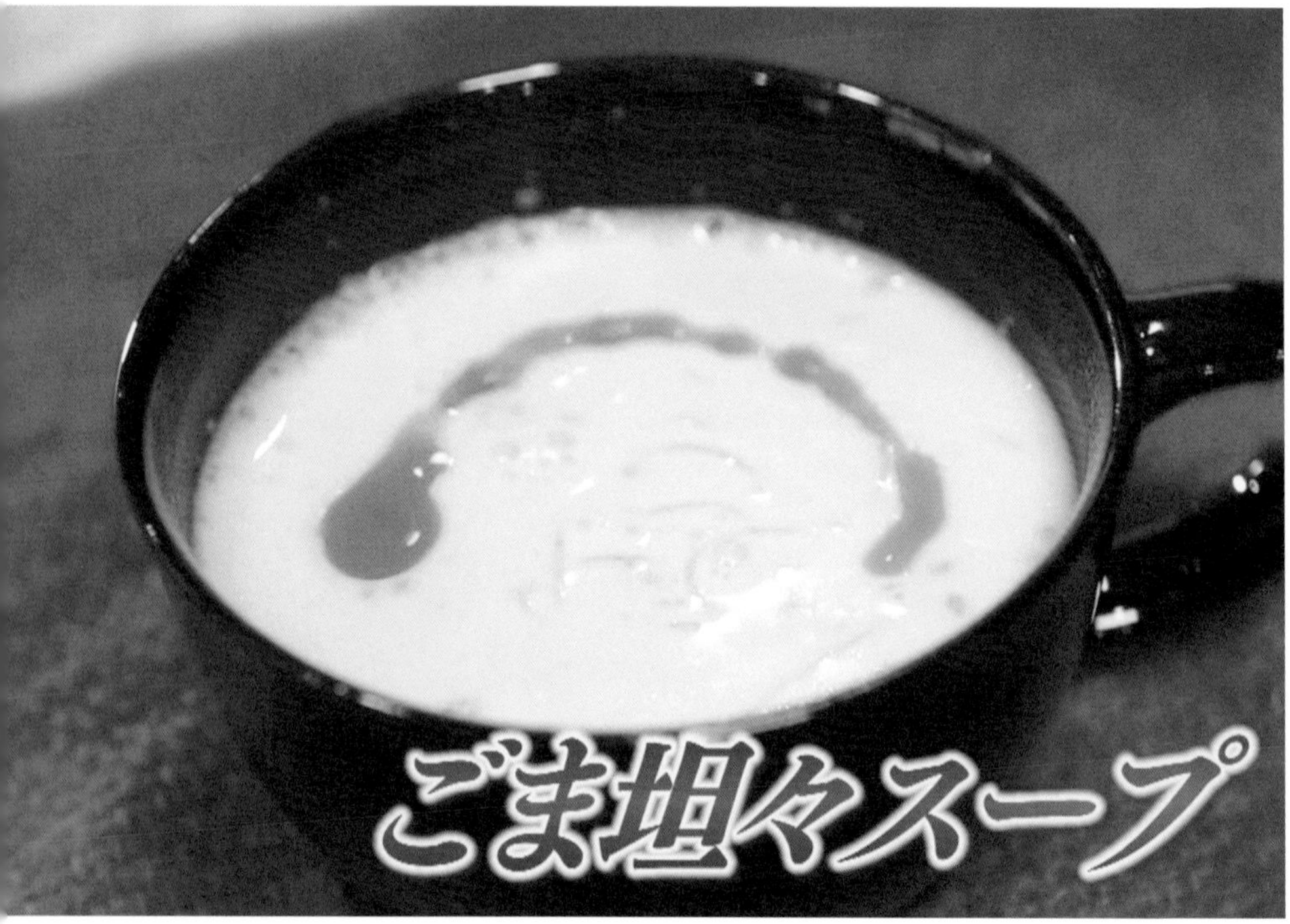

ヘルシーなのに、濃厚なコクが！

めんつゆでごま坦々スープ

材料（1人分）
無調整豆乳……1カップ
すりごま（白）……5g
春雨（乾燥）……5g
めんつゆ（2倍濃縮）……小さじ1
ラー油……適量

作り方

1 小鍋に無調整豆乳、すりごま、春雨、めんつゆを入れて沸騰させないように中火で温める。
※春雨は豆乳に完全に浸るように入れてください。

2 春雨がほぐれたらラー油を回しかけ、器に入れれば完成。
※電子レンジでも作れます。耐熱容器に材料をすべて入れて、3分加熱（500W）。

教えてくれた人

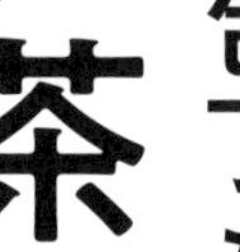

料理研究家・栄養士
今別府靖子さん

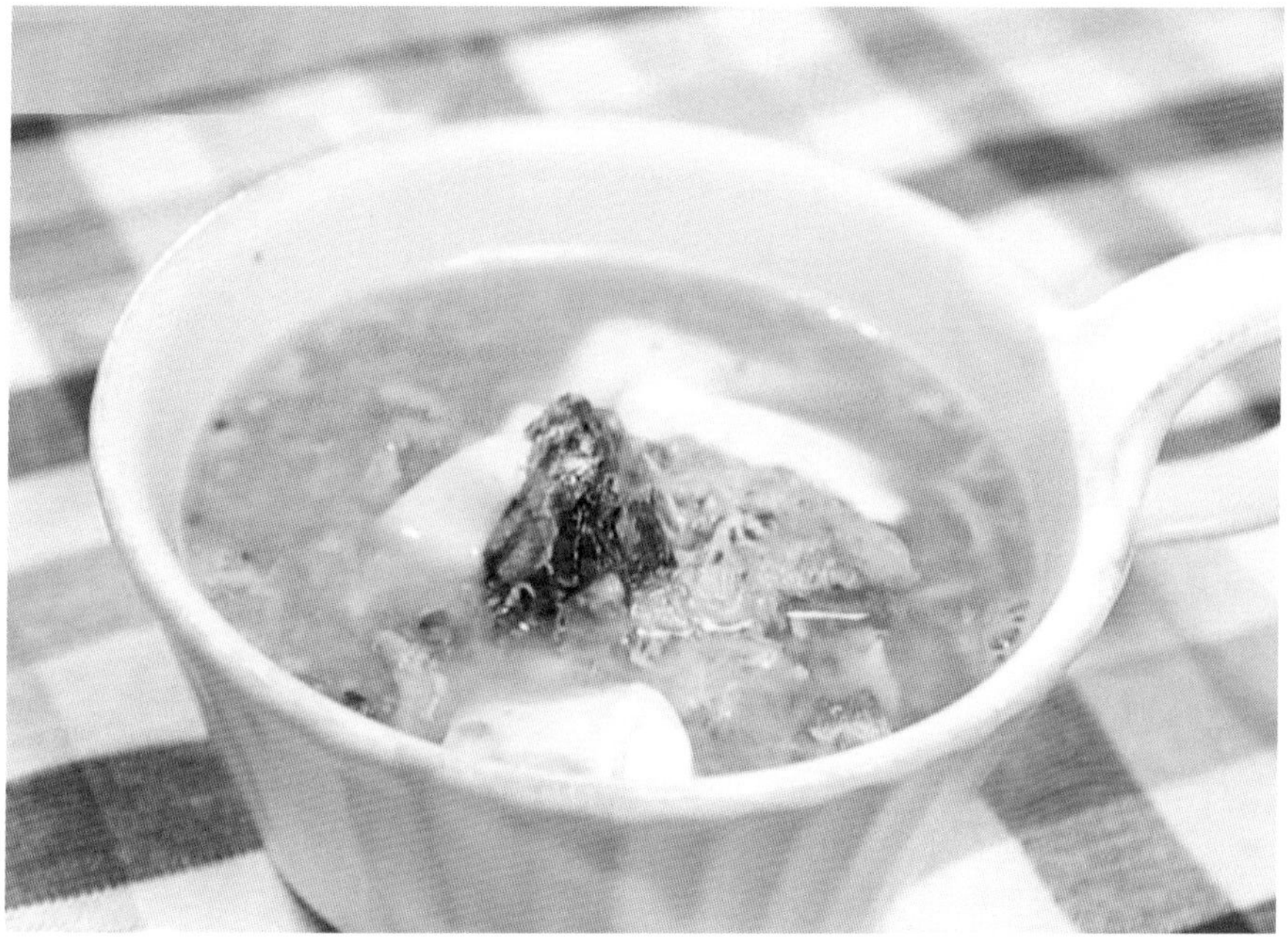

さっぱり後味なのに、
コクとうまみがしっかり!

めんつゆ&ウーロン茶でさば缶ウーロンスープ

材料(1人分)

ウーロン茶……¾カップ
さばの水煮(缶詰)……1缶(190g)
絹豆腐……150g
めんつゆ(2倍濃縮)……小さじ2
卵……1個

作り方

1 小鍋にウーロン茶を入れ、さばの水煮を汁ごと入れる。
2 豆腐はスプーンで鍋にすくい入れ、めんつゆを加えて、火をつける。
3 煮立ってきたら溶き卵を加え、すこし固まってきたら完成。

※ウーロン茶は麦茶でも代用可。
※電子レンジで作る場合は、材料を耐熱容器にすべて入れ、3分加熱(500W)。一度取り出して軽く混ぜ、さらに1~2分加熱したら完成。

POINT

ウーロン茶の抗酸化作用で魚臭さを抑制

じつはウーロン茶とさば缶は、相性抜群。ウーロン茶の抗酸化作用によって、魚の臭みが軽減されます。ウーロン茶に含まれるカテキンは、トリメチルアミンという魚臭さの原因を抑制してくれるのです。

簡単なのに味は本格的

めんつゆで“なんちゃって”ミネストローネ

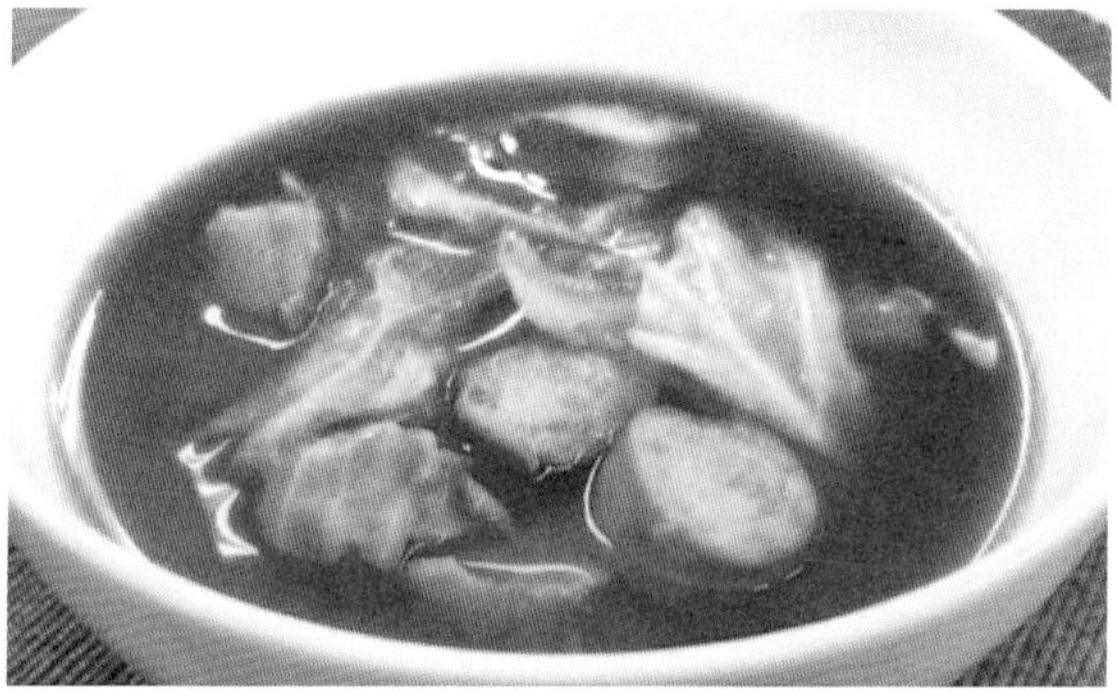

材料(1人分)

水……1カップ
トマトケチャップ……大さじ2
めんつゆ(2倍濃縮)……小さじ2
おろしにんにく(市販/チューブ)……小さじ½
お好みの野菜(キャベツ、にんじんなど)……50g
ソーセージ……1本

作り方

1 野菜、ソーセージを火が通りやすい大きさに切る。
2 材料をすべて鍋に入れて、野菜がやわらかくなるまで煮れば完成。

※電子レンジで作る場合は材料を耐熱容器にすべて入れて、4~5分加熱(500W)。野菜がやわらかくなれば完成。

驚きアレンジ

鶏肉で作る手軽で本格的なユッケジャン
から旨! 韓国タッケジャンスープレシピ

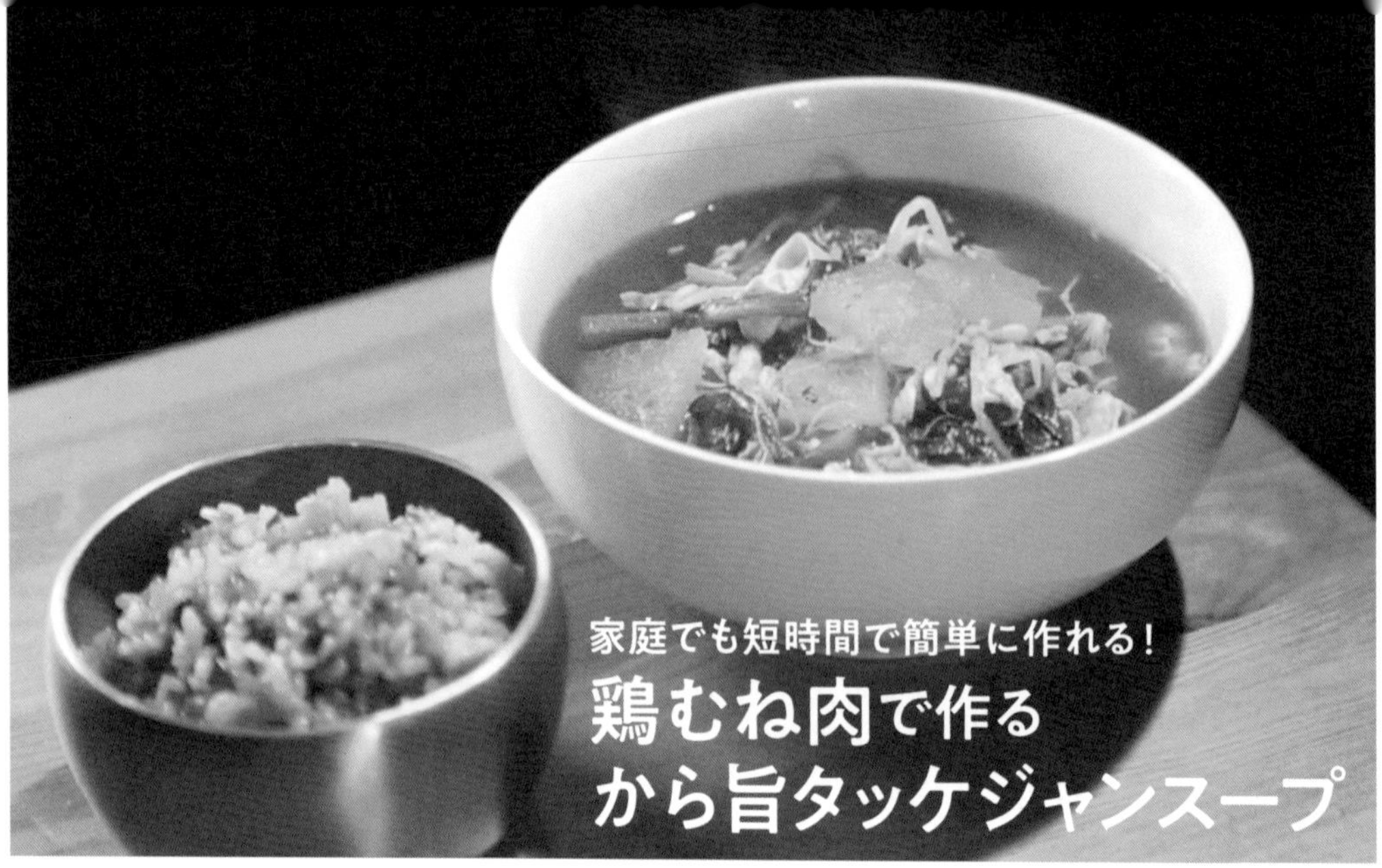
家庭でも短時間で簡単に作れる!
鶏むね肉で作る
から旨タッケジャンスープ

教えてくれた人

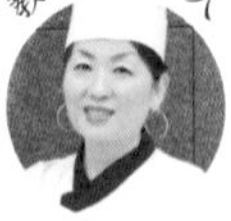

韓国料理研究家
パク・ヒョンチャさん

材料（2人分）

鶏むね肉……200g
豆もやし……200g
ほうれん草……1把
大根（2cm幅の薄切り）……100g
にんじん……20g
長ねぎ（輪切り）……50g
青とうがらし（輪切り）……½本
水……7 ½カップ
塩……大さじ1 ½
卵……1個
にんにく（すりおろす）……小さじ½
粗びきとうがらし（韓国産）……大さじ2
焼き肉のたれ（市販）……大さじ2
ご飯（お好みで）……お茶碗1杯分

作り方

1 水に鶏むね肉と大根を入れたら中火で煮る。むね肉は火が通ったら取り出して、冷ましながら細く割いて、鍋に戻す。※やけどに注意してください。

2 もやしとほうれん草は長さをそろえて切る。にんじんは火が通りやすいように千切りにし長さをそろえる。長ねぎ、青とうがらしといっしょに鍋に入れる。

3 野菜を入れたら中火で煮込みながら、塩、にんにく、粗びきとうがらしを入れ、最後に隠し味で焼き肉のたれを加える。

※韓国産の粗びきとうがらしを使うと、日本産のものに比べて辛みが控えめで、うまみと風味をプラスできます。

4 溶き卵を回し入れ、中火で5分間煮込み、器に盛り付ければ完成。お好みでご飯を添える。

簡単でうまみたっぷり のりのだし 活用ワザ

教えてくれた人

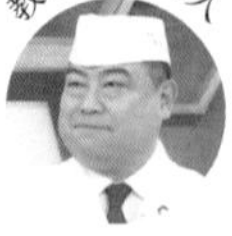

日本料理店店主
野永喜三夫さん

のりだし

材料（2人分）

焼きのり（市販）……5g（2枚）
水……2カップ　塩……4g　サラダ油……大さじ1

作り方

1 鍋に水、焼きのりを入れて、10分漬ける。
2 弱火で一煮立ちさせてから塩、サラダ油を加える。

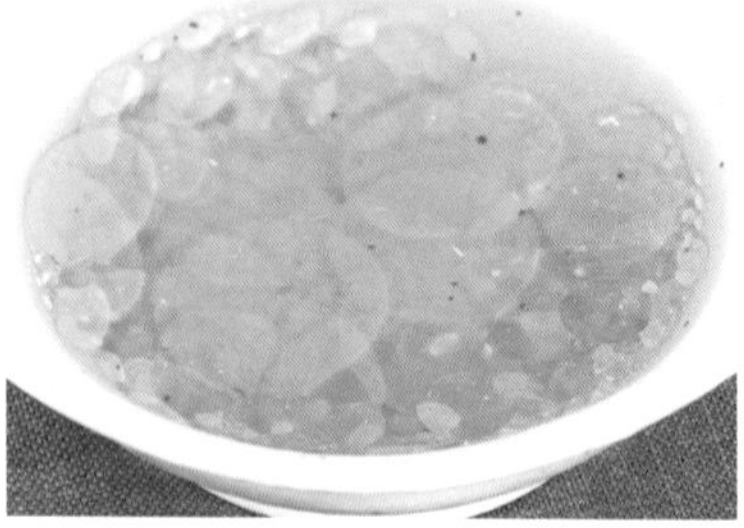

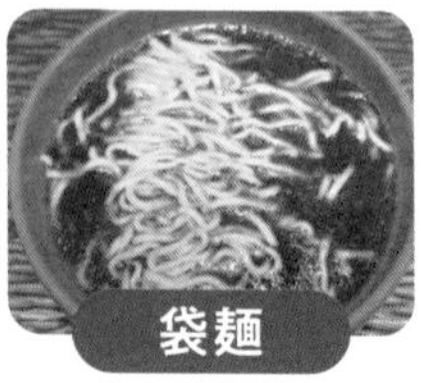
袋麺

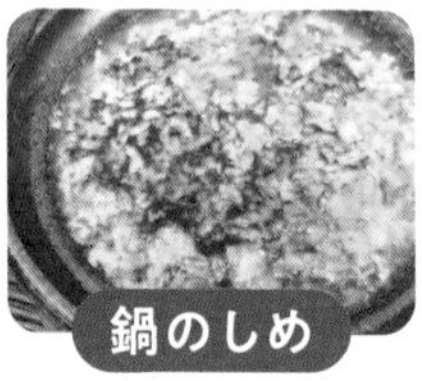
鍋のしめ

おすすめのりだし活用方法

焼きのりを、インスタントラーメン（1袋）と一緒に煮込んで、のりだしラーメンにしたり、鍋のしめに焼きのりとご飯を煮込んで溶き卵でとじて、最後にねぎを入れれば、うまみたっぷりののり雑炊に。どちらも塩と油は、必要ありません。

特別収録

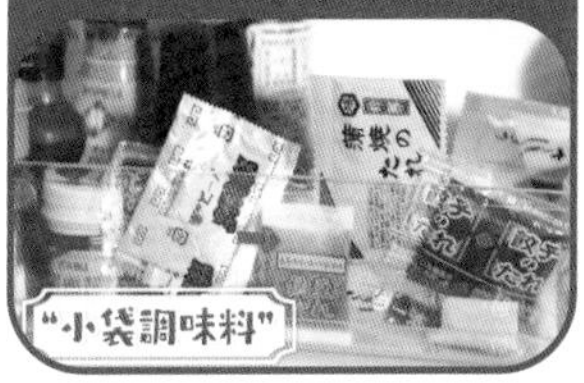

焼きそば粉末、うなぎ、納豆、ギョーザのたれを活用！
冷蔵庫の余りがちな 小袋調味料アレンジ活用レシピ

教えてくれた人

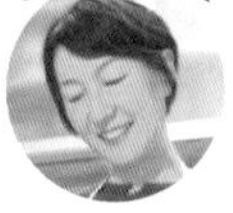

料理研究家
島本美由紀さん

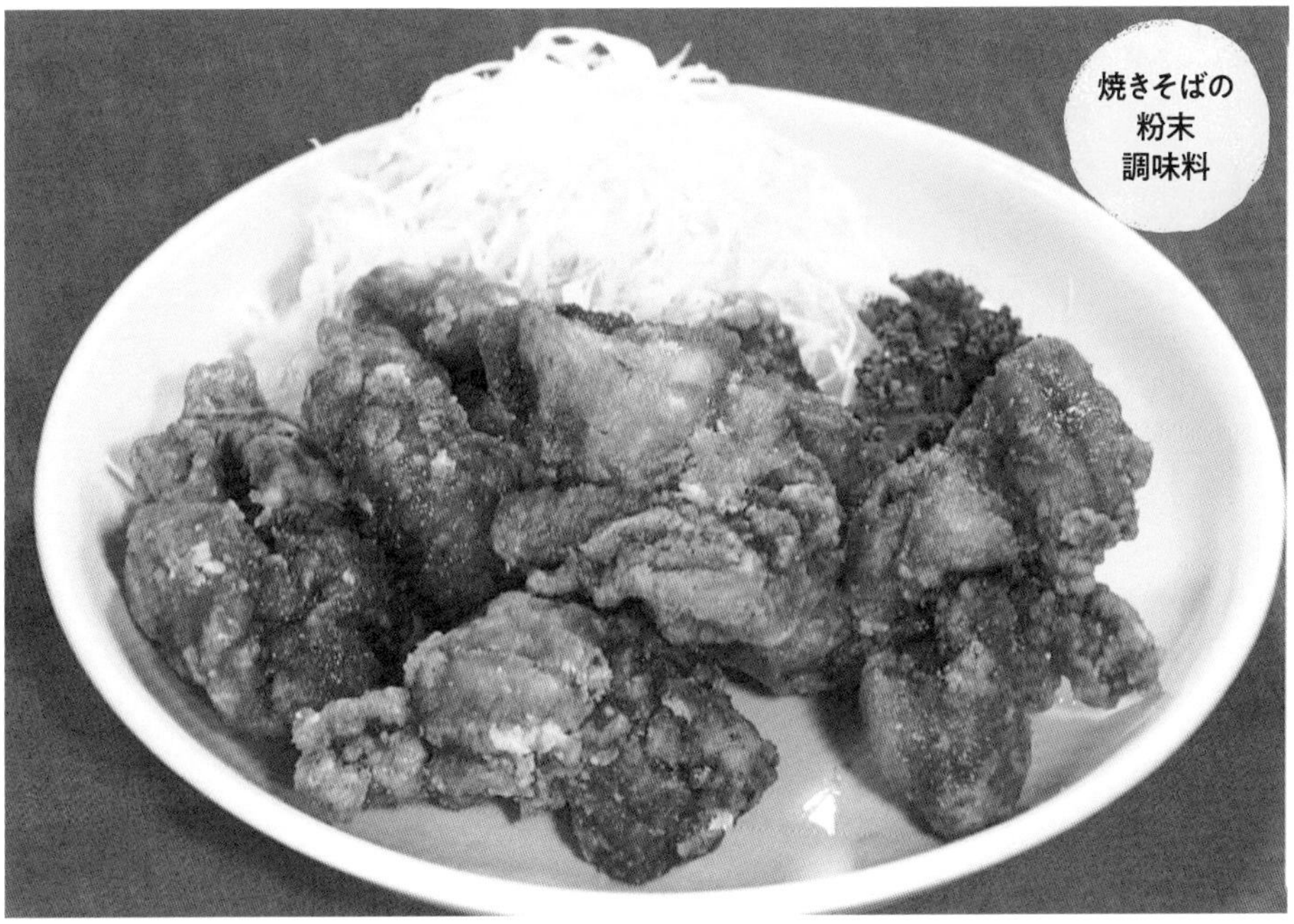

もみだれに使えば、味つけの必要なし

焼きそばの調味料で作るから揚げ

材料（2人分）
鶏もも肉……1枚
焼きそばの粉末調味料……1袋
ごま油……小さじ2
かたくり粉……適量

作り方
1 鶏肉をひと口大に切る。
2 ポリ袋に、1と焼きそばの粉を入れ、ごま油を加えもみ込む。冷蔵庫で30分置く。
3 かたくり粉をまぶして、180℃の油で4分ほど揚げて完成。

超簡単！ くせになるおいしさ

焼きそばの調味料で作るフライドポテト

材料（4人分）
冷凍フライドポテト……400g
焼きそばの粉末調味料……1袋
青のり……お好みで

作り方
1 商品の表示どおりに冷凍フライドポテトを揚げる。
2 油を切って焼きそばの粉末調味料をふって混ぜれば完成。お好みで青のりをふる。

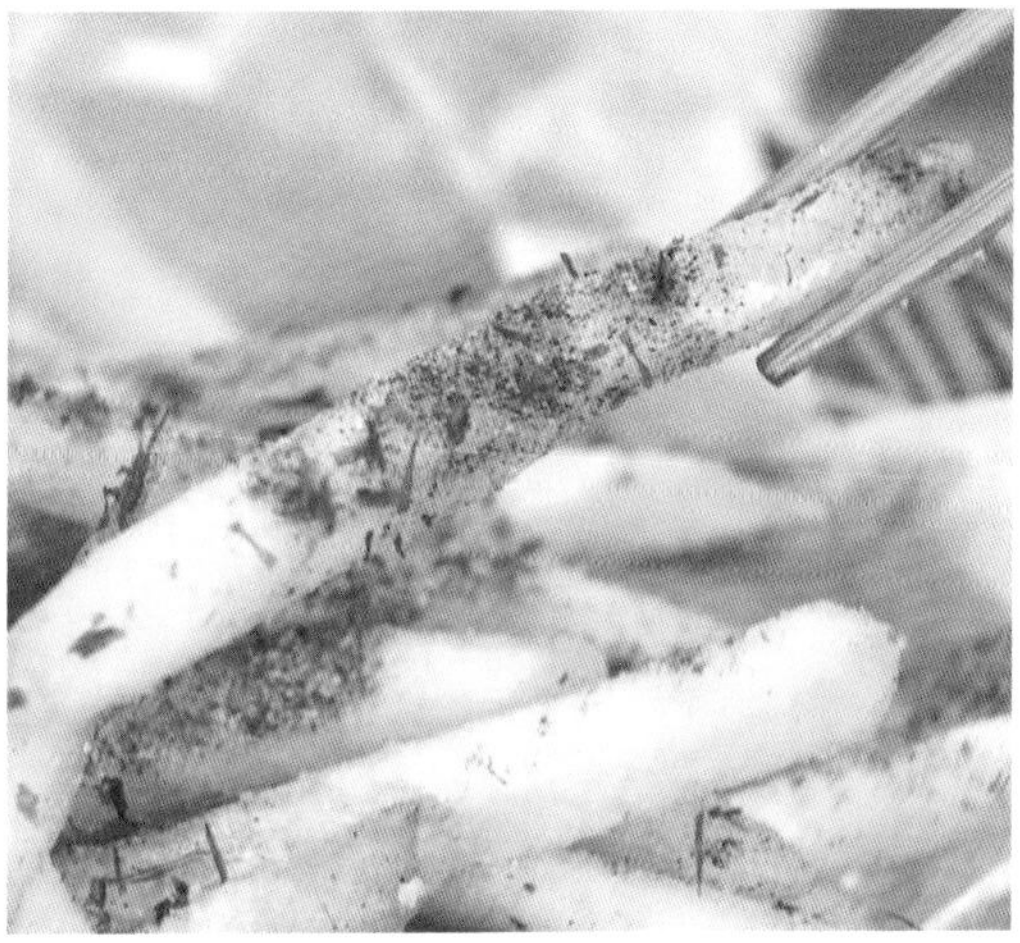

香ばしさとほのかな甘みで子どもも喜ぶ味わい
うなぎのかば焼きのたれで作る焼きおにぎり

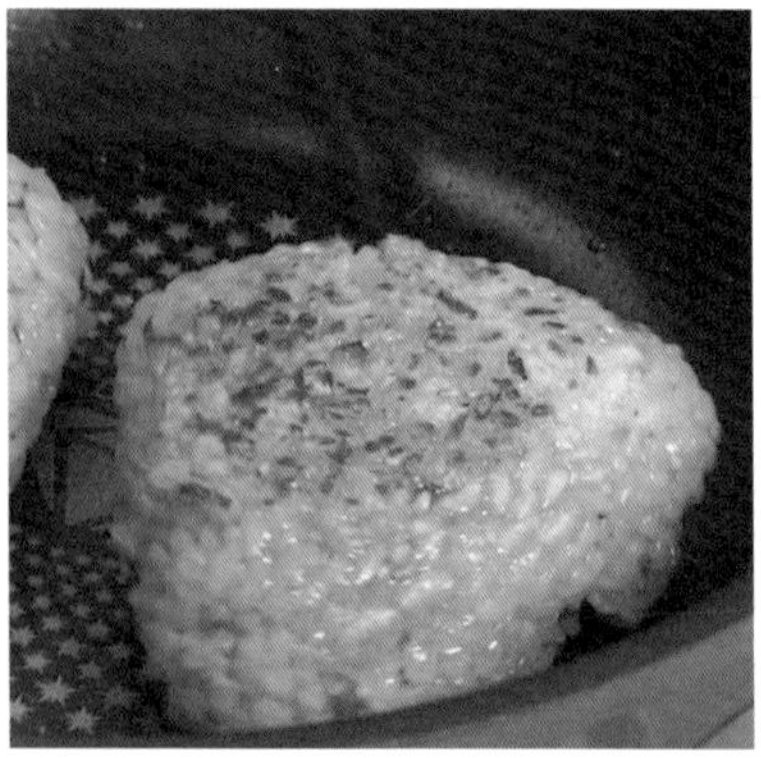

材料（2人分）

温かいごはん……200g
青じそ（みじん切り）……2枚分
うなぎのかば焼きのたれ……1袋
炒りごま（白）……小さじ2
サラダ油……適量

作り方

1 ボウルにごはん、青じそを入れ、うなぎのかば焼きのたれ、炒りごまを入れてよく混ぜ、ラップで包みおにぎりにする。
2 フライパンにサラダ油を入れ中火で熱し、1を両面焼く。

うなぎのかば焼きのたれ

濃厚な甘辛しょうゆだれとして活用
うなぎのかば焼きのたれで作る肉そぼろ

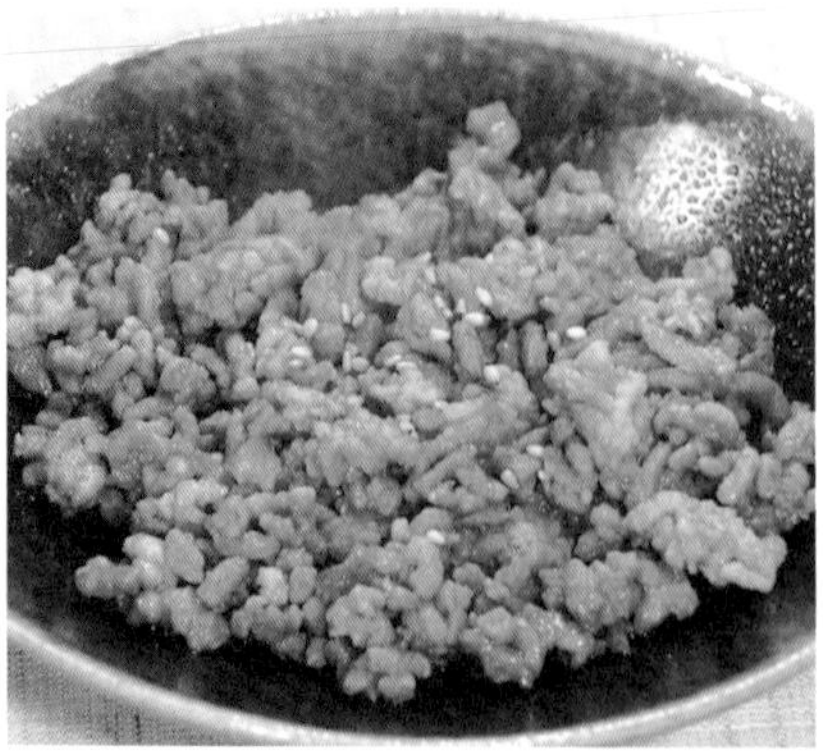

材料（2人分）

豚ひき肉……100g
サラダ油……小さじ1
うなぎのかば焼きのたれ……1袋
炒りごま（白）……適量

作り方

1 フライパンにサラダ油を入れ中火で熱し、豚ひき肉を炒める。
2 軽く火が通ったら、うなぎのかば焼きのたれを加え煮詰める。
3 器に盛り、炒りごまをふって完成。

いろんなおひたしに活用できる！
納豆のたれで作るほうれん草のおひたし

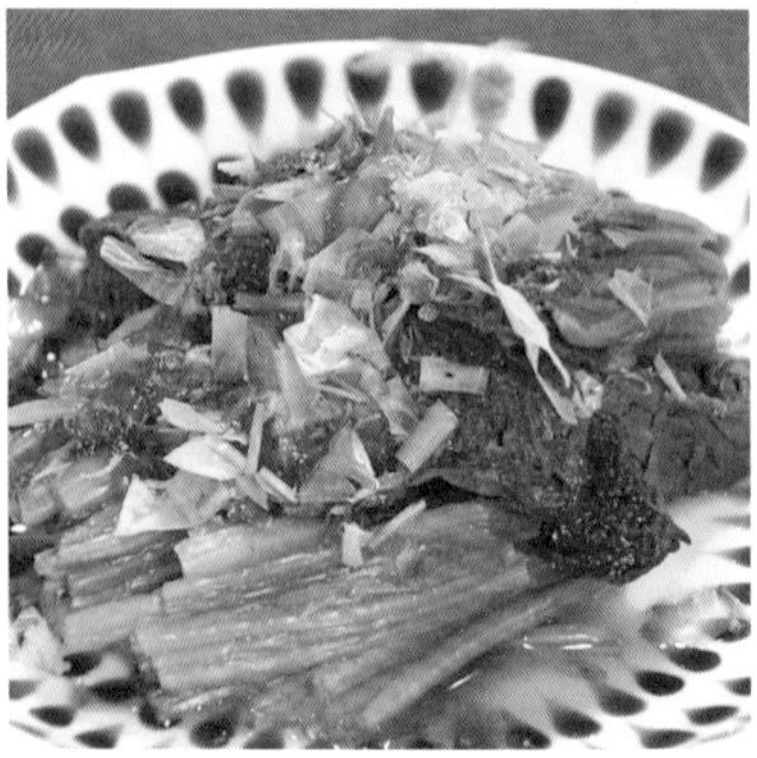

材料（1～2人分）

ほうれんそう……½把
納豆のたれ……1袋
かつお節……適量

作り方

1 ほうれん草は塩ゆでし、粗熱が取れたら4㎝の長さに切って水けを取る。
2 器に盛り、納豆のたれをかけ、かつお節をふる。

納豆のたれ

和風だしの高級卵焼きに変身
納豆のたれで作るだし巻き卵

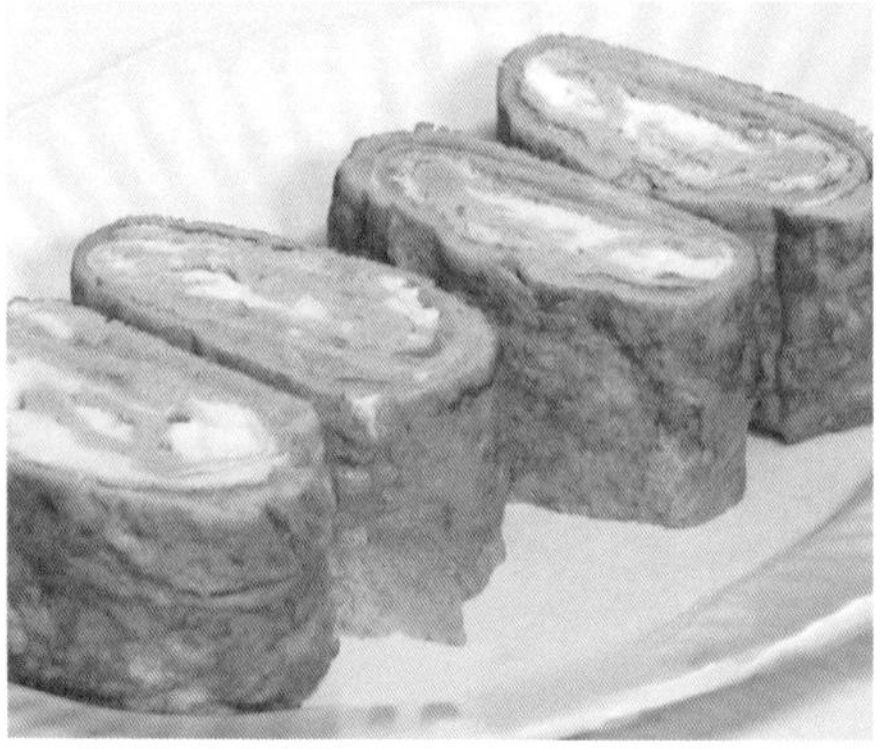

材料（1～2人分）

卵……2個
納豆のたれ……1袋
サラダ油……少々

作り方

1 ボウルに卵を溶きほぐし、納豆のたれを加えてよく混ぜ合わせる。
2 フライパンにサラダ油を入れ中火で熱し、1を何度かに分けて流し入れ巻きながら焼く。
3 フライパンから取り出し食べやすい大きさに切る。

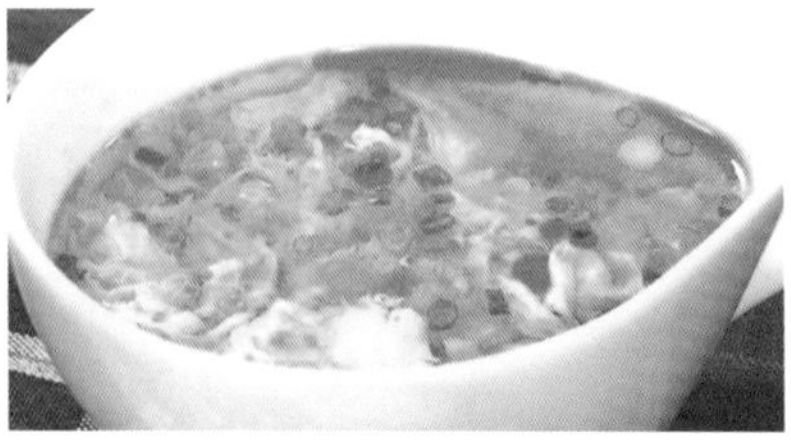

ギョーザのたれ

適度な酸味でさっぱり
ギョーザのたれで作るサンラータン

ギョーザのたれの酢じょうゆとラー油をサンラータンに活用。
卵スープに入れるだけで、簡単にできます。

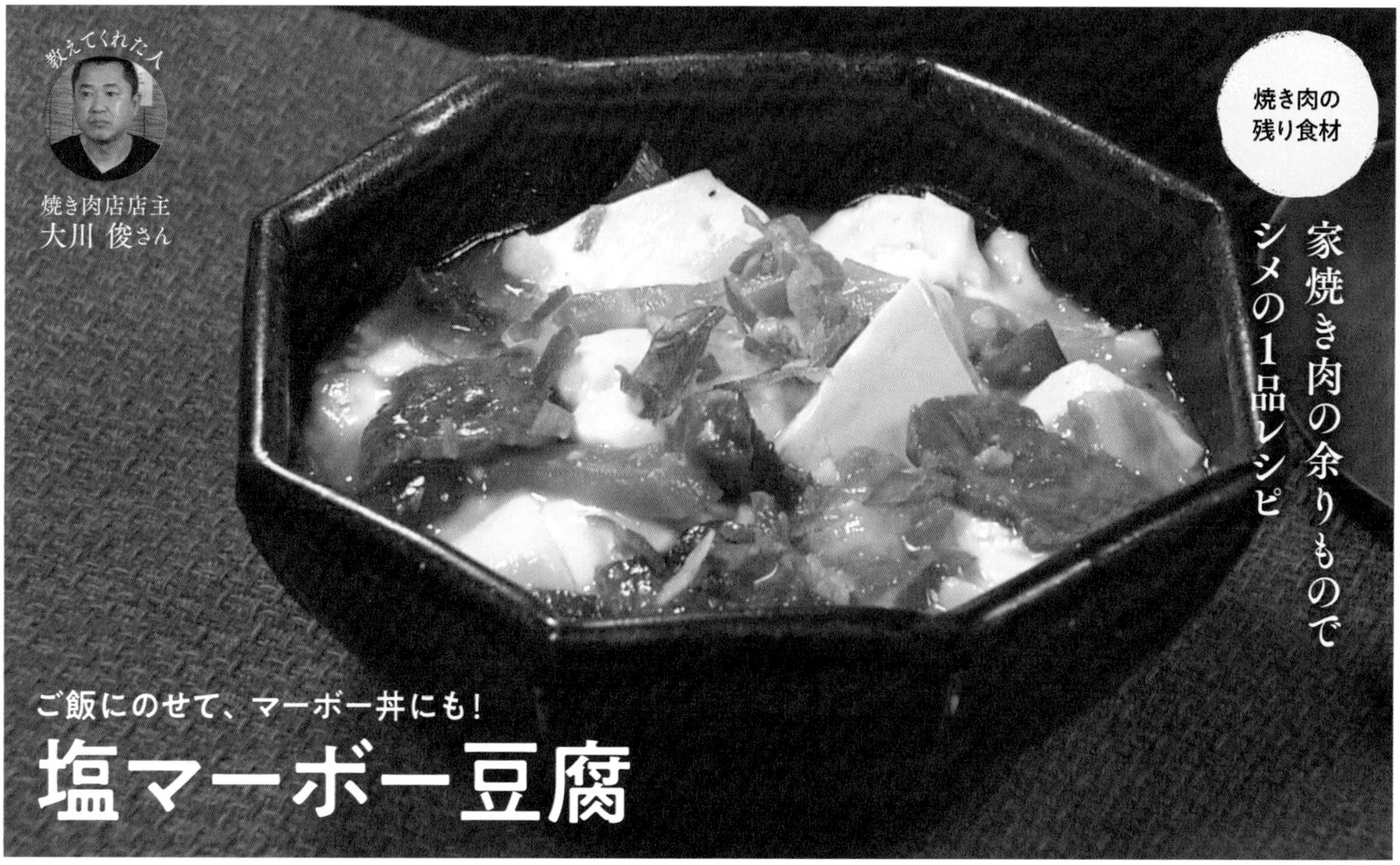

教えてくれた人
焼き肉店店主
大川 俊さん

焼き肉の残り食材

家焼き肉の余りもので
シメの1品レシピ

ご飯にのせて、マーボー丼にも！

塩マーボー豆腐

材料（4人分）

焼き肉の残り野菜（細かく切る）……約200g
焼き肉の残り肉
（食べやすい大きさに切る）……約50g
水……2カップ
豆腐……2丁
にんにく（みじん切り）……大さじ1
しょうが（みじん切り）……大さじ1
長ねぎ（みじん切り）……大さじ3
塩……小さじ2
こしょう……少々
顆粒鶏ガラスープの素……大さじ1
ごま油……大さじ1
かたくり粉……大さじ1・½
水……大さじ1・½
青とうがらし（みじん切り）……1本
ご飯（お好みで）……適量

作り方

1 ホットプレートを250度で予熱する。
※焼肉のあとのホットプレートで作る場合は、作る前にホットプレートについたこげや油をキッチンペーパーなどでふき取っておく。
2 熱したホットプレートにごま油を入れ全体に広げる。
3 肉を投入し、にんにくを加える。
4 肉に火が通ったらしょうがを加える。
5 肉が焼けたら、細かく切った焼肉の残り野菜をすべて入れる。
6 野菜の水分が抜けてきたら水を加え、塩と鶏ガラスープの素、こしょうを入れて味を決める。
7 水で溶いたかたくり粉を2回に分けて回し入れ、ダマにならないようにかき混ぜる。
8 とろみが付いたら豆腐をまるごと入れ、へらで切りながら混ぜる。
9 長ねぎを入れ、さらに混ぜる。
10 器にもり、青とうがらしをトッピングする。マーボー丼にする場合は、ご飯の上に盛る。

POINT

水溶きかたくり粉は豆腐を入れる前に入れる

家庭でホットプレートを使った焼肉のあとでマーボー豆腐を作る場合、底が浅いため
豆腐を入れるとかき混ぜにくくなるので、水溶きかたくり粉は先にしっかりと混ぜておき、とろみを作ります。

本書にご協力いただいた専門家の方々

（敬称略・五十音順）

大川 俊

P83

焼き肉店店主

焼肉店「焼肉食道かぶり」店主。都内中央線沿線に2店舗を運営。

か

苅尾七臣

P11〜13

自治医科大学内科学講座循環器内科学部門教授

自治医科大学附属病院循環器センター・センター長。専門は、循環器内科学、高血圧症の病因並びに治療。日本循環器学会専門医、日本高血圧学会副理事長、国際高血圧学会理事。

き

木村容子

P25・P29

東京女子医科大学附属東洋医学研究所所長、教授

東京女子医科大学附属東洋医学研究所所長、教授。医学博士。日本内科学会認定医、日本東洋医学会、専門医、指導医。英国Oxford大学大学院留学中に漢方治療を自ら体験。

さ

佐藤真理子

P30〜33

文化学園大学服装学部教授

文化学園大学服装学部／大学院生活環境学研究科教授。専門は、服装機能学、衣服の快適性と機能性。

し

島本美由紀

P81〜82

料理研究家

身近な食材で誰もが簡単に作れるレシピを考案。食品保存や冷蔵庫収納にも詳しく、食品ロス削減アドバイザーとしても活躍。テレビや雑誌を中心に活動し、著書は80冊を超える。

清水逸平

P59・P60〜63

国立循環器病研究センター研究所部長

国立循環器病研究センター研究所 心血管老化制御部 心不全・移植部門心不全部 部長。心不全、生活習慣病、循環器内科学一般を専門としている。

い

家光素行

P8〜10・P14〜21

立命館大学スポーツ健康科学部教授

立命館大学スポーツ健康科学部スポーツ健康科学科教授。国立研究開発法人医薬基盤・健康・栄養研究所身体活動研究部客員研究員。専門は、運動生理・生化学。

池谷敏郎

P59・P68・P70〜71

内科医

池谷医院院長。医学博士。日本内科学会認定総合内科専門医、日本循環器学会循環専門医。臨床の現場に立つ傍ら、内科、循環器科のエキスパートとして、テレビ、雑誌、新聞等各メディアに出演。

今別府靖子

P78〜79

料理研究家・栄養士

健康と美味しいを基本としたレシピ開発から撮影、コーディネートまで行う。広告、Web・各メディアを始め料理教室やイベントなど広く活動。米粉の普及にも取り組んでいる。

う

内野美恵

P28・P69

東京家政大学教授　スポーツ栄養士

東京家政大学ヒューマンライフ支援センター教授。管理栄養士、スポーツ栄養士。東京都食育推進協議会委員、日本パラリンピック委員会医科学情報サポートスタッフ。

お

及川 欧

P22〜25

旭川医科大学病院リハビリテーション科助教

日本神経学会専門医、指導医。日本心身医学会専門医。日本内科学会認定内科医。日本東洋医学会専門医。日本リハビリテーション医学会専門医、指導医。専門は、神経・筋。

や

矢澤一良

P43

農学博士

早稲田大学ナノ・ライフ創新研究機構規範科学総合研究所ヘルスフード科学部門 部門長。湘南予防医科学研究所所長。日本機能性食品医用学会理事。NPO法人健康食品フォーラム理事。

安井友梨

P26〜27

ビキニ・フィットネスチャンピオン

愛知県出身、元外資系銀行員 30歳(2015年)よりトレーニングを開始。競技と仕事の“二刀流”を続けながら世界の頂を 目指し、わずか10か月で“第2回オールジャパンビキニフィットネス選手権”優勝。 国内8連覇中の通称【絶対女王】。2019年には“アジア選手権大会”総合優勝、2021年2022年2年連続で、世界選手権大会準優勝 2023年は、大会3週間前に足を粉砕骨折しながら強行出場した国内、国際大会全て優勝。 2023年11月の世界選手権において日本人史上初のフィットモデル世界一となった。

よ

吉村英一

P59

国立健康・栄養研究所
栄養・代謝研究部　エネルギー代謝研究室 室長

医薬基盤・健康・栄養研究所　国立健康・栄養研究所 栄養・代謝研究部エネルギー代謝研究室室長。研究分野はエネルギー代謝、食欲、生活リズムなど。

わ

若林久美子

P76〜77

食品メーカー社員

ポッカサッポロフード&ビバレッジ株式会社 マーケティング本部 商品開発部所属。2018年4月の入社以来、“スープ事業”に携わっており、現在は「じっくりコトコト」を中心に粉末スープの商品開発を担当している。

つ

月村宏明

P74〜75

豚汁専門店次長代理

豚汁定食専門店「ごちとん」次長代理。飲食業界一筋32年。あらゆる料理ジャンルの経験から、大胆で自由な発想の進化系豚汁を生み出し、店舗では料理の質向上に努める。

の

野永喜三夫

P80

日本料理店店主

親子3代にわたり宮内庁への出入りを許された老舗名門店「日本橋ゆかり」3代目主人。ニューヨーク・タイムズ紙に日本を代表する若手料理人として選出された。

は

パク・ヒョンチャ

P80

韓国料理研究家

株式会社Park's Town取締役。韓国料理専門店テーハンミング、オーナーシェフ。駐日韓国文化院　韓国料理専門講師。フードスペシャリスト。

ふ

藤田 聡

P42〜43・P46

立命館大学スポーツ健康科学部教授

立命館大学スポーツ健康科学部スポーツ健康科学科教授。運動生理学を専門とし、老化とともに起こる筋量と筋機能の低下に焦点をあてた骨格筋タンパク質代謝についての研究を行っている。

古谷彰子

P38〜41・P44〜45・P47〜55

愛国学園短期大学准教授　管理栄養士

愛国学園短期大学家政科准教授。早稲田大学規範科学総合研究所ナノ・ライフ創新研究機構招聘研究員。あきはばら駅クリニック非常勤管理栄養士。「時間」という観点から、医学・栄養学・調理学の領域にアプローチするChronoManage代表。

ま

町田修一

P59・P64〜67

順天堂大学大学院スポーツ健康科学研究科教授

順天堂大学大学院スポーツ健康科学研究科教授・博士(医学)。運動生理学、体力医学、基礎老化学を専門とする。

主婦と生活社　NHKあさイチの書籍シリーズ

大好評
発売中！

NHK「あさイチ」から生まれた書籍をご紹介。
健康情報や料理レシピをまとめたシリーズ本が続々登場予定です。

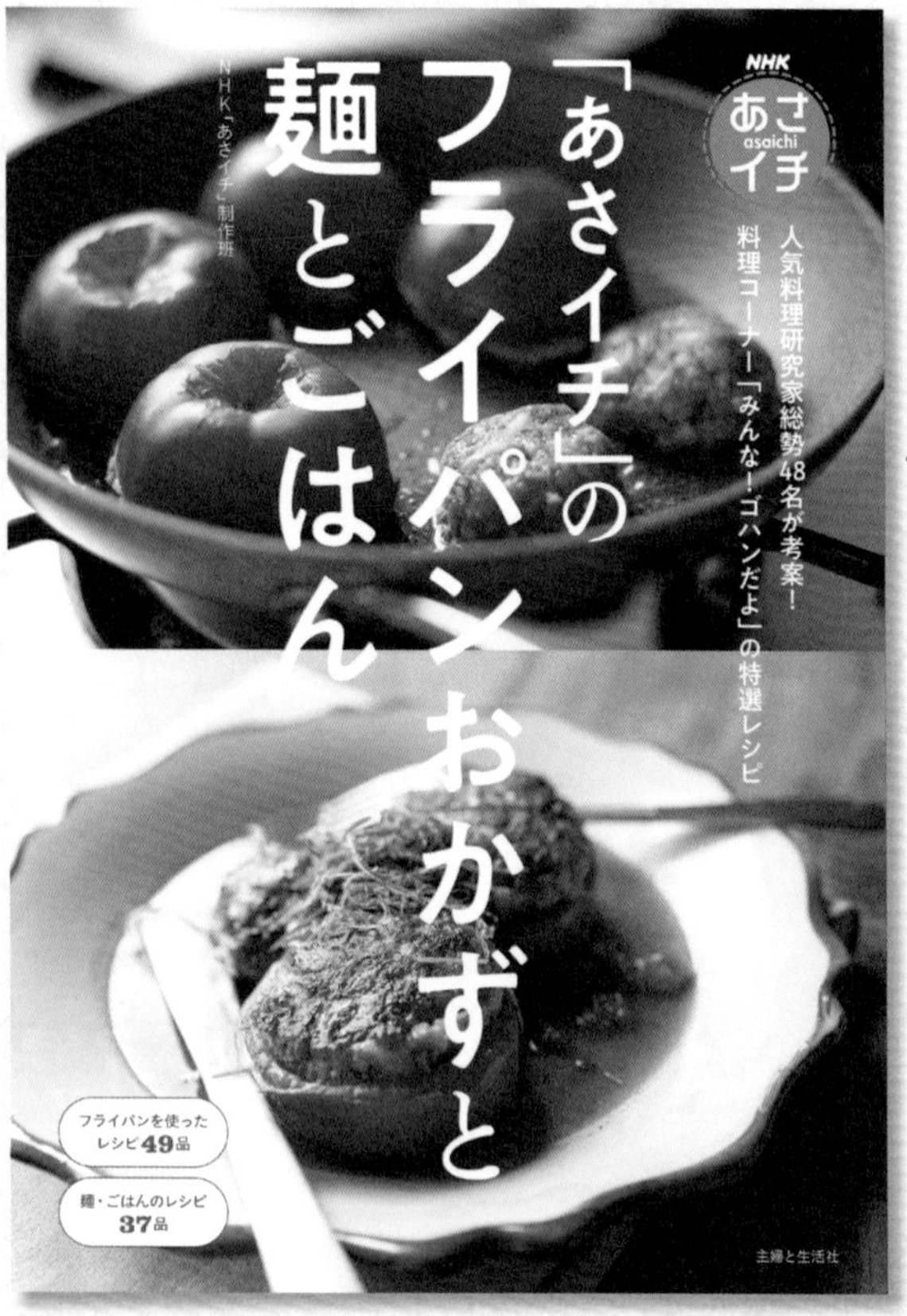

NHKあさイチ

「あさイチ」の
フライパンおかずと
麺とごはん

フライパンを使った炒めもの、焼きもの、煮もの
ひと皿でしっかり満足感の麺・ご飯のレシピが満載！

番組内の人気料理コーナー「みんな！ゴハンだよ」から、人気料理研究家総勢48名が考案！　フライパンを使ったレシピ49品、ご飯や麺類のレシピ37品をご紹介。

定価：1760円（本体1600円＋税10%）
著：NHK「あさイチ」制作班

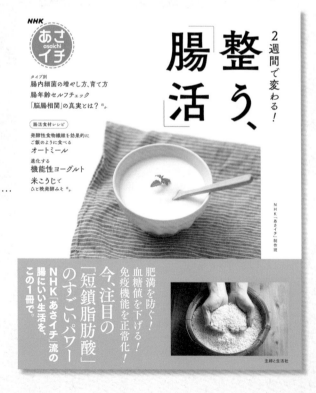

NHKあさイチ

2週間で変わる！
整う、「腸活」

肥満を防ぐ！ 血糖値を下げる！ 免疫機能を正常化！
今、注目の「短鎖脂肪酸」のすごいパワー

タイプ別・腸内環境の増やし方&育て方、肥満・血糖値・免疫力にもかかわる「短鎖脂肪酸」パワー、“腸活食材”の活用レシピなど、「あさイチ」流の腸活をこの１冊で。

定価：1760円（本体1600円＋税10%）
著：NHK「あさイチ」制作班

主婦と生活社　新事業開発編集部の書籍シリーズ

大好評発売中！

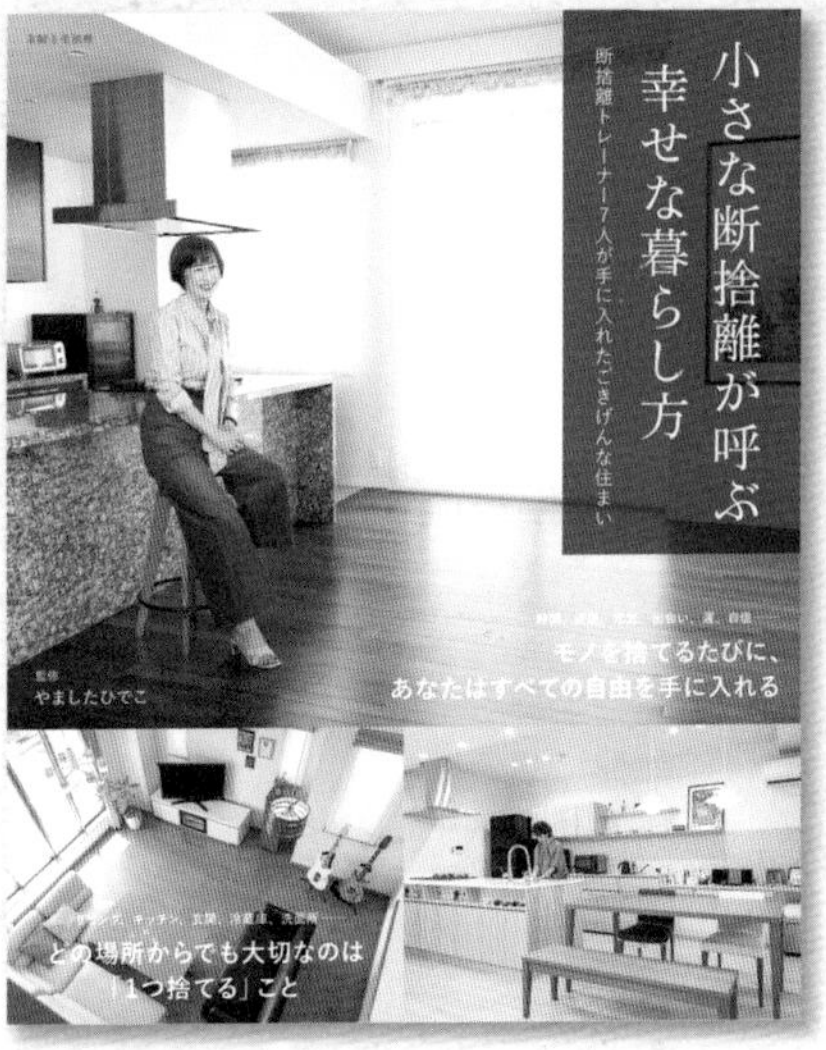

小さな断捨離が呼ぶ幸せな暮らし方

1つモノを捨てることは、
1つ幸せを手に入れること

断捨離トレーナー７人が手に入れたごきげんな住まい

時間、空間、元気、出会い、運、自信――
モノを捨てるたびに、あなたはすべての自由を手に入れる

断捨離の提唱者・やましたひでこさんの元で学んだ、断捨離トレーナー７人のお宅を公開。今日から実践できる断捨離テクニックが満載です。また、断捨離を始めて訪れた変化、断捨離が呼び起こした思わぬ奇跡まで――。それぞれの人生の物語が紐解かれます。

定価：1650円（本体1500円＋税）　監修：やましたひでこ

＼1日1分からでOK！／

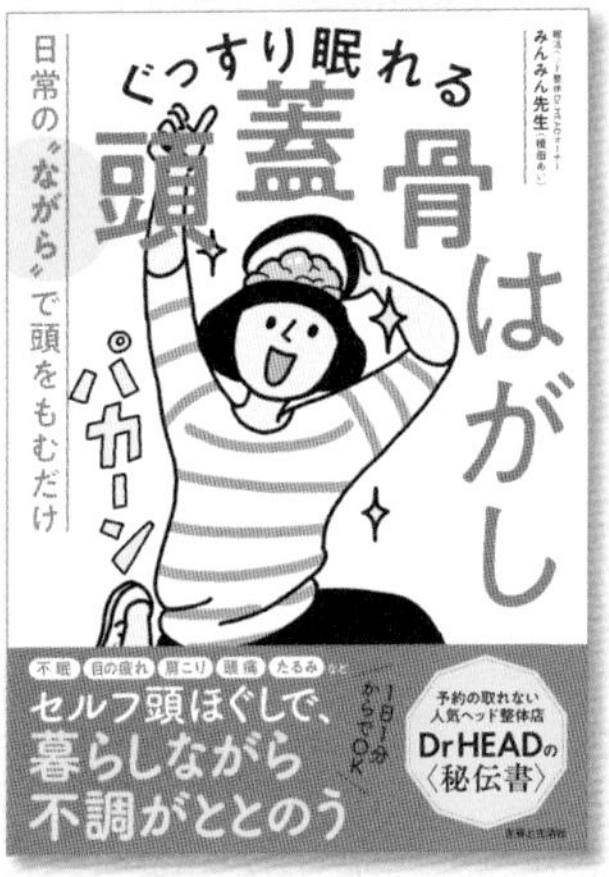

日常の"ながら"で
頭をもむだけ

ぐっすり眠れる頭蓋骨はがし

セルフ頭ほぐしで、
暮らしながら
不調がととのう

ぐっすり寝たい！ そんなあなたに向けた日常のがんばらないセルフケア集。予約の取れない人気ヘッド整体店「眠活ヘッド整体Dr HEAD」オーナー・みんみん先生の秘伝書が１冊に！

定価：1760円（本体1600円＋税10%）　著：みんみん先生

＼YouTube登録者数
74万人!!※／

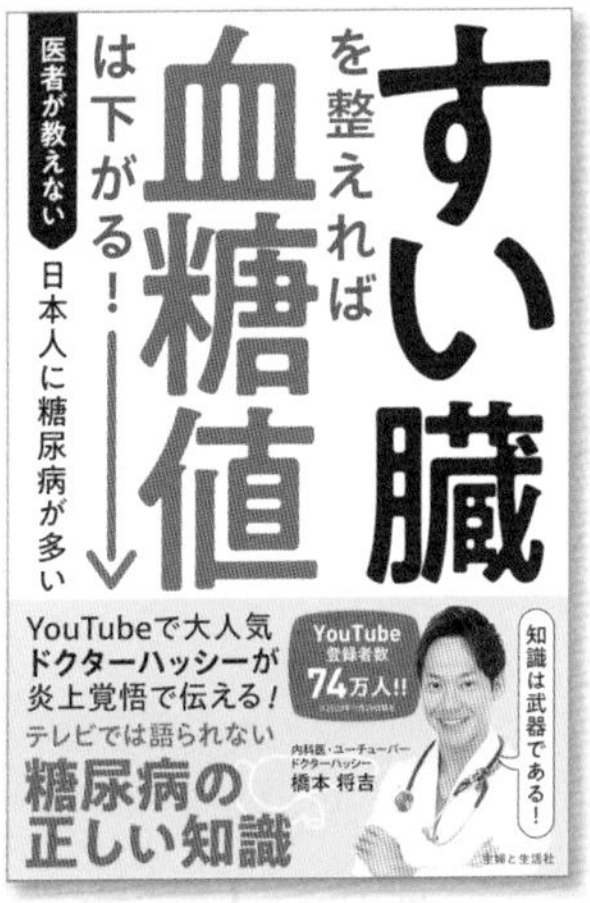

すい臓を整えれば血糖値は下がる！

医者が教えない日本人に糖尿病が多い本当のワケ

ドクターハッシーが
炎上覚悟で伝える！
糖尿病の正しい知識

内科医として患者さんと向き合いながら、ユーチューバーとしても活動しているドクターハッシーこと橋本将吉先生が、糖尿病、血糖値に関する、正しい医学の知識をわかりやすく解説。

定価：1650円（本体1500円＋税）　著：橋本将吉

※2023年11月29日現在

＼介護は、お笑いと
同じぐらいハッピーなのだ／

介護現場歴20年。

介護福祉士の資格を持つメイプル超合金・安藤なつさんの長年の介護経験を綴るコミックエッセイ。幼少期から「介護」が身近だった安藤さんの視点から探る、介護とのハッピーな向き合い方とは？

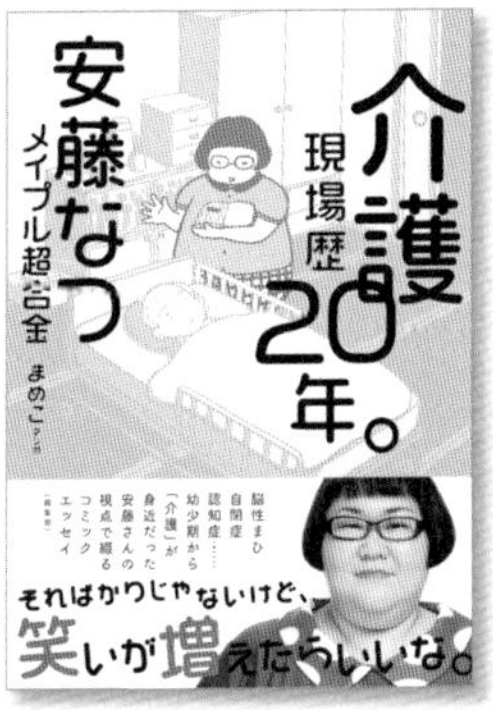

定価：1650円（本体1500円＋税10%）　著：安藤なつ

＼2024年NHK大河ドラマ
「光る君へ」放送中！／

語りたくなる紫式部

平安宮廷の表と裏

格差社会、ジェンダー、権力闘争、恋愛事情、タブー……、新たな視点で読み解くいちばんはじめに読んでほしい、紫式部と源氏物語入門書。読めば誰かに話したくなる紫式部をめぐる男と女たち、そして貴族社会と平安宮廷の真実。

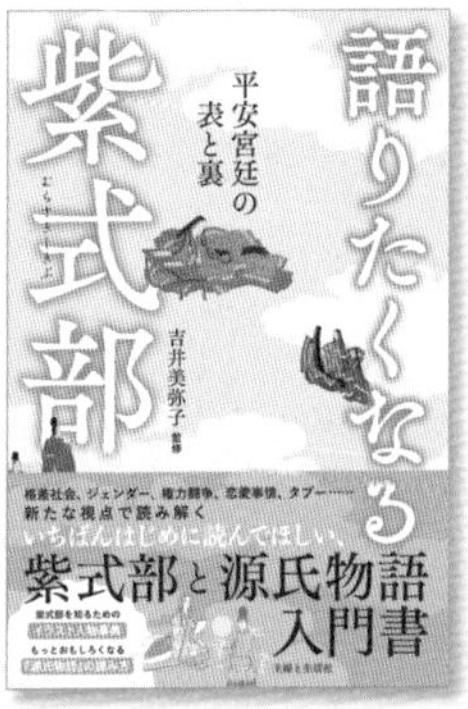

定価：1650円（本体1500円＋税10%）　監修：吉井美弥子

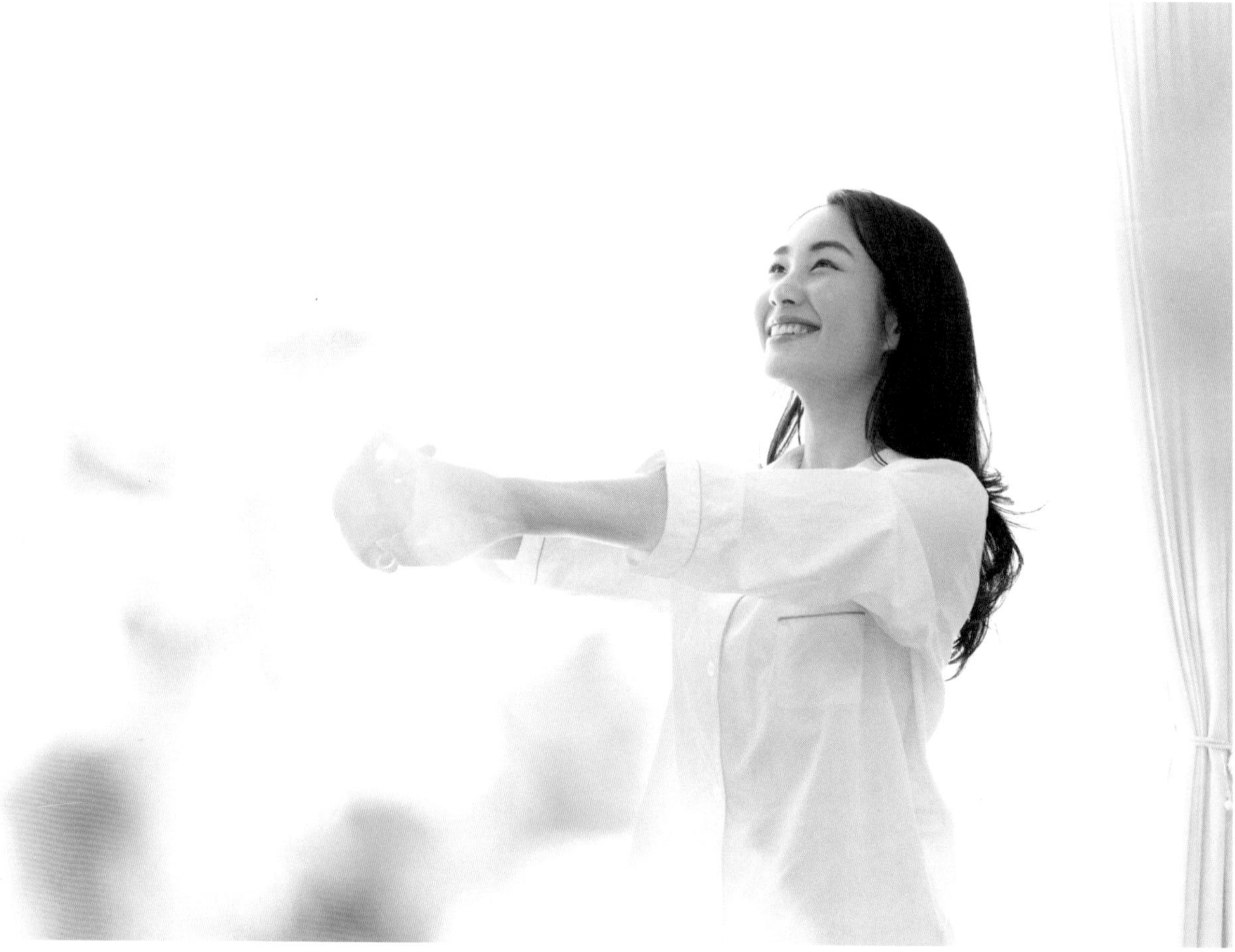

NHKあさイチ

血管若返りで美しく！「血流」と「代謝」をよくする暮らし

著　者　NHK「あさイチ」制作班
編集人　栃丸秀俊
発行人　倉次辰男
発行所　株式会社 主婦と生活社
〒104-8357　東京都中央区京橋3-5-7
電話 03-5579-9611（編集部）　03-3563-5121（販売部）　03-3563-5125（生産部）
https://www.shufu.co.jp/
製版所　東京カラーフォト・プロセス株式会社
印刷所　大日本印刷株式会社
製本所　共同製本株式会社

Staff

企画協力　NHK「あさイチ」制作班
制作協力　NHKエデュケーショナル
デザイン　平田 毅
DTP　天龍社
校正　鴎来堂
編集　澤村尚生

ISBN978-4-391-16167-0